わかりやすい

脳脊髄のMR・CT

診断のポイントと症例集

日本大学医学部脳神経外科教授
宮上 光祐

株式会社新興医学出版社

序　文

　　MR，CT は，中枢神経系疾患の診断上その有用性が指摘され，今や脳脊髄疾患の必須の検査法となっている．著者は，新興医学出版社からの依頼で2001年3月から2003年8月まで，月刊誌「モダンフィジシャン」誌に頭部画像診断として，脳脊髄疾患の代表的症例を中心に 30 回にわたって連載し，好評を得た．本書は，それに多少の新たな症例の追加，MEMO など文書の追加，および一部訂正を加え，一冊にまとめたものである．本書は，脳脊髄疾患の MR，CT による診断について，できるだけ最新の知見をもとに 3D-CT や MRA などの所見も加え，代表的画像の提示と診断上の基本的事項をわかりやすく記載した入門書でもある．

　　本書の特徴は，1) 主として駿河台日本大学病院脳神経外科で治療し，診断の確認できた脳脊髄の主要な疾患の代表症例 114 例の画像を対象として，その症例の具体的な初発症状，神経所見を含め，画像をわかりやすく詳細に説明し，理解しやすいように努めた．2) MR および CT の各断層面の正常像と解剖学的位置関係の要点について記載した．疾患の内容は，脳腫瘍，脳血管疾患，頭部外傷，感染，脱髄疾患，眼窩内病変，脊椎・脊髄疾患に分類して記述した．それらに含まれる各疾患の診断上のポイント，および MR，CT 画像所見の要点について，単純，造影所見および T1 強調像，T2 強調像を箇条書きにまとめた．3) 最近の 3D-CT や MRA などの画像も加え，新しい知見を取り入れた．4) 症例の画像の提示は，できるだけ MRI (T1 強調像，T2 強調像) と CT の単純，造影像，3D-CT などを並列して表示し，同一症例での対比ができるようにした．5) 本書の最後に各疾患の具体的症例の一覧とその索引ページを記してあるので，アトラスとして 114 例のどの症例からもみることができ，普段の診療にすぐ役立つものと思われる．

　　本書は，上記に示すごとく具体的症例を中心に，画像を多く取り入れ，内容をわかりやすく記載したので，医学生（高学年），研修医など一般診療医にもお薦めできます．さらに，脳神経外科，神経内科，放射線科などの専門医試験をめざす諸氏の良い参考書になる．本書は，CT，MR の正常像と解剖から始まり，各疾患の代表症例の画像を中心に解説し，その疾患の診断上のポイントを述べている．したがって，本書の使用法としては，最初のページから通読しても良いが，手元において必要の際に，その疾患の症例の画像，診断のポイントを見ていただければ，その疾患がより理解しやすくなるものと思われる．症例を簡単に探すために，巻末に症例一覧の索引を設けた．

　　本書が，脳脊髄疾患の診療に携わる医師，および技師の伴侶となり，CT，MRI による診断の理解の一助になれば幸いである．最後に，本書の作成の企画をしていただいた新興医学出版社の服部秀夫氏，編集および作成に御助力いただいた渡瀬保弘氏に感謝いたします．

日本大学医学部教授
宮上　光祐

目次

第1部　総説編 ... 1

第1章　正常頭部CT像と解剖の要点 ... 2
CTに関する基礎的事項 ... 2
正常頭部CT画像と解剖 ... 3

第2章　正常頭部MR像と解剖の要点 ... 9
MRに関する基礎的事項 ... 9
正常MRI画像と解剖 ... 9
頭部CTとMRIの適応の比較 ... 13

第3章　その他の検査法 ... 14
3次元CT血管撮影 ... 14
CT脳槽造影 ... 15
MR血管撮影 ... 15
MR脳表撮像法 ... 16
MR脳槽造影 ... 17
拡散強調画像 ... 18

第2部　各論編 ... 19

【脳腫瘍】
脳腫瘍の一般的事項 ... 20
星細胞腫 ... 22
神経膠芽腫 ... 24
脳幹膠腫 ... 27
上衣下巨細胞性星細胞腫 ... 28
乏突起神経膠腫 ... 30
上衣腫 ... 32
髄芽腫 ... 34
中枢性神経細胞腫 ... 36
髄膜腫 ... 38
悪性髄膜腫 ... 41
聴神経鞘腫，三叉神経鞘腫 ... 41
頭蓋内脂肪腫 ... 45
下垂体腺腫 ... 46
頭蓋咽頭腫 ... 48
胚細胞性腫瘍 ... 50
血管芽腫（von Hippel Lindau病） ... 52
悪性リンパ腫 ... 54
転移性脳腫瘍 ... 56

類上皮腫 ·· 58
　　類皮腫 ·· 60
　　軟骨肉腫 ·· 61

【脳血管障害】
　　脳血管障害の一般的事項 ·· 62
　　脳梗塞 ·· 64
　　ラクナ梗塞 ·· 69
　　頭蓋内脳動脈閉塞 ·· 70
　　頸部頸動脈狭窄による一過性脳虚血発作 ······························ 71
　　高血圧性脳出血 ·· 72
　　クモ膜下出血 ··· 75
　　脳動脈瘤 ·· 76
　　解離性動脈瘤 ··· 78
　　脳動静脈奇形 ··· 80
　　海綿状血管腫 ··· 82
　　静脈性血管腫、静脈奇形 ·· 84
　　モヤモヤ病 ·· 86
　　静脈洞血栓症 ··· 88

【頭部外傷】
　　頭部外傷の一般的事項 ·· 90
　　急性硬膜外血腫 ·· 91
　　急性硬膜下血腫 ·· 92
　　外傷性脳内出血 ·· 93
　　慢性硬膜下血腫 ·· 94
　　脳挫傷 ·· 96
　　外傷性気腫（気脳症） ·· 99
　　広範性（びまん性）脳損傷 ·· 100
　　脂肪塞栓症 ·· 102
　　頭蓋骨骨折、頭蓋陥没骨折 ·· 104
　　頭蓋内異物（開放性脳損傷） ··· 106
　　視神経管骨折をともなう視神経損傷 ····································· 108
　　顔面骨（頬骨体部）骨折 ·· 109

【感染性疾患，脱髄性疾患他】
　　感染性疾患，脱髄性疾患ほかの一般的事項 ··························· 110
　　脳膿瘍 ··· 111
　　単純ヘルペス脳炎 ·· 114
　　硬膜下膿瘍 ·· 116
　　硬膜外膿瘍 ·· 118
　　急性散在性脳脊髄炎 ·· 119
　　多発性硬化症 ··· 122

放射線壊死	124
びまん性白質病変	126
結節性硬化症	128
スタージ・ウェーバー症候群	130
キアリ奇形	132
水頭症	134
脳梁欠損症	136
クモ膜嚢胞	138
上皮性嚢胞，松果体嚢胞	140
孔脳症	142
脳石症	143
脳有鉤嚢虫症	144

【眼窩内病変】

眼窩内病変の一般的事項	146
眼窩内腫瘍	147
涙腺腫瘍	148
血管腫	150
類皮嚢腫	152
炎症性偽腫瘍	153
眼窩吹き抜け骨折	156

【脊椎・脊髄疾患】

脊椎・脊髄疾患の一般的事項	159
脊椎・脊髄疾患のMRIによる診断	159
脊椎・脊髄疾患のCTによる診断	160
頸椎症	161
頸椎椎間板ヘルニア	164
脊柱管狭窄症	165
後縦靱帯骨化症	166
髄膜腫	168
神経鞘腫	170
上衣腫	173
脂肪腫	174
血管芽腫（von Hippel Lindau 病）	176
脊髄動静脈奇形	178
頸椎損傷	180
脊髄硬膜外血腫	182
環椎軸椎脱臼	184
急性脊髄炎	186

症例目次	188
索引	191

第1部
総説編

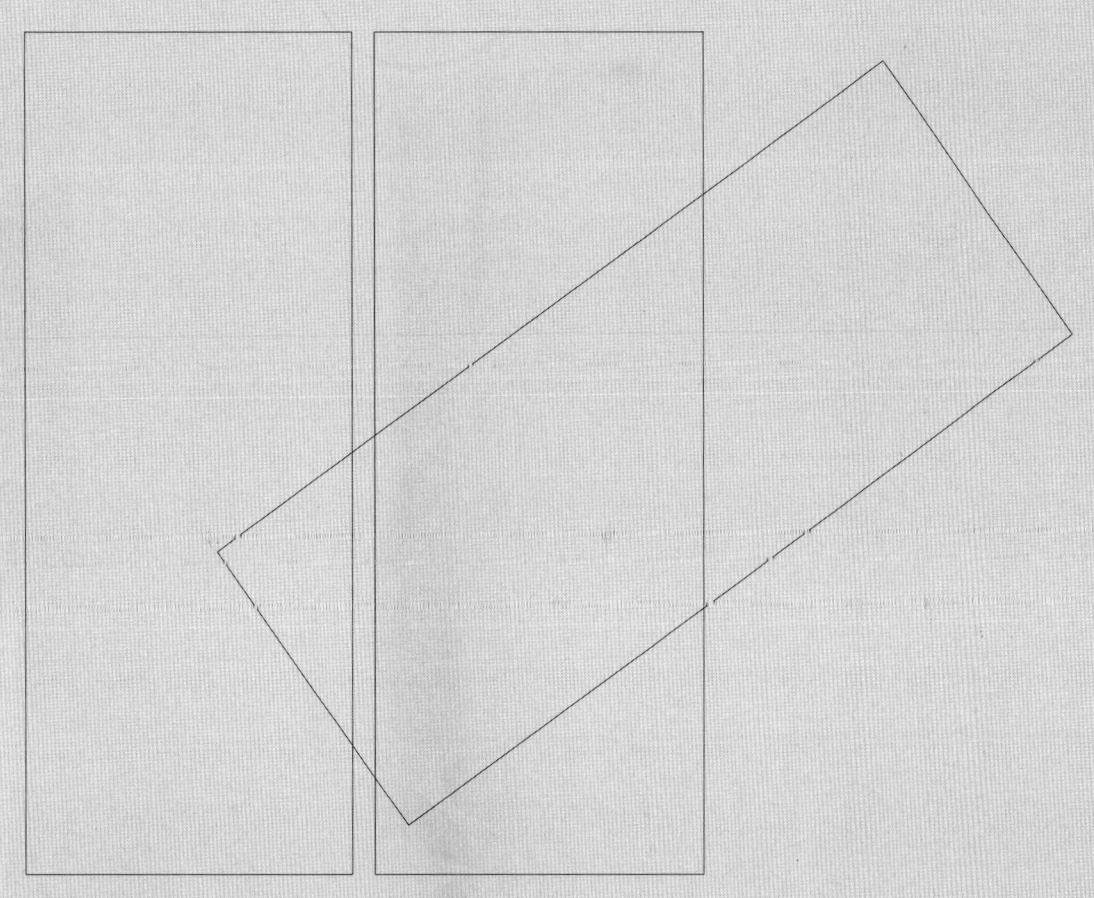

第1章

正常頭部 CT 像と解剖の要点

CT に関する基礎的事項

❶ CT の原理は，X 線により頭部の各断面を走査（スキャンニング）し，透過してきた X 線量を X 線管と連動する検出器により計測し，これらの X 線透過量（X 線吸収係数）をコンピューター計算により白黒の濃淡で画像化する方法である．

通常，外眼角外耳孔線（OM line）に平行な横断面で撮影された CT 画像が用いられている施設がもっとも多く（写真1），ここでもその断面について説明する．

❷ CT 画像の描出は正常脳を基準として白黒の濃淡で表現されるが，
　① 正常脳白質とほぼ等しい色調を示すものを「等吸収域」
　② 白質より白い色調が強いものを「高吸収域」
　③ 黒い色調が強いものは「低吸収域」
と表現している．

CT 画像を構成する各組織の X 線吸収係数（Hounsfield unit：HU）は，水の吸収係数を0，空気の吸収係数を－1000，骨の吸収係数を＋1000と設定すると，
　① 正常脳白質の吸収係数は＋22～＋32
　② 正常脳灰白質では＋36～＋46

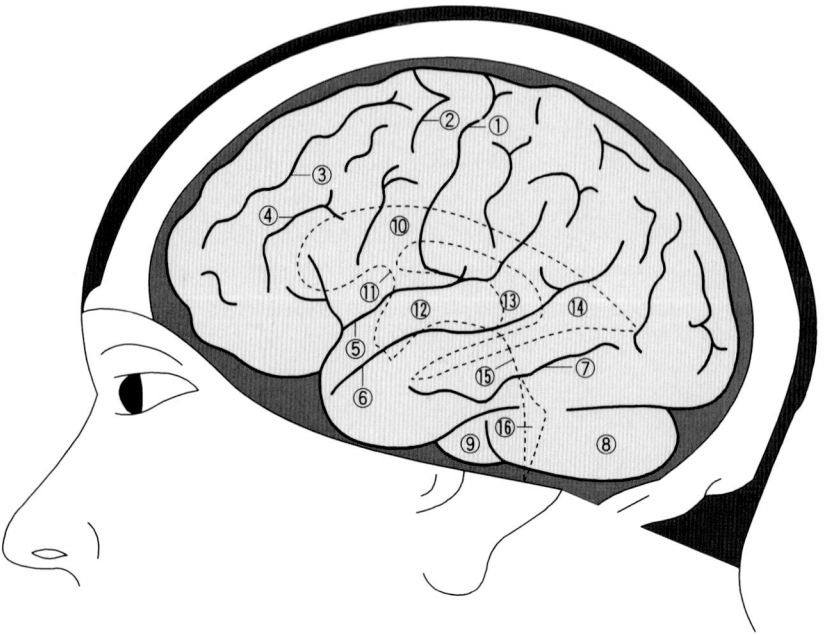

図1　脳外側面の脳溝，脳回と脳室系
① 中心溝
② 中心前溝
③ 上前頭溝
④ 下前頭溝
⑤ シルビウス裂
⑥ 上側頭溝
⑦ 下側頭溝
⑧ 小脳
⑨ 橋
⑩ 側脳室
⑪ モンロー孔
⑫ 第3脳室
⑬ 松果体上窩
⑭ 側脳室三角
⑮ 中脳水道
⑯ 第4脳室

となる．高吸収域を示すおもなものは，頭蓋骨，凝血であり，低吸収域を示すおもなものは髄液，脂肪，空気である（表1）．

❸ 造影剤の静脈内注入を行ってスキャンする場合を造影増強 CT という．頭蓋内の正常構造で造影されるものとしては，①血管，静脈洞，②下垂体，③脈絡叢，④小脳テント，大脳鎌などがある．

表1 各組織の吸収係数値（Hounsfield units：HU）

組織	吸収係数値幅
骨，石灰化	80～1000
凝血	40～95
灰白質	36～46
白質	22～32
髄液	0～8
水	0
脂肪	−20～−100
空気	−1000

正常頭部 CT 画像と解剖

■頭部 CT スキャンの理解に必要な解剖（図1，図2）

図1，2は頭部 CT 画像の各スライス部における解剖学的位置関係を知るうえで必要な解剖の要点を示す．

■頭部 CT の標準撮影法（OM line）（写真1）

写真1は外眼角外耳孔線（OM line）に平行に撮影される各スライス部位を示している．

写真1

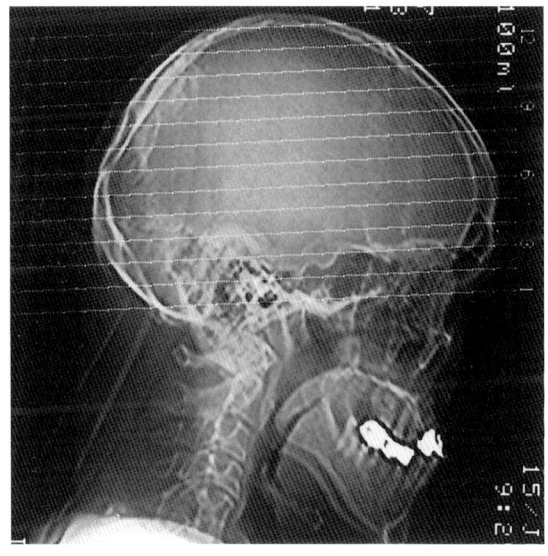

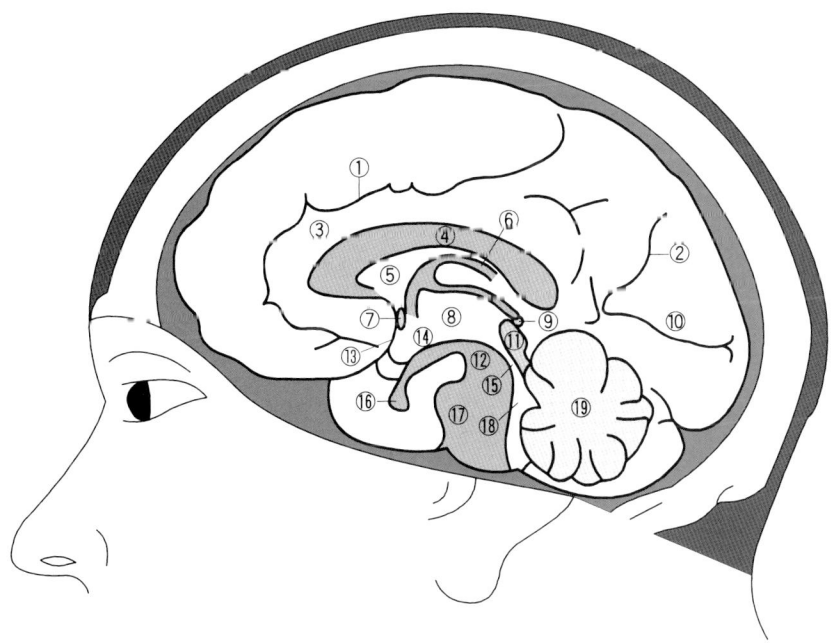

図2 正中矢状断面の内側面構造
① 矢状溝
② 頭頂後頭溝
③ 帯状回
④ 脳梁
⑤ 透明中隔
⑥ 脳弓
⑦ 前交連
⑧ 第3脳室
⑨ 松果体
⑩ 鳥距溝
⑪ 四丘板
⑫ 中脳
⑬ 終板
⑭ 乳頭体
⑮ 中脳水道
⑯ 下垂体
⑰ 橋
⑱ 第4脳室
⑲ 小脳

■内耳道レベル（写真2）

写真2　A：造影CT　　　　　　　B：骨条件のCT

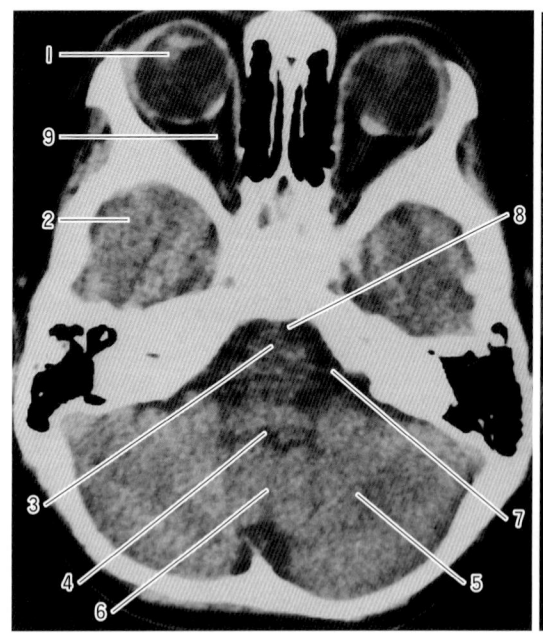
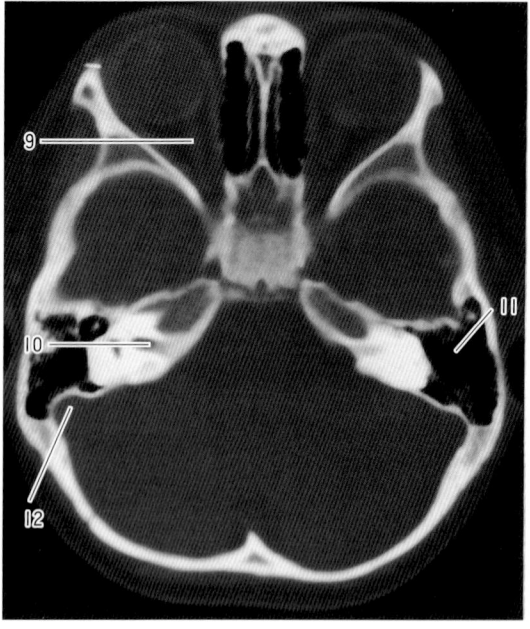

1：眼球，2：側頭葉，3：橋，4：第4脳室，5：小脳半球，6：小脳虫部，7：小脳橋角槽，8：橋前槽，9：視神経，10：内耳道，11：乳突蜂巣，12：S状静脈洞

要点：
① 橋下部は骨によるアーチファクトを生じることが多い．
② 内耳道の幅に左右差がある場合，聴神経腫瘍を疑う．

■橋，トルコ鞍レベル（写真3）

要点：
小脳虫部は淡い高吸収値を示すが，第4脳室の外方は小脳半球の歯状核と白質になり，小脳皮質や虫部に比較すると相対的に低いX線吸収値を示す．

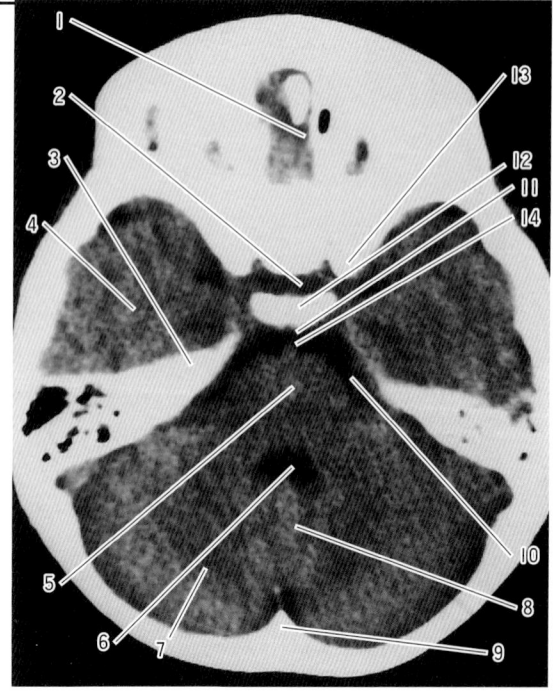

写真3　単純CT
1：前頭葉底部，2：トルコ鞍，3：錐体骨，4：側頭葉，5：橋，6：第4脳室，7：小脳半球，8：小脳虫部，9：内後頭隆起，10：小脳橋角槽，11：橋前槽，12：鞍背，13：前床突起，14：脳底動脈

■鞍上槽レベル（写真4）

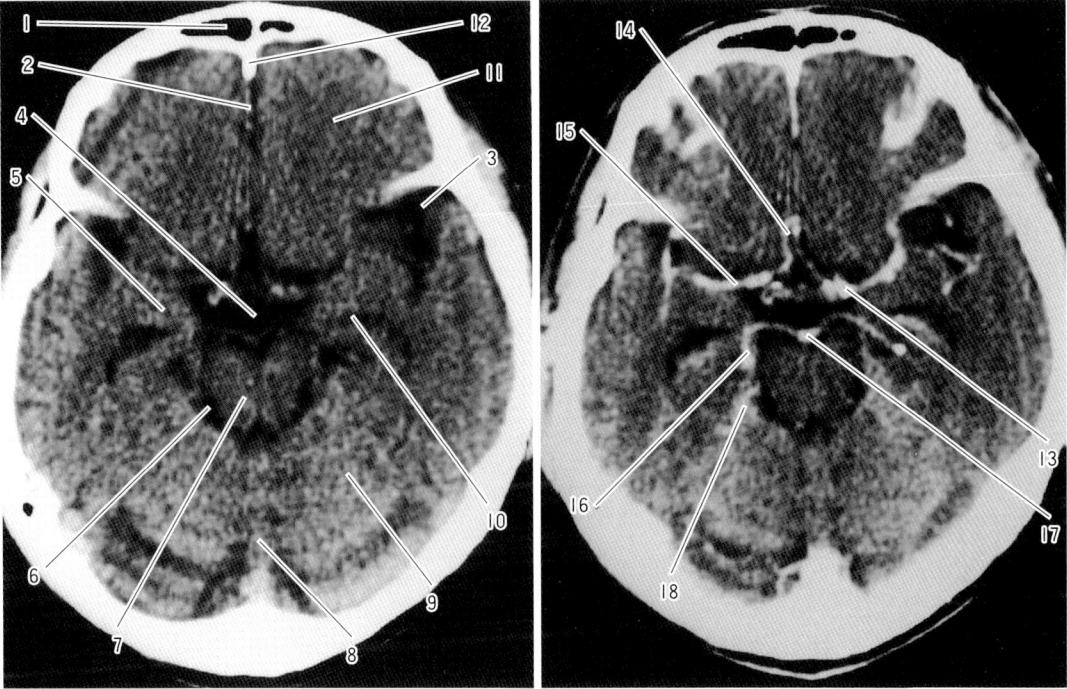

写真4　A：単純CT　　　　B：造影CT

1：前頭洞, 2：半球間裂（大脳縦裂）, 3：シルビウス裂, 4：鞍上槽, 5：鈎, 6：迂回槽, 7：中脳, 8：小脳虫部, 9：小脳半球, 10：側脳室下角, 11：前頭葉, 12：鶏冠, 13：内頸動脈, 14：前大脳動脈, 15：中大脳動脈, 16：後大脳動脈, 17：脳底動脈, 18：小脳天幕外側縁

要点：
① 画像の中央部に髄液構造の鞍上槽が認められ，鞍上槽は橋のレベルではペンタゴン（五角形）を呈し，前方は前頭葉直回，側方は側頭葉内側部の鈎（海馬回），後方は橋で構成される．しかし，中脳レベルでは後方を大脳脚が形成し，脚間槽によるくぼみで六角形となる．
② 後方の正中部には増強効果を示す脳底動脈が位置している．
③ 鞍上槽の外側後方への突出部は迂回槽となり橋や中脳の周囲を取り囲む形となる．

■第3脳室下部，モンロー孔レベル（写真5）

写真5　A：単純CT　　　B：単純CT

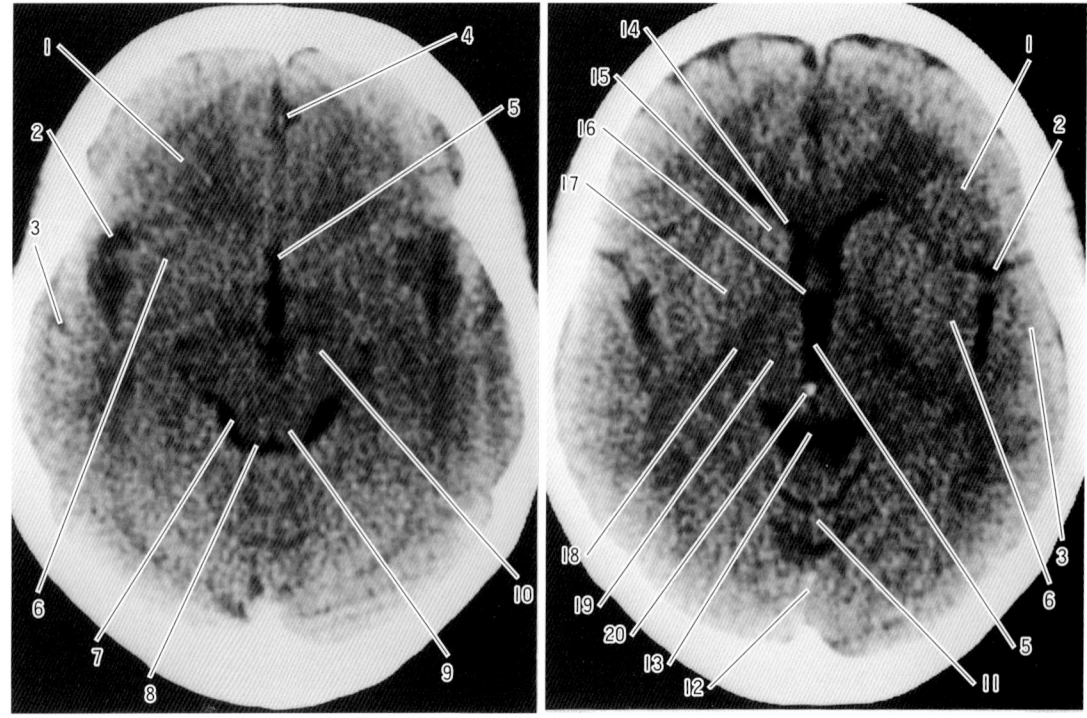

1：前頭葉下前頭回，2：シルビウス裂，3：側頭葉，4：半球間裂，5：第3脳室，6：島，7：迂回槽，8：四丘体槽，9：四丘体，10：大脳脚，11：上部小脳虫部，12：大脳鎌，13：上小脳槽，14：側脳室前角，15，尾状核，16：モンロー孔，17：レンズ核，18：内包後脚，19：視床，20：松果体

要点：
四丘体槽より後方は後頭蓋窩構造で，正中部には小脳虫部の上部が認められ，その両外側に小脳半球が位置する．小脳天幕は内側部が高い位置を占め外側ほど低くなっているので，小脳半球の外側部には一部天幕上の後頭葉脳実質が見えていることもある．

■松果体レベル（写真6）

写真6　A：単純CT　　　　B：造影CT

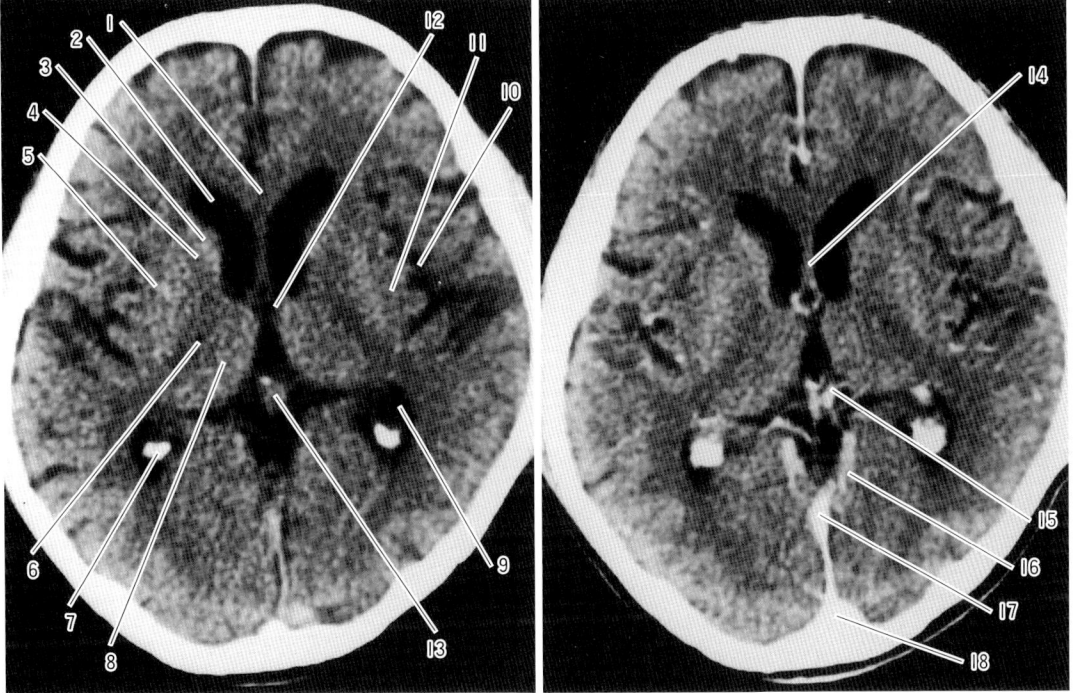

1：脳梁，2：側脳室前角，3：尾状核，4：内包前脚，5：被殻，6：内包後脚，7：脈絡叢（石灰化），8：視床，9：側脳室三角部，10：シルビウス裂，11：島，12：モンロー孔，13：松果体，14：透明中隔，15：内大脳静脈，16：小脳天幕縁，17：直静脈洞，18：静脈洞交会

要点：
① 尾状核，被殻，淡蒼球を合わせて大脳基底核といい，淡蒼球と被殻を合わせてレンズ核，被殻と尾状核を合わせて線条体と呼ぶ．
② 内包後脚はやや低吸収域である．成人では松果体，脈絡叢に生理的石灰化を示すことが多い．

■側脳室体部レベル（写真7）

写真7　A：単純CT　　　　　B：造影CT

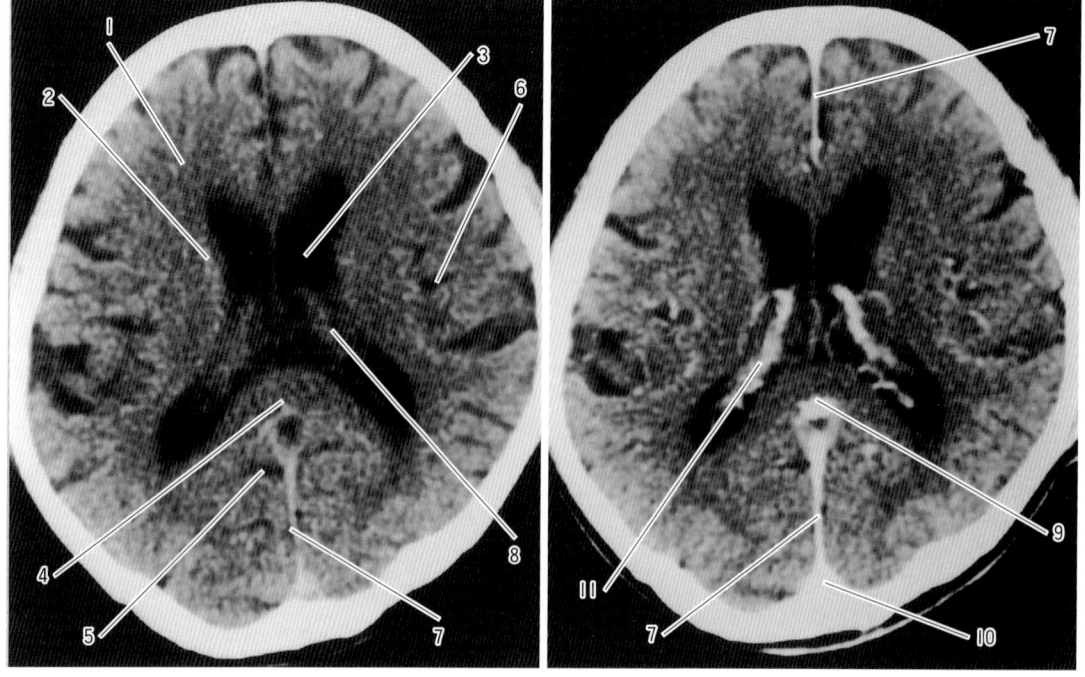

1：側脳室周囲深部白質，2：尾状核体部，3：側脳室体部，4：脳梁膨大部，5：頭頂後頭溝，6：シルビウス裂，7：大脳鎌，8：脈絡叢，9：ガレン大脳静脈，10：上矢状洞，11：脈絡叢

要点：
側脳室体部は左右に分離し，側脳室周囲に脳梁体部および膨大部がある．側脳室体部から三角部にかけて脳室内外側壁に沿って脈絡叢がみられ，著明な造影増強効果を示す．

■半卵円中心，頭頂レベル（写真8）

要点：
① 脳梁体部の直上のレベルの水平断面で白質が最大に現れ，これを半卵円中心と呼ぶ．
② 前頭部で前後に走行する脳溝が上前頭溝で，これが中心前溝に連続する．したがってその中心前溝のひとつうしろの脳溝が中心溝となる．

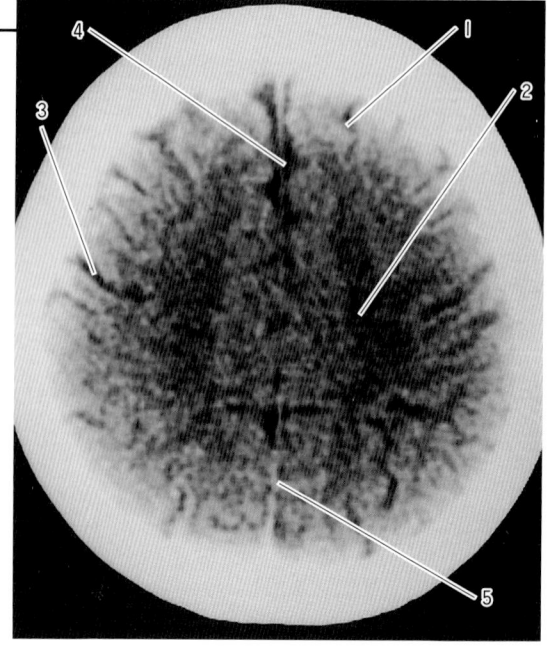

写真8　単純CT
1：上前頭溝，2：半卵円中心，3：中心溝，4：半球間裂，5：大脳鎌

第 2 章

正常頭部 MR 像と解剖の要点

MR に関する基礎的事項

❶ MR 画像は水素の原子核の磁気共鳴現象によって得られる信号によって成立する．信号の強さを信号強度と言い，画像上信号強度の強いものは白く，信号強度の弱いものは黒く表示され，それぞれ高信号，低信号と表現する．正常脳組織と同程度のものは等信号と表現する．画像の種類はＴ1強調像とＴ2強調像が基本で，これにプロトン密度強調像やFLAIR法による画像などが用いられ，必要に応じてMR用造影剤（ガドリニウム製剤）による造影MRI（T1強調像）を行う．

❷ 正常脳構造の信号強度は，Ｔ1強調像では灰白質は濃い灰色，白質は淡い灰色，髄液が低信号（黒色）を示す．Ｔ2強調像では，逆に灰白質は淡い灰色，白質は濃い灰色，髄液は高信号（白色）となる．プロトン密度強調像では灰白質はやや高信号，白質はやや低信号で，髄液は比較的低信号を呈し，これを改良したFLAIR法を用いて病変の同定に役立てている．

❸ 脂肪はＴ1強調像，プロトン密度強調像では高信号であるが，Ｔ2強調像は灰色または高信号を示す．血流は，Ｔ1強調像では高信号，または低信号を示し，Ｔ2強調像では強い低信号として認められる．

❹ 石灰化はＴ1強調画像で低，または高信号を呈し，Ｔ2強調画像で低信号を示す．骨は，骨皮質のような緻密骨ではプロトンが少ないためＴ1，Ｔ2のいずれの強調像でも低信号である．骨髄の存在する部分では骨髄内の脂肪のためＴ1強調像では高信号，Ｔ2強調像でも高信号を示し，信号の強さは脂肪の量に左右されることから，部位や年齢によって異なる．

❺ 空気は，プロトンが存在しないため，Ｔ1，Ｔ2いずれの強調像も無信号（低信号）となる．

❻ 造影MRIでは，Ｔ1強調像を撮像するが，血液脳関門が存在する正常脳組織は造影増強されない．しかし，正常組織のうち下垂体，松果体，脈絡叢などは造影される．腫瘍，脳梗塞など異常病変では血液脳関門が破綻して造影される．

表1　正常組織の MR 信号強度

組織	Ｔ1強調像	Ｔ2強調像
白質	やや高	等
灰白質	等	やや高
髄液	低	高
血液	低（高）	低
脂肪	高	高〜低
石灰化	低（高）	低
骨皮質	低	低

正常 MRI 画像と解剖

❶ 大脳半球（前頭葉，頭頂葉，側頭葉，後頭葉）
① 前頭葉と頭頂葉との境界は中心溝である．中心溝の同定法は，前頭部で前後に走行する脳溝に上前頭溝があり，これが中心溝の一つ前方の中心前溝にまじわる．この位置関係を参考にして

■延髄上部，橋下部レベル（写真1）

写真1　A：T2強調画像（延髄上部）　　　B：T2強調画像（橋下部）

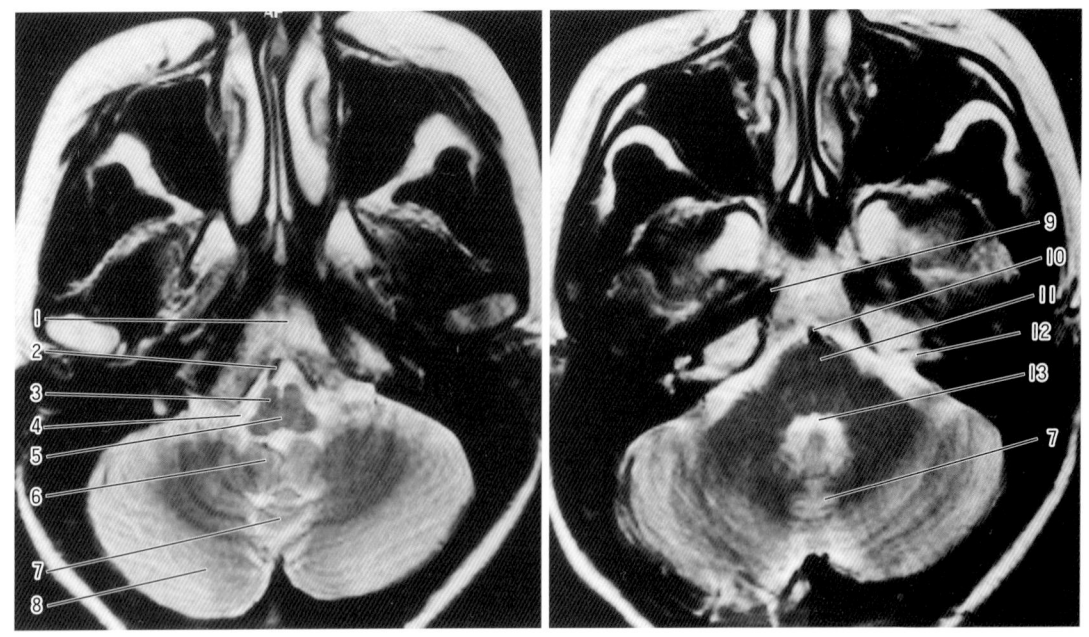

1：斜台，2：椎骨動脈，3：錐体，4：第9,10,11脳神経束，5：延髄，6：小脳扁桃，7：小脳虫部，8：小脳半球，9：内頸動脈，10：脳底動脈，11：橋，12：第7,8脳神経，13：第4脳室

■橋中，上部レベル（写真2）

写真2　A：T2強調画像（橋中部）　　　B：T2強調画像（橋上部）

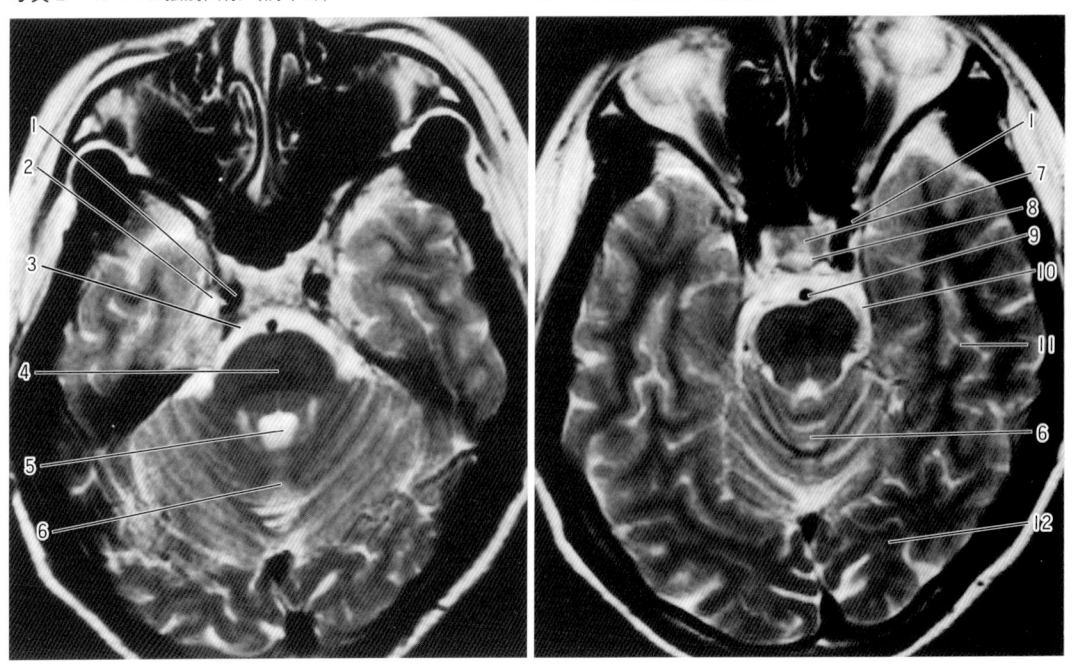

1：内頸動脈（海綿静脈洞部），2：メッケル腔，3：橋前槽，4：橋，5：第4脳室，6：小脳虫部，7：下垂体，8：鞍背，9：脳底動脈，10：後大脳動脈，11：側頭葉，12：後頭葉

同定する．
② 前頭葉と側頭葉の境界ならびに，頭頂葉と側頭葉との境界はシルビウス裂である．頭頂葉と後頭葉の境界は頭頂後頭溝であるが，これは正中矢状断像で大脳縦裂後部の深い溝として同定できる．側頭葉と後頭葉との境界を示す明瞭なものはない．

❷ 小脳，脳幹

① 小脳は小脳半球と虫部よりなる．第4脳室の外側には歯状核があり，成人では鉄の沈着のためT2強調像で低信号を示す．小脳虫部は左右の小脳半球にはさまれた中央部にあり，虫部の下方で，延髄の後方に左右一対の小脳扁桃がある．
② 脳幹は中脳，橋，延髄からなる．中脳の前方部は大脳脚からなり，大脳脚の後方に黒質がある．黒質は鉄を多く含むためT2画像で低信号域として認められる．中脳の中央部の左右に赤核があり，T2強調像で丸い低信号域として同定される．中脳の背側には中脳水道があり，その後方に四丘体がある．
③ 橋は前方は楕円形で錐体路を含み，後方は平坦で第4脳室底をなす．延髄は水平断像で四角形で徐々に細くなり脊髄に移行する．

❸ 脳室系

① モンロー孔より前方を側脳室前角と呼ぶ．前角の前壁は脳梁，外側壁は尾状核頭からなる．内側は透明中隔を介して左右が接している．モンロー孔より脳梁膨大部にいたるまでを体部という．体部の上壁は脳梁，内側壁は透明中隔や脳弓，外側壁は尾状核体，下壁は視床からなる．側脳室が下外側方向へカーブする三角形の広い部分を三角部と呼ぶ．三角部より後方を後角，さらに三角部から下外側前方へ側頭葉内側部へ伸びる部分を下角という．
② 第3脳室はモンロー孔により側脳室と，中脳水

■ 中脳，モンロー孔レベル（写真3）

写真3　A：T2強調画像（中脳）　　　B：T2強調画像（モンロー孔）

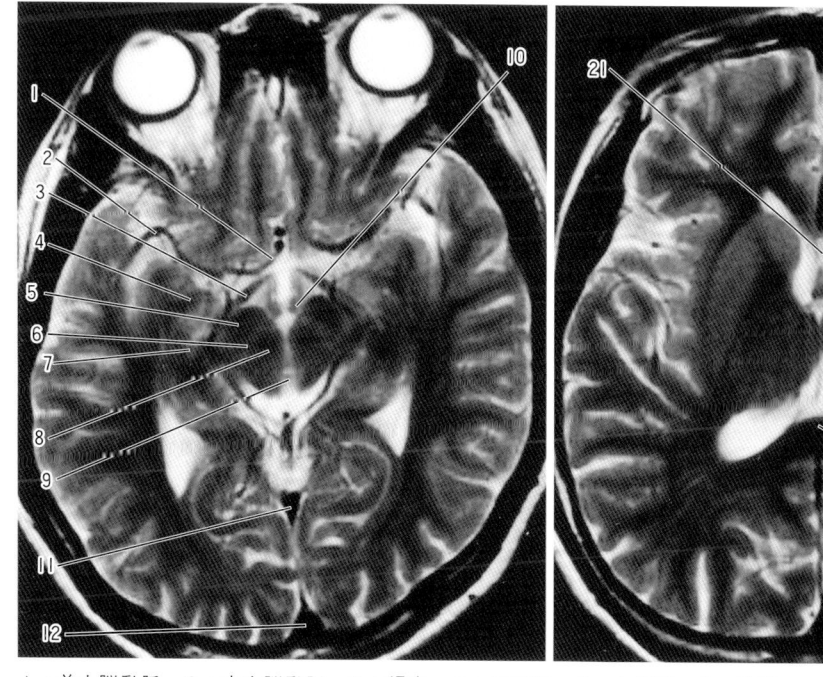

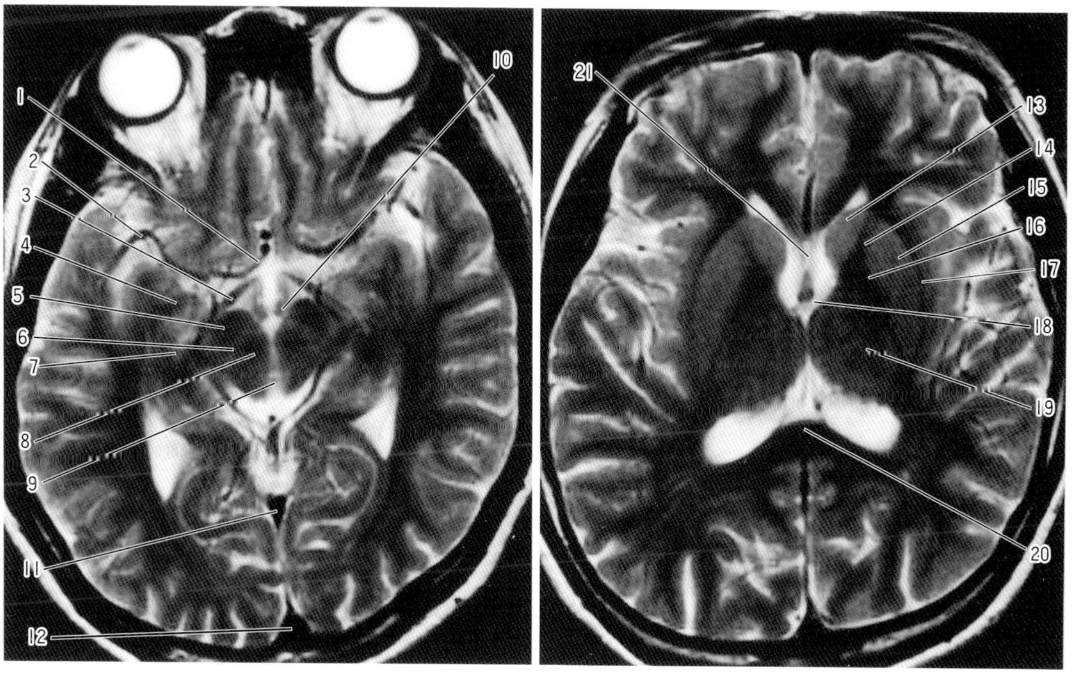

1：前大脳動脈，2：中大脳動脈，3：視索，4：扁桃体，5：大脳脚，6：黒質，7：海馬，8：赤核，9：中脳水道，10：乳頭体，11：直洞，12：上矢状洞，13：尾状核頭部，14：内包前脚，15：被殻，16：淡蒼球，17：外包，18：モンロー孔，19：視床，20：脳梁膨大部，21：透明中隔

■側脳室，半卵円レベル（写真4）

写真4　A：T2強調画像（側脳室）　　B：T2強調画像（半卵円）

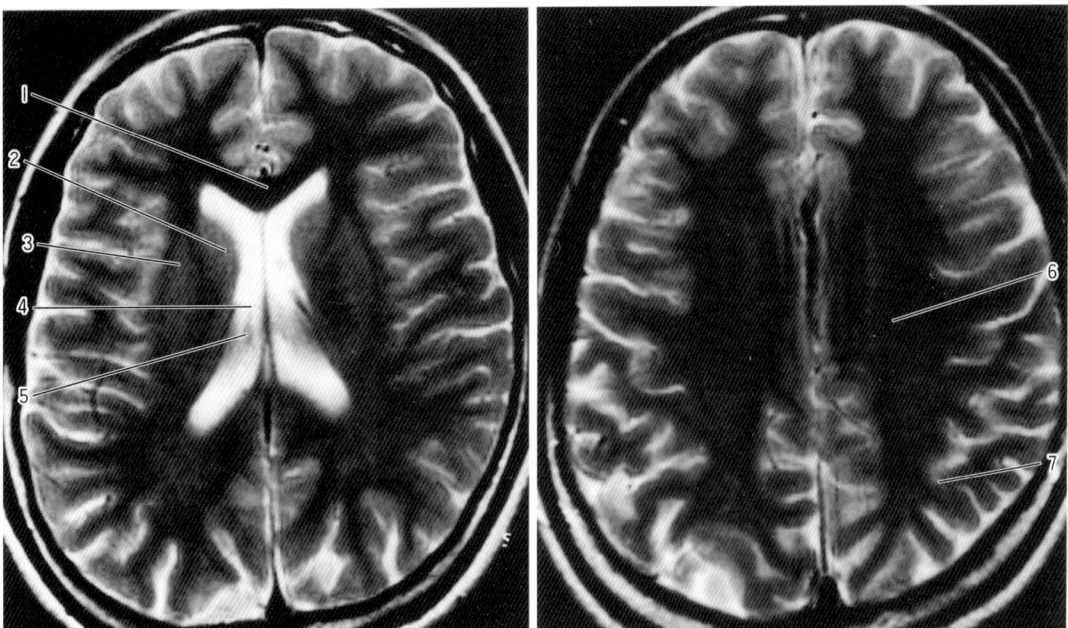

1：脳梁膝部，2：尾状核頭部，3：被殻，4：側脳室体部，5：脈絡叢，6：半卵円中心，7：頭頂葉

■大脳半球上部レベル（写真5）

写真5　T2強調画像

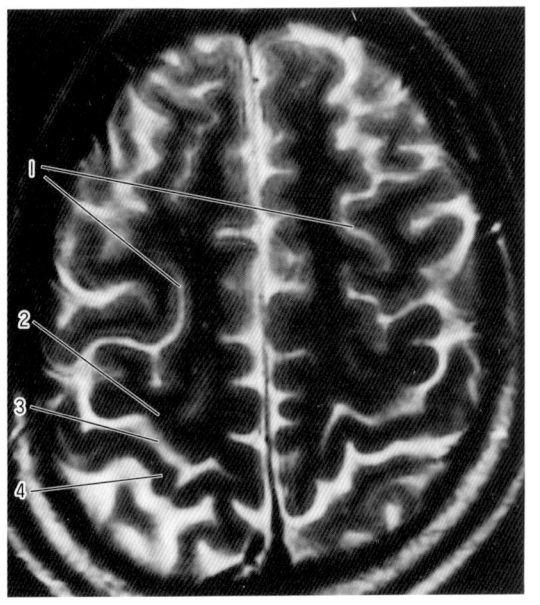

1：上前頭溝，2：中心前回，3：中心溝，4：中心後回

■正中矢状断面像（写真6）

写真6　T1強調画像

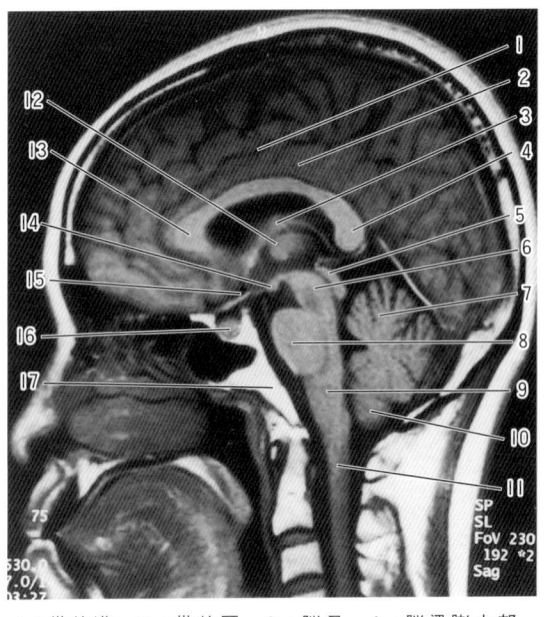

1：帯状溝，2：帯状回，3：脳弓，4：脳梁膨大部，5：四丘体，6：中脳，7：小脳，8：橋，9：延髄，10：小脳扁桃，11：脊髄，12：視床，13：脳梁膝部，14：乳頭体，15：視索，16：下垂体，17：斜台

道により第4脳室と連続している．第3脳室の側壁は大部分が視床よりなり，下部は視床下部よりなる．第3脳室の前方は終板で境され，その上方に前交連がある．第3脳室底には視交叉陥凹と漏斗陥凹の2つの陥凹がある．第3脳室の後壁には松果体上陥凹とその下方の松果体陥凹があり，さらにその下方に後交連がある．

❹ 基底核，下垂体近傍
① 被殻と淡蒼球とをあわせてレンズ核というが，T1強調像では灰白質に近い信号強度であるが，T2強調像では淡蒼球が鉄の沈着が多いため低信号を示し，被殻も高齢者では低信号の傾向である．
② 内包は尾状核とレンズ核との間に位置する前脚と後方の視床とレンズ核との間の後脚に分類される．信号強度は後脚の錐体路に一致してT2強調像で軽度高信号を呈し，T1強調像ではやや低信号の傾向を示す．他の内包部分は白質と同様の信号強度である．
③ 下垂体はトルコ鞍内にあり，通常上面は平坦であるが，若年女性では上方へ凸，高齢者では陥凹していることが多い．前葉は脳実質と同程度の信号強度であるが，後葉はT1強調像で著明な高信号を呈する．
④ 下垂体の外側には海綿静脈洞があり，その中に内頸動脈がみられる．下垂体の中央のわずか上後方に下垂体柄がある．

頭部CTとMRIの適応の比較

■頭部CTの適応

❶ CTは，MRIに比較し検査に要する撮影時間がかなり短いので，急性期の不穏のある頭部外傷疾患や脳卒中例では良い適応である．

❷ MRIでは，骨破壊などの骨病変や石灰化病変の診断は困難であるが，CTでは描出され診断可能となる．

❸ CTの有用な特徴の一つとして急性期の頭蓋内出血を高吸収値陰影として描出され，急性の出血の診断としてはMRIより診断が容易ですぐれている．したがって，CTはクモ膜下出血を含めた急性期の出血や重症頭部外傷疾患では絶対適応である．

❹ CTは，脂肪による低吸収値の検出能にすぐれている．

❺ 身体各部に磁性体金属を使用している患者（たとえばペースメーカー，動脈瘤クリップ，人工弁などの金属類を入れた患者）や閉所恐怖症のある場合はMR検査は不可能で，CTが適応となる．

■頭部MRIの適応

❶ 骨，空気によるアーチファクトがほとんどなく，頭蓋底付近の病変，たとえば下垂体部，後頭蓋窩病変の描出に優れている．

❷ 全般にMRIは，CTに比較し脳の構造や病変の解像力に優れ，とくに脳幹部病変の診断に優れている．出血，骨病変，石灰化病巣以外は，一般にMRIのほうがCTに比較して診断能が優れている．

❸ MRIは，多発性硬化症，脱髄性疾患，一部の変性疾患の診断に有用な情報を与える．

❹ MRIは，水平断に加え冠状断，矢状断など任意の断面が容易に得られ，解剖学的位置関係がより明らかにできる．

❺ 造影剤なしで，MRAにより血管形態や流れの情報を捉えうる．

❻ CTと異なり，X線被曝を受けることなく非侵襲性である．

第3章
その他の検査法

■ 3次元CT血管撮影（写真1）

3次元CT血管撮影（3D-CT angiography, 3D-CTA）は，造影ヘリカルCTスキャン，またはマルチスライスCTで得られる血管のボリウムデータから，コンピューターグラフィックスの技術を用いて血管の3次元像を再構築する非侵襲的血管検査法である．3次元画像表示は，血管系のみならず，造影増強される脳腫瘍，頭蓋骨，顔面骨表面などの画像解析にも広く用いられている．

方法：
主として血管病変を観察する場合は，通常300 mgI/mlの非イオン性造影剤100 mlを，2～4 ml/秒で静脈内注入し，15～20秒後からスキャンする方法をとるが，脳腫瘍では，腫瘍と周辺血管，頭蓋骨などの関連性を3次元表示する必要性から，腫瘍部のもっとも増強効果の強い時期を考慮し，初回造影剤注入後一定時間をおいて再度造影剤を追加注入することもある．通常ヘリカルCT，またはマルチスライスCTを用い，スライス厚さ1 mm，50～100枚の軸位像からコンピューターによる3次元画像再構成装置により3次元画像を作成する．

臨床応用：
頭蓋内血管の画像化により脳動脈瘤，脳動静脈奇形，虚血性脳血管障害の診断が可能である．造影増強される腫瘍では，腫瘍と周辺血管，骨との関係が明らかとなる．とくに3D-CTAによる脳動脈瘤の診断は，非侵襲的検査であり，通常の動脈瘤であれば手術に必要かつ十分な情報が3D-CTAのみで得られる．今後3D-CTAのみで血管造影を省略できる可能性もあり，有用性が高い．

写真1　3次元CT血管撮影　3次元画像表示
1：内頸動脈，2：中大脳動脈，3：前大脳動脈，4：後交通動脈
矢印：動脈瘤

■ CT脳槽造影（CT cisternography）

非イオン性水溶性ヨード造影剤を髄腔内に注入することによって主として脳槽や脳溝などのクモ膜下腔を造影してCT撮影を行い，髄液循環動態や脳槽の形態を解析するのに利用される．

方法：
腰椎穿刺により180 mgI/ml または240 mgI/ml 濃度の造影剤6〜10 ml を注入し，通常注入後3時間，6時間，12時間，24時間後に撮影を行う．

臨床応用：
これにより髄液循環動態が判定され，造影剤の脳室内への逆流の有無などにより正常圧水頭症の診断やクモ膜下腔の造影欠損，嚢胞性病巣のクモ膜下腔との交通性，髄液循環の遅延などがわかる．

■ MR血管撮影（MR angiography：MRA）（写真2）

MRIは流れのある部位では無信号となる．この現象を利用して造影剤を使用しないで，流れのある血管を撮像したものがMRAである．

MRAは，頭蓋内血管を短時間で，まったく無侵襲により描出可能な点が最大の利点である．しかし，
① 空間分解能に劣る
② 動脈と静脈の分離が困難である
③ 乱流による陰影欠損がある
などの欠点もある．

臨床応用：
MRAの臨床応用は，脳血管病変のスクリーニングとして，主として脳ドックなどにより未破裂脳動脈瘤や閉塞性脳血管病変の診断に用いられる．また，臨床症状や画像所見の異常から閉塞，狭窄血管の検索，出血性脳血管障害で原因となった病変（脳動脈瘤，脳動静脈奇形など）の検索がMRAによってなされる．

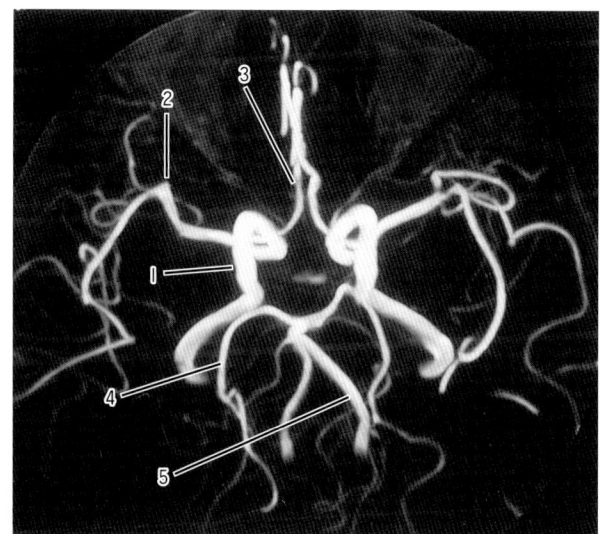
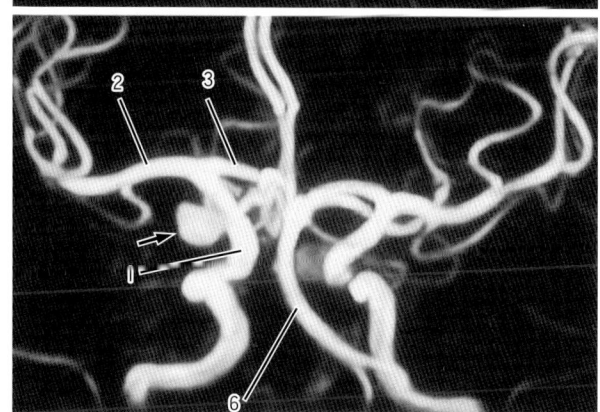

写真2　MR血管撮影
1：内頸動脈，2：中大脳動脈，3：前大脳動脈，4：後大脳動脈，5：椎骨動脈，6：脳底動脈
矢印：動脈瘤

■ MR 脳表撮像法（surface anatomy scanning：SAS）（写真3）

脳表面を覆う水の多寡によって脳の表面構造を画像化している．

原理：
脳表を含む厚いスライスを励起し，高度のT2強調像を得た場合，T2の長い髄液の信号強度は上昇する一方，頭皮，皮下脂肪，板間層，脳実質などの信号強度は低下し，画像上無視できるようになる．この状態で信号を収集すれば，脳溝部分では髄液が厚いため信号が積算され濃く，脳回部分では髄液の層が薄いため相対的に薄く描出される．

臨床応用：
① SAS像上に病変部位が明瞭に描出され，脳回単位での正確な病巣の局在判定が可能となる．
② 運動中枢，言語中枢などの重要な機能を司る脳回と病巣の相対的関係を手術前に明らかにしておくことは，治療計画，手術アプローチを決定するうえで有用である．
③ 脳回の萎縮，奇形などの形態がわかる．

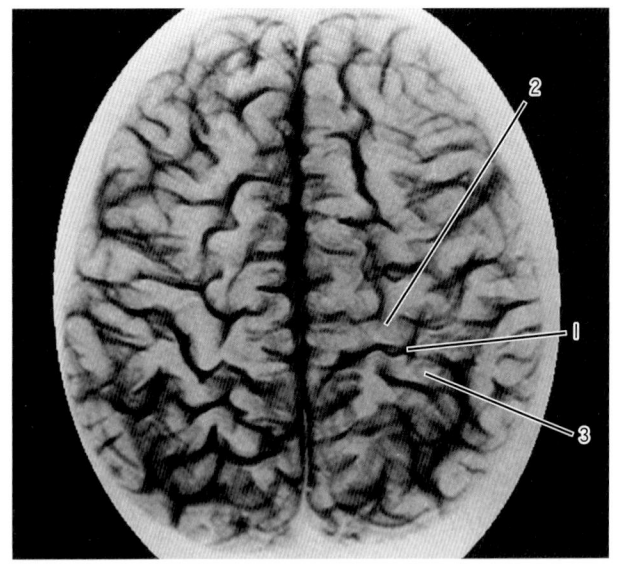

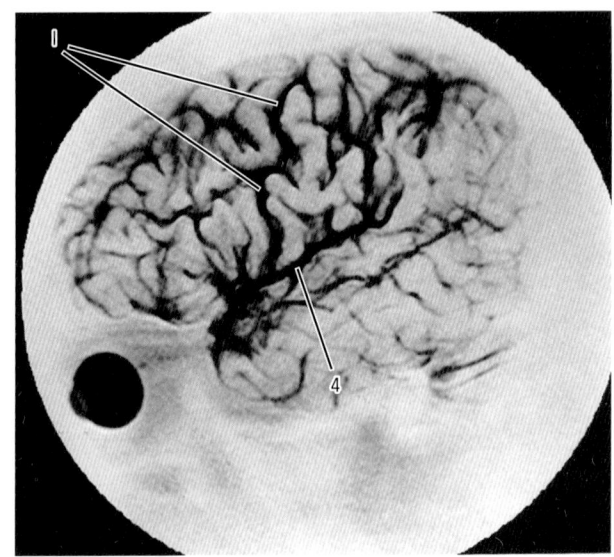

写真3　MR脳表撮像法
1：中心溝，2：中心前回（運動野），3：中心後回（知覚野），4：大脳外側裂（シルビウス裂）

■ MR 脳槽造影 MR cisternography（写真4）

写真4　MR 脳槽造影

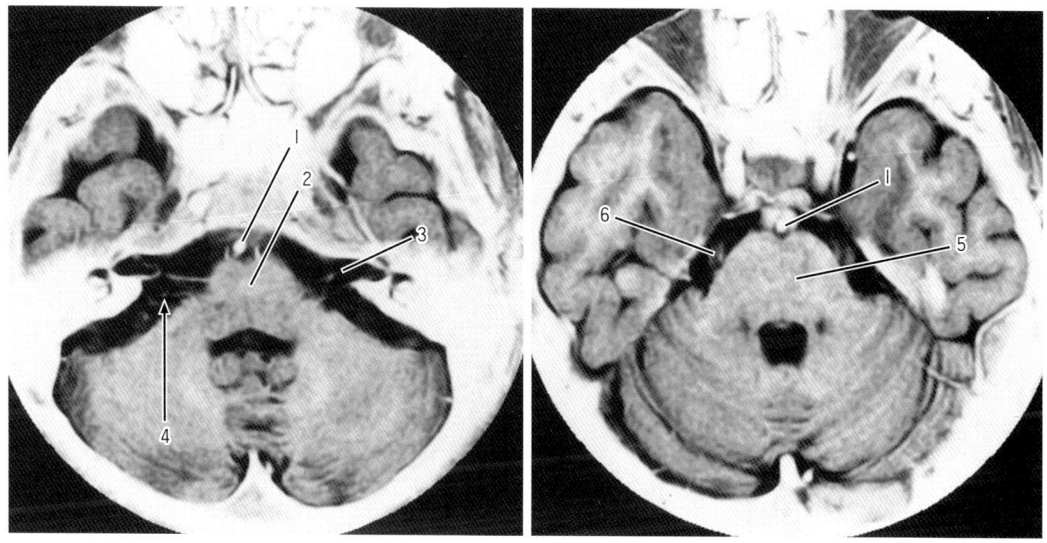

1：脳底動脈，2：橋下部，3：内耳孔，4：顔面・聴神経，5：橋，6：三叉神経

　強いT2強調像で水（髄液）とその内部の構造物のコントラストをさらに強くし，加えて高空間分解能画像が得られるように設定した撮像法で，これにより脳槽とその内容物の詳細を良好に描出することが可能となる．CT脳槽造影と異なり，ヨード造影剤や空気などの注入は行わない．

方法：
long spin-echo（SE）法，またはfast SE法によるT2強調像で，スライス厚さを3〜4 mm，スライス間隙を極力小さく（0〜0.4 mm）し，撮像マトリックスを256×256または512×512とした設定が多い．fast SE法の場合，脂肪抑制をかけて頭蓋底の骨髄や眼窩の脂肪の信号を減少させる場合もある．

臨床応用：
小脳橋角部腫瘍の鑑別診断や周辺神経，血管との関係などが判定できる．小さな聴神経腫瘍の場合MR cisternographyにより内耳道から小脳橋角槽内に髄液内の欠損像として腫瘍をとらえることができる．また，上前庭神経との連続性や顔面神経などの他の神経との関係が判定される．片側顔面けいれんや三叉神経痛の治療のための神経血管減圧術の責任血管の判定にも有用な場合がある．さらに，髄液漏の局在診断に有用であったとの報告もある．

■拡散強調画像 (diffusion weighted image：DWI) (写真5)

写真5　拡散強調画像 (DWI)

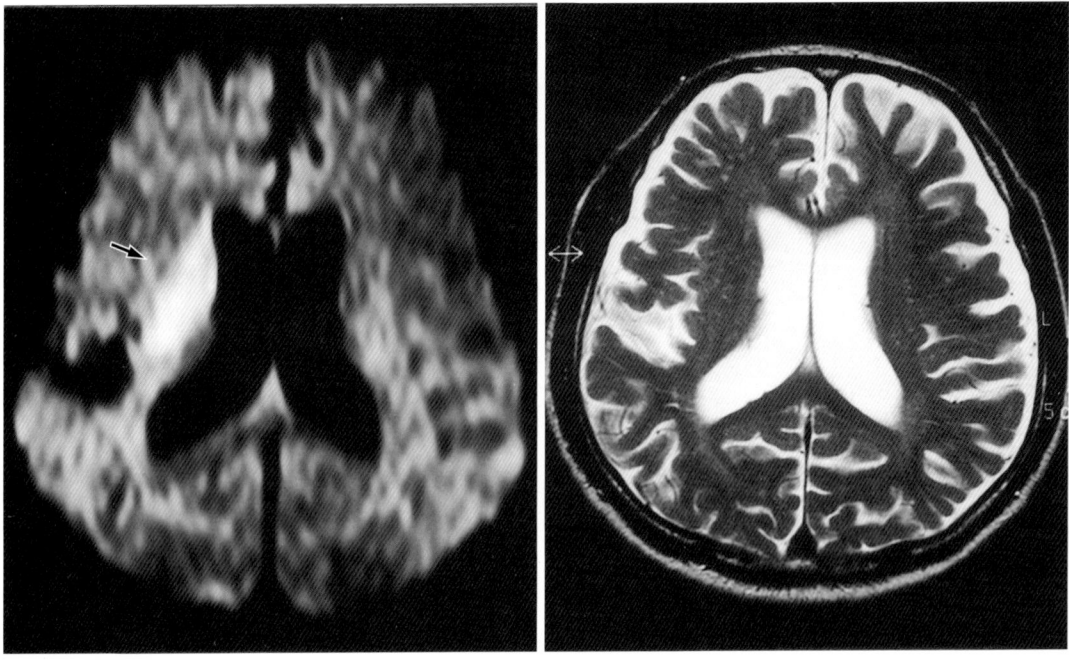

右内頸動脈閉塞による脳梗塞．左：拡散強調画像，右：T2強調画像
画像は発症後2時間後のものである．左の拡散強調画像（DWI）では，すでに右傍脳室部に脳梗塞による細胞性浮腫により高信号像（矢印）が描出されたが，右の同時期に撮影したT2強調画像では，まだ異常が認められない．

拡散強調画像（DWI）は，MPG（motion probing gradient）と呼ばれる強い双極傾斜磁場を付加して，水分子の拡散（ブラウン運動）を画像に反映する方法である．拡散が激しいほど信号強度は低く低信号で，拡散が低下した部分が高信号になる．

臨床応用：
通常のMRIでまだとらえられない早期の脳梗塞（発症後約2～6時間まで）において，脳梗塞による細胞性浮腫をDWIで高信号として検出される．しかし，DWIで高信号の部位は必ずしも神経細胞の不可逆的障害により梗塞に陥るわけでなく，可逆性変化を示す部位も含まれる．

第2部
各論編

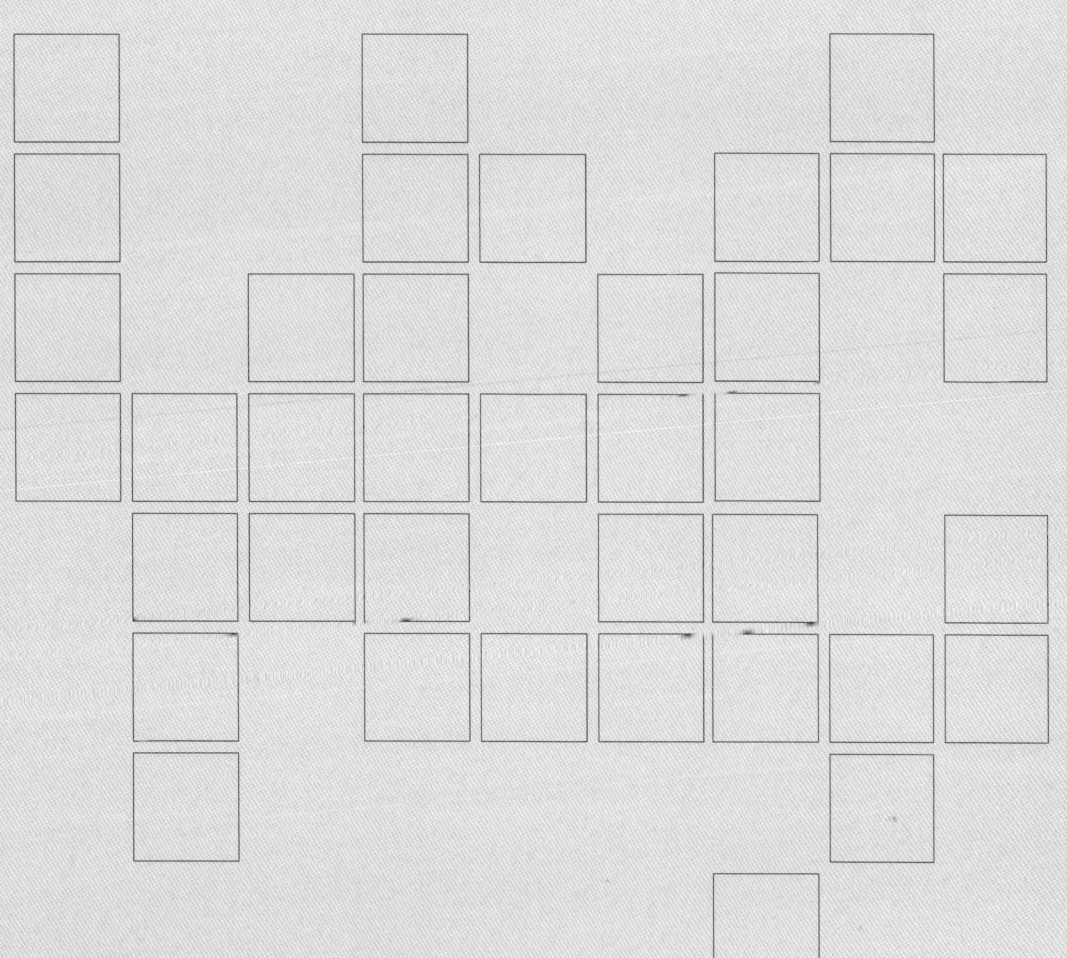

脳腫瘍の一般的事項

■おもな腫瘍型と頻度

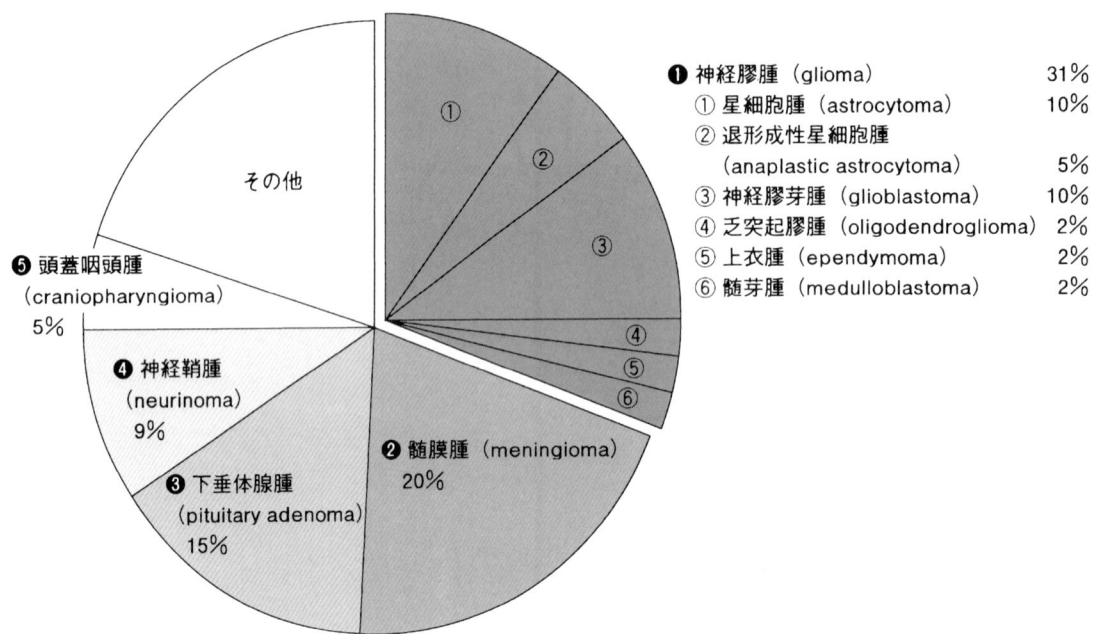

- ❶ 神経膠腫（glioma） 31%
  - ① 星細胞腫（astrocytoma） 10%
  - ② 退形成性星細胞腫
    （anaplastic astrocytoma） 5%
  - ③ 神経膠芽腫（glioblastoma） 10%
  - ④ 乏突起膠腫（oligodendroglioma） 2%
  - ⑤ 上衣腫（ependymoma） 2%
  - ⑥ 髄芽腫（medulloblastoma） 2%
- ❷ 髄膜腫（meningioma） 20%
- ❸ 下垂体腺腫（pituitary adenoma） 15%
- ❹ 神経鞘腫（neurinoma） 9%
- ❺ 頭蓋咽頭腫（craniopharyngioma） 5%

■局在別にみたおもな腫瘍型の発生

○大脳半球
　神経膠腫，髄膜腫，転移性脳腫瘍
○側脳室
　側脳室三角部：髄膜腫，脈絡叢乳頭腫
　側脳室（透明中隔部）：神経細胞腫
　側脳室（モンロー孔）：
　　上衣下巨細胞性星細胞腫，コロイド cyst
○松果体部
　胚細胞腫，その他の胚細胞性腫瘍，
　　松果体（芽）腫，髄膜腫，神経膠腫
○トルコ鞍近傍腫瘍
　鞍内：下垂体腺腫，ラトケ嚢胞

鞍上部：
　頭蓋咽頭腫，胚細胞腫，神経膠腫，髄膜腫
傍鞍部：
　髄膜腫，神経鞘腫，上咽頭癌の進展，動脈瘤
○小脳
　小脳半球：小脳星細胞腫，血管芽腫
　第4脳室～小脳虫部：
　　髄芽腫，上衣腫，脈絡叢乳頭腫
○小脳橋角部
　聴神経鞘腫，三叉神経鞘腫，髄膜腫，類上皮腫
○脳幹
　神経膠腫

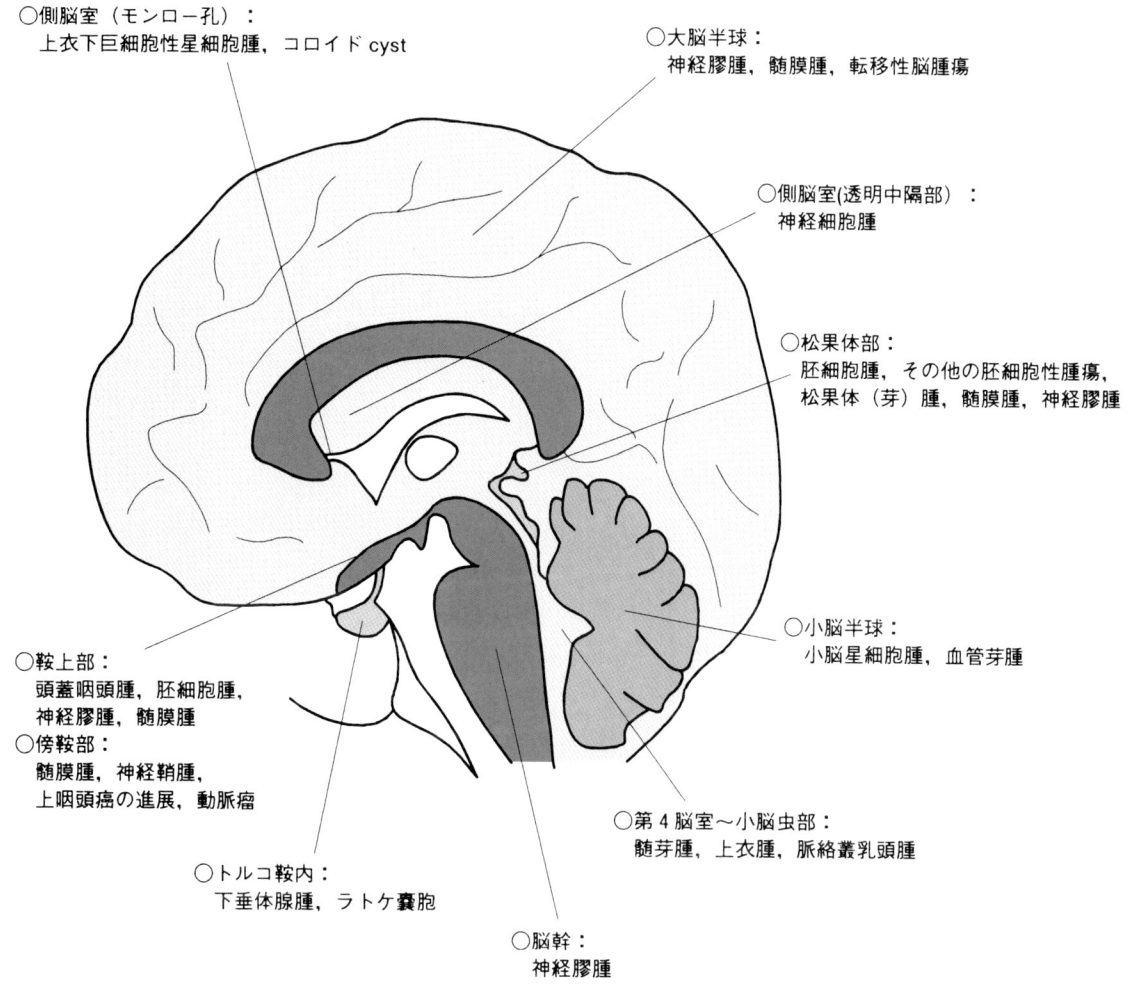

■頭蓋内石灰化をきたしやすい病変

腫瘍：
　髄膜腫，乏突起膠腫，頭蓋咽頭腫，神経細胞腫，
　上衣腫，奇形腫，軟骨肉腫，脊索腫
動脈瘤，脳動静脈奇形，海綿状血管腫
副甲状腺機能亢進症
結節性硬化症

■腫瘍内出血を起こしやすい腫瘍

下垂体腺腫
神経膠芽腫
転移性脳腫瘍
神経鞘腫
絨毛癌

■リング状の増強効果を示す疾患

悪性神経膠腫
転移性脳腫瘍
脳膿瘍
亜急性期の血腫
血栓化した動脈瘤
放射線壊死

星細胞腫 Astrocytoma

❶ 症例：52歳，男性．組織型は fibrillary astrocytoma．
けいれん発作で発症．神経学的に異常なし．

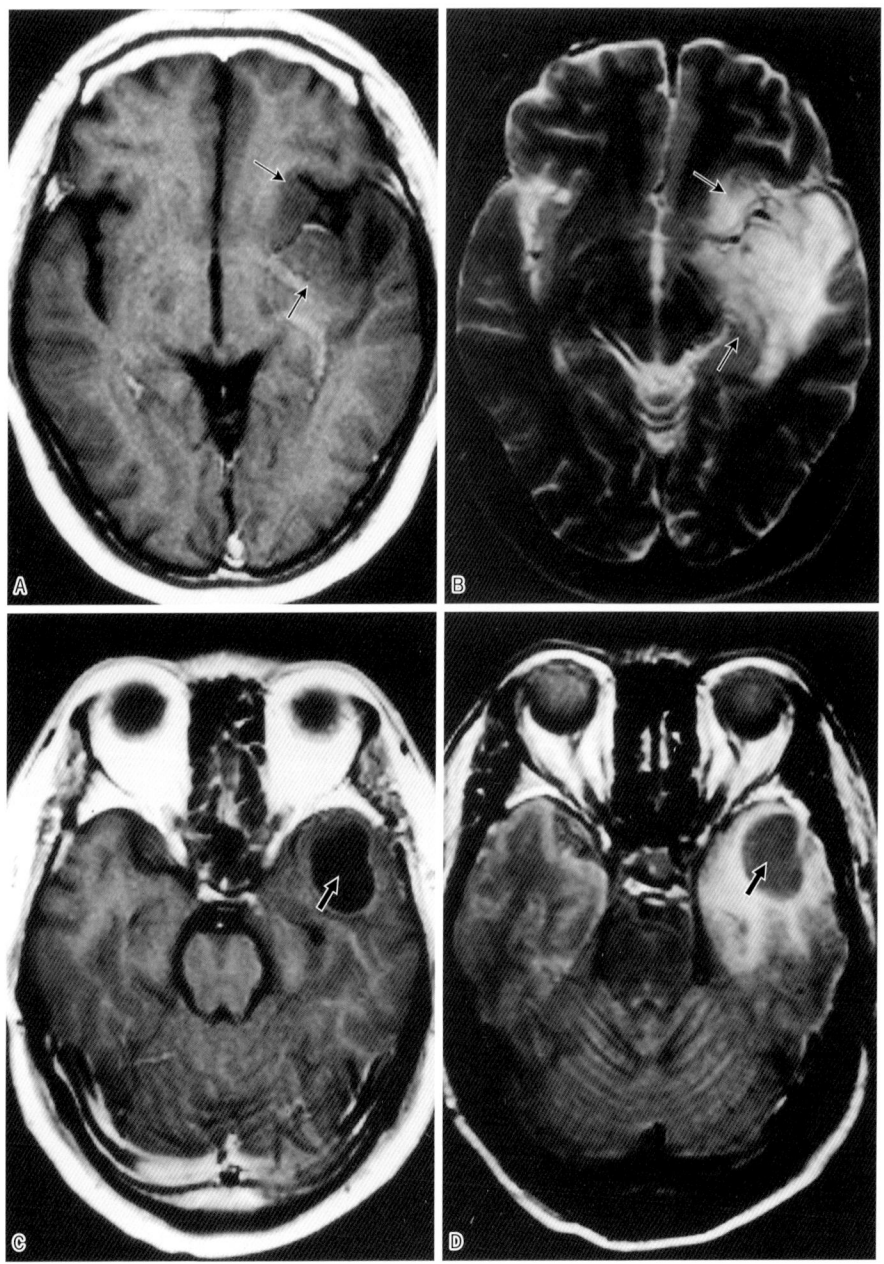

A：造影増強 MRI（T1）
B：T2強調画像
C：造影増強 MRI（T1）
D：T2強調画像

本例の MRI は左側頭葉を中心に一部左前頭葉，基底核部に進展し，境界不明瞭である．MRI T1造影増強画像（A, C）では低信号像（→）を示し，造影増強されない．T2強調画像（B, D）では高信号像（→）を示す．周辺構造への圧排は軽度である．囊胞（→）を合併し囊胞はT1強調画像（C）では均一な低信号，T2強調（D）では等信号を示す．

■診断上のポイント

1．画像所見の要点

> **MRI**
> - T1強調画像では低信号から等信号で，T2強調画像は高信号を示す．
> - ときどき囊胞，石灰化（15～20％）を合併する．
> - 境界は不明瞭なことが多いが，明瞭なこともある．
> - 造影増強効果は，増強されないことが多い．
> - 腫瘍周辺浮腫は比較的軽度である．
>
> **CT**
> - 腫瘍は通常低吸収を示す．
> - 石灰化をともなう場合はMRIに比較しCTでより容易に判定できる．

2．好発年齢は，大脳半球では20～40歳，小脳では5～10歳，いずれも男性に多い．
3．好発部位は，前頭葉にもっとも多く，次いで側頭葉，頭頂葉である．
4．けいれん発作で発症することが多い．

■鑑別すべき疾患

- 脳梗塞，脳炎，他の神経膠腫（退形成性星細胞腫，乏突起膠腫，上衣腫など），多発性硬化症などとの鑑別を要する．
- 脳梗塞は，発症が急で，周辺への圧迫所見がない．脳回に沿った造影効果がみられることがある．
- 脳炎は炎症所見をともなっており，多発性硬化症は白質病変が多発し，緩解と増悪を繰り返す．
- 星細胞腫が悪性化し，退形成性星細胞腫，膠芽腫になるにしたがって腫瘍の境界がより不明瞭，内部不均一，造影効果がみられるようになる．
- 乏突起膠腫は石灰化をともなう頻度の高い前頭葉腫瘍で，上衣腫では脳室内またはその近傍に発生し，小児に多い．

神経膠芽腫 Glioblastoma

❷ 症例：64歳，男性．組織型は神経膠芽腫．
頭痛で発症し，その4〜5日後より右半身麻痺，失見当識が出現し，近医でCTの異常を指摘され来院．

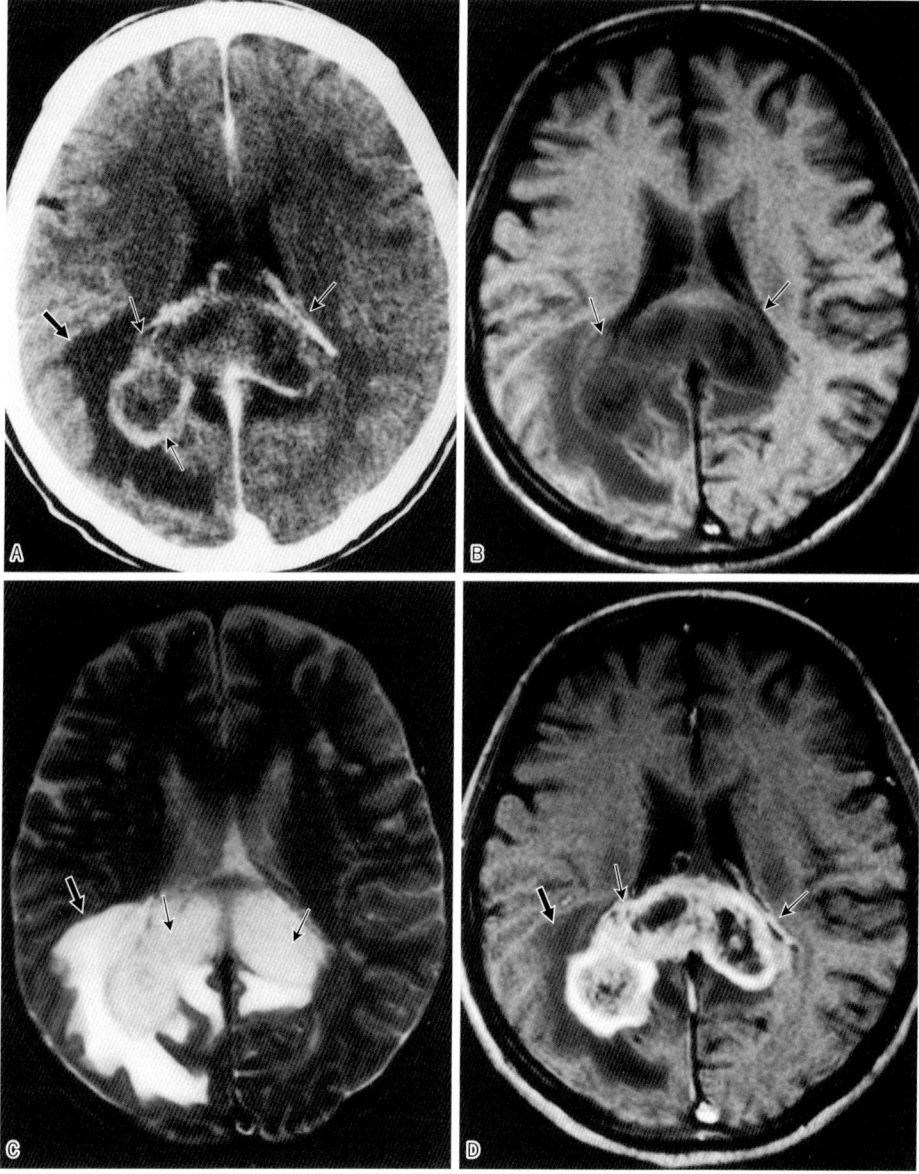

A：造影CT
B：T1強調画像
C：T2強調画像
D：造影増強MRI
　　（T1）

本例の造影CT（A）は，左後頭葉，頭頂葉から脳梁を介して対側の後頭葉に及ぶ不規則なリング造影増強を示す（→）．MRI T1強調画像（B）では不均一な低〜等信号，T2強調画像（C）では高信号を示し（→），造影増強画像（D）では不均一なリング状に強く増強された（→）．腫瘍周辺の浮腫（→）はCTでは低吸収域，T1強調では低信号，T2強調では強い高信号を示し，側脳室後角が圧迫変形している．

❸ 症例：59歳，男性．組織型は神経膠肉腫．
来院1ヵ月前より頭痛が出現し，徐々に仕事上のミスが多くなり来院した．

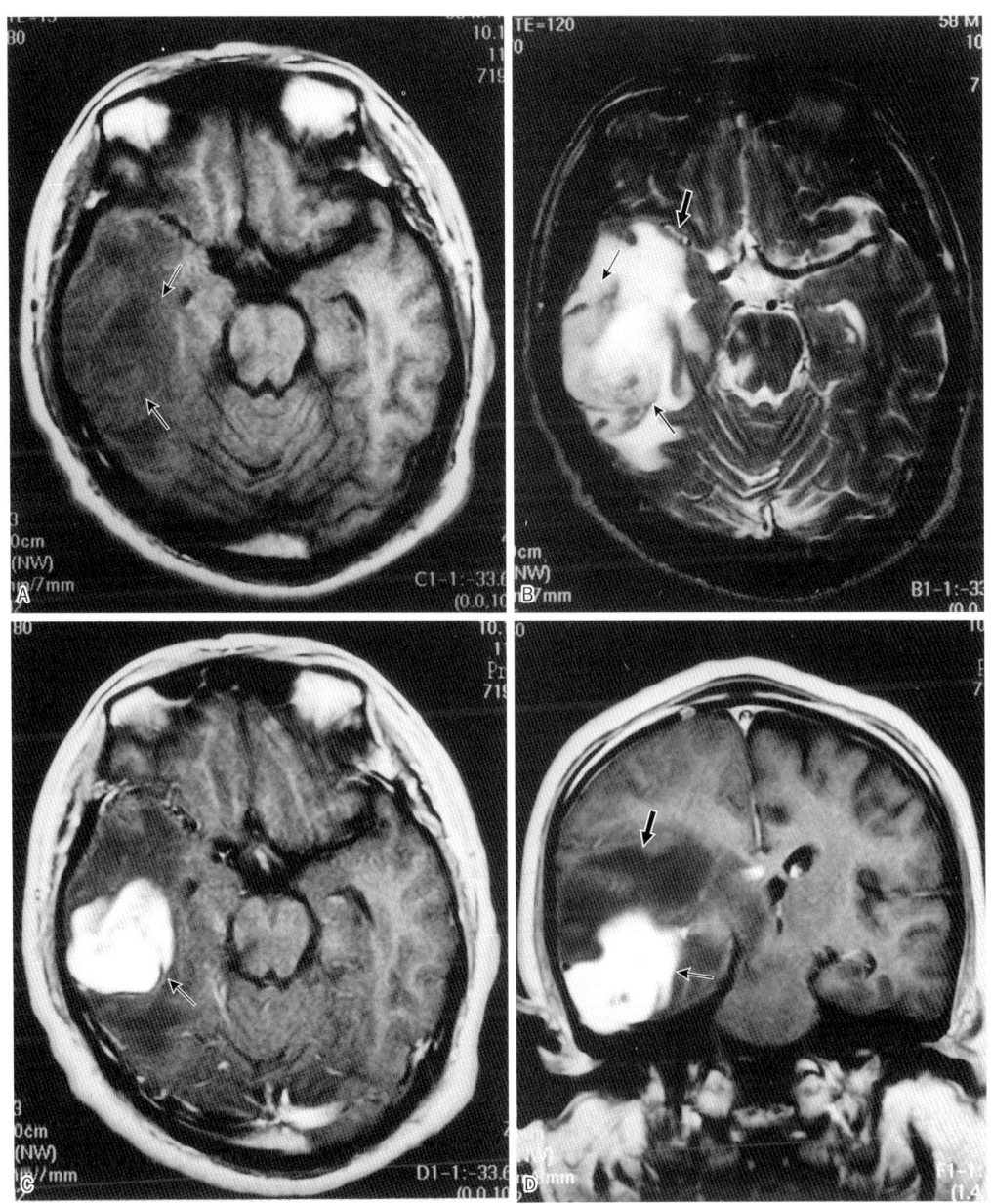

A：T1強調画像，B：T2強調画像，C：造影増強MRI（T1），D：造影増強MRI（T1）

MRI T1強調画像（A）では，腫瘍（→）は不規則な低信号，T2強調画像（B）では不規則な高信号，造影増強画像（C，D）では全体に著明に増強された．腫瘍の発生部位は右側頭葉で，脳表面に露出していた．腫瘍周辺浮腫（➡）は強く側脳室への圧迫，正中構造の偏位を認める．

■診断上のポイント

1. 画像所見の要点

   > **MRI**
   > - 不規則なリング状の辺縁不整な造影効果がみられるのが特徴．
   > - 腫瘍内部は壊死のため造影されず，出血をともなうことがある．
   > - 造影前のT1強調像は低〜等信号，T2強調像で等〜軽度の高信号を示す．
   > - 造影効果のある部の周囲には，浮腫によるT1強調像で低信号，T2強調像で高信号を示す．通常，T2強調像で高信号を示す範囲まで腫瘍浸潤がある．
   >
   > **CT**
   > - MRIと同様，壁の不整で厚いリング状増強効果，中心部壊死を示し，著明な浮腫をともなうことが特徴である．高吸収域を示す腫瘍内出血をともなうことが多く，約15％は石灰化による高吸収域をともなう．

2. 50歳以上の男性に多い．原発性脳腫瘍の10〜15％，グリオーマの30〜50％を占め，頻度が高い．
3. テント上の大脳半球に95％発生．とくに前頭葉，側頭葉に多い．
4. 大脳皮質下の白質の神経線維に沿って浸潤性に進展し，しばしば脳梁を介して対側に広がり蝶形の進展（butterfly pattern）を示すことが特徴．
5. 脳室壁に沿って進展する上衣下播種や，髄液の流れによって広がる髄液播種（クモ膜下腔，脳表への播種）を示すこともしばしばある．これらの場合は播種の部位が帯状に造影効果を示す．
6. きわめて悪性度の高い腫瘍で，発症から診断までの期間が短い．
7. 神経膠肉腫（gliosarcoma）は，膠芽腫の亜型に分類され，側頭葉の表面にまで露出することが多い特徴はあるが，術前に膠芽腫と鑑別するのは困難である．

■鑑別診断

- 転移性脳腫瘍，脳膿瘍，悪性リンパ腫，ある時期の脳梗塞，そのほか造影効果を示す脳実質内腫瘤性病変などが鑑別の対象となる．
- 転移性脳腫瘍は，腫瘤が多発であれば可能性が高く，比較的境界が明瞭のことが多い．原発の癌があれば可能性が高い．
- 脳膿瘍は，辺縁平滑で壁の薄いリング状の造影効果を示す．炎症所見（全身，髄液）をともなうことが多い．多発性のこともある．
- 悪性リンパ腫は，内部が均一に造影効果を示す．大脳白質や基底核，視床を中心とする深部灰白質に好発．多発性のこともある（約20％）．ステロイド投与で縮小することがある．
- 脳梗塞は，亜急性期に造影効果を示す時期がある．発症時期がはっきりしており，経過により所見が変化する．
- 他の悪性グリオーマの退形成性星細胞腫（anaplastic astrocytoma），悪性の乏突起膠腫（oligodendroglioma）の場合，鑑別が困難なことも多い．

脳幹膠腫 Brain stem glioma

❹ 症例：34歳，男性．組織型は low grade astrocytoma.
右不全片麻痺を訴えて受診．

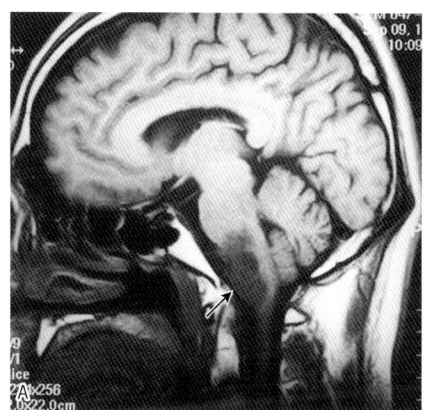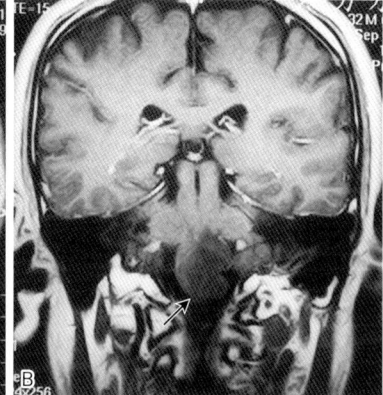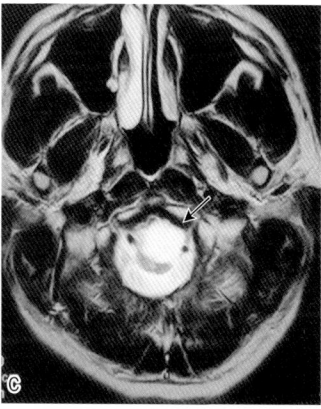

A：T1強調画像，B：T1強調画像，C：T2強調画像

MRI T1強調画像（A，B）では，腫瘍（→）は延髄部を中心に低信号，T2強調画像（C）では高信号を示した．造影MRIでは造影効果を示さなかった．

■診断上のポイント

1．画像所見の要点

> **MRI**
> ● T1強調画像では低信号，T2強調画像で高信号を示すことが多い．
> ● 石灰化や出血は少ない．
> ● 造影効果は弱いか，みられないことが多い．
> ● CTでは診断不能のことが多い．

2．小児に好発する．小児脳腫瘍の10〜20％を占める．
3．大部分は橋に発生し，予後不良である．中脳，延髄に発生するものは限局性のものが多く，比較的予後良好である．

脳腫瘍その5

上衣下巨細胞性星細胞腫
Subependymal giant cell astrocytoma

❺ 症例：22歳，男性．組織型は Subependymal giant cell astrocytoma．頭痛と嘔吐を主訴に来院．顔面に皮脂腺腫，鼠径部に shagreen patch（皮疹）を示した．家族歴で父親が顔面に皮脂腺腫，側脳室壁に石灰化を認めた．

A：造影 CT
B：造影 CT
C：T1強調画像
D：T2強調画像

造影CT（A, B）では右側脳室前角壁で尾状核からモンロー孔にかけて増強効果を示す腫瘍実質（→）とその外側に低吸収域の囊胞（➜）の合併を認めた．他のスライス面の側脳室壁に多発性の小結節石灰化（⇒）を認める．腫瘍実質部は著明に増強効果を示した．MRI T1強調画像（C）では腫瘍実質（→）は小石灰化をともなう低信号，T2強調画像（D）では小円形低信号をともなう高信号を示した．囊胞部分はT1で低，T2で高信号を示した．

■診断上のポイント

1. 画像所見の要点

   > **MRI**
   > - 腫瘍はT1強調画像で低信号，T2強調画像では高信号を示すことが多い．
   > - 石灰化をしばしばともなう．
   > - 充実性部分は強く増強効果を示す．
   > - 境界明瞭である．
   >
   > **CT**
   > - 結節性硬化症の合併により側脳室壁に多発性小結節の石灰化をみる．

2. ほとんどが結節性硬化症に合併して発生する．結節性硬化症の約10％に上衣下巨細胞性星細胞腫を発生する．
3. 10～30歳に好発．
4. 側脳室の内側底より発生しモンロー孔へ進展し，水頭症を発生する．

MEMO

側脳室腫瘍の種類と頻度，鑑別診断について

◇側脳室腫瘍の種類と頻度

髄膜腫	約20％
上衣腫	約20％
星細胞腫	約10％
乏突起膠腫	約10％
膠芽腫＋悪性星細胞腫	約10％
脈絡叢乳頭腫	約10％
神経細胞腫	約10％
その他（subependymoma など）	約10％

◇側脳室腫瘍の鑑別診断

　髄膜腫は，中高年の側脳室三角部に多く，充実性腫瘍であり，脈絡叢乳頭腫と上衣腫は小児の側脳室三角部に好発する．神経細胞腫，subependymoma は青壮年の側脳室前半部に多発し，とくに上衣下巨細胞性星細胞腫との鑑別を要するが，神経細胞腫は透明中隔，脳弓部に好発する．上衣下巨細胞性星細胞腫は，大部分結節性硬化症に合併し，小児または青年のモンロー孔近傍の脳室壁に発生し，多発性の小石灰化をともなうことが多い．

乏突起神経膠腫　Oligodendroglioma

❻　症例：53歳，男性．組織型は乏突起退形成星細胞腫（oligo-anaplastic astrocytoma）．5年前より年に1回のけいれん発作あり．

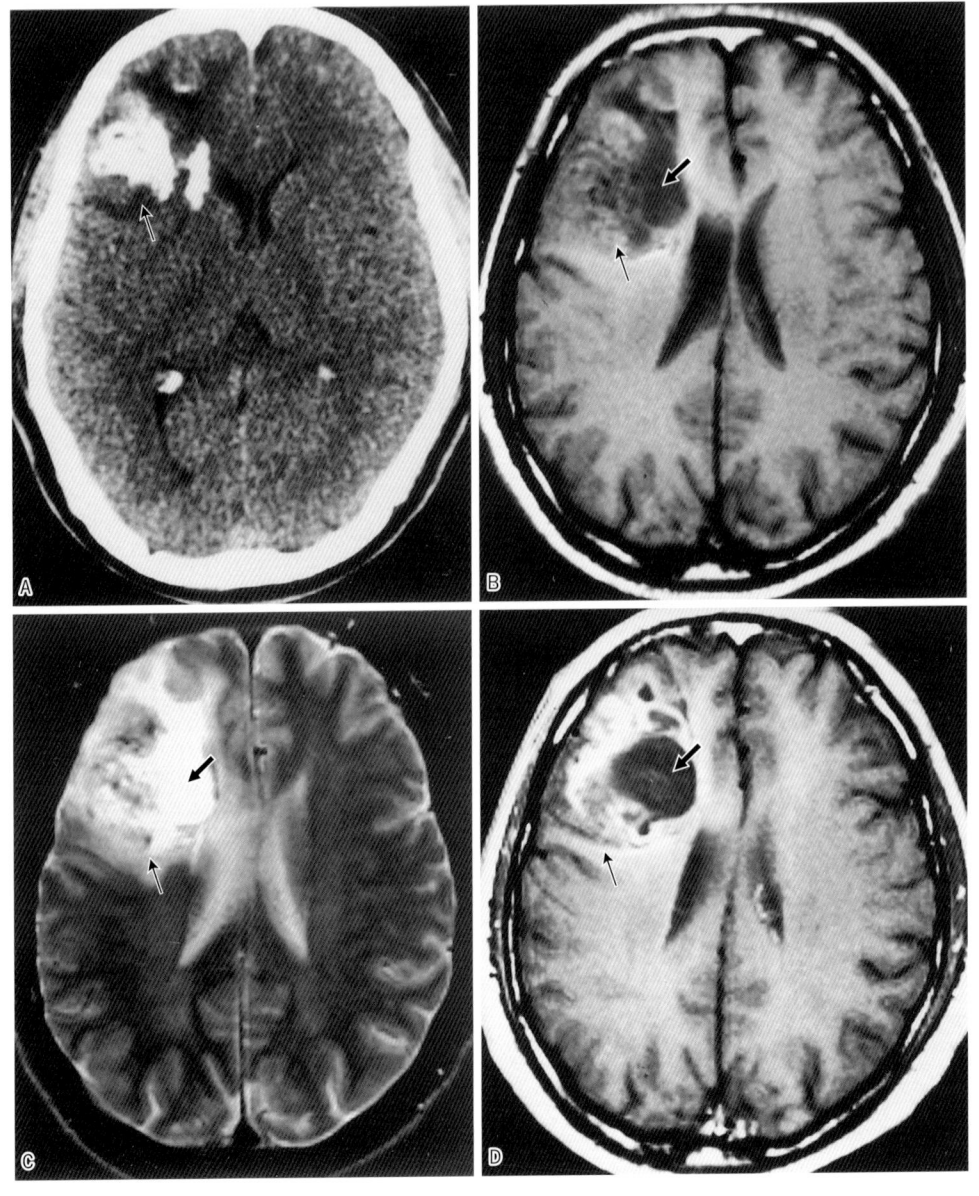

A：単純CT
B：T1強調画像
C：T2強調画像
D：造影増強MRI

単純CT（A）では腫瘍（→）は石灰化による高吸収域と等吸収域をともなっている．MRI T1強調画像（B）では，腫瘍実質（→）は低～等信号を示し，腫瘍内側部は均一な低信号の嚢胞（→）の合併を認めた．T2強調像（C）では，腫瘍実質（→）は不均一な高～低信号を示し，嚢胞部（→）は均一な高信号像を呈し，周囲の浮腫も高信号である．造影MR（D）では，腫瘍実質部分と嚢胞壁が増強効果を示した．腫瘍の境界は嚢胞壁の部位では明瞭であったが，実質部分の辺縁では不明瞭である．

❼ 症例：47歳，女性．組織型は oligodendroglioma．
3年前より意識消失発作あり，最近になって上肢に限局するけいれんがみられ受診．神経学的に異常なし．

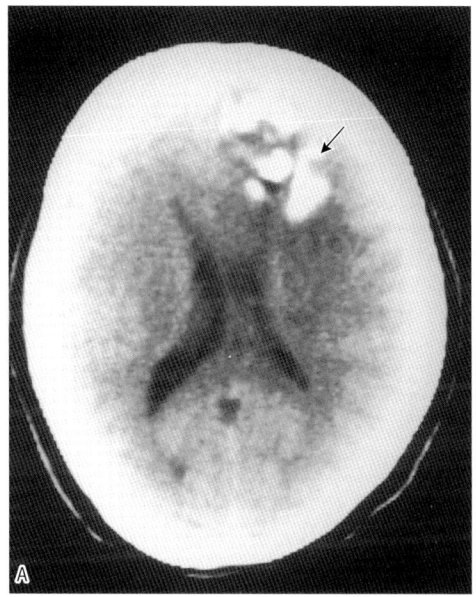

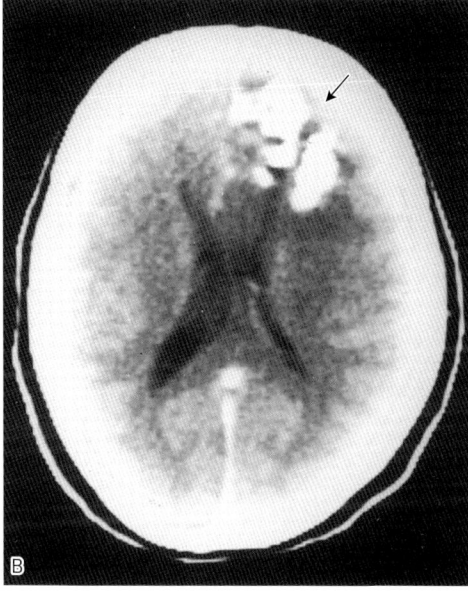

A：単純CT
B：造影CT

本腫瘍（→）のCTでは，右前頭葉に不規則な石灰化による高吸収域とその周辺に低吸収域を示す．造影CT（B）でも増強効果を示さない．

■診断上のポイント

1．画像所見の要点

> **MRI**
> - 一般にT1強調画像では低信号，T2強調画像では高信号で非特異的である．
> - 本疾患の特徴は，皮質や皮質下白質の脳表近くに発生することと，石灰化の頻度が高いことである（90%）．石灰化の検出はMRでは困難で，CTで診断される．
> - 増強効果は30〜70%にみれるが，悪性度が強くなると増強効果が陽性となる．
> - 随伴する周囲浮腫は比較的弱い．境界は比較的鮮明なことが多い．
>
> **CT**
> - 単純CTでは，低吸収ないし等吸収域の周辺または中心部に石灰化による高吸収域を合併する．石灰化像の形態は結節状，線状または貝殻状を示す．

2．30〜50歳の大脳半球，とくに前頭葉に好発する（約85%）．
3．グリオーマの約5%の頻度．純粋な乏突起膠腫は少なく，星細胞腫を混合することが多い．
4．悪性度の高い退形成性乏突起膠腫では膠芽腫と類似した所見を示すことも多い．

脳腫瘍その7

上衣腫 Ependymoma

❽ 症例：69歳，男性．組織型は上衣腫．
約1年前からめまいを訴え，ときどき転倒するため来院した．平衡，歩行障害を認めた．

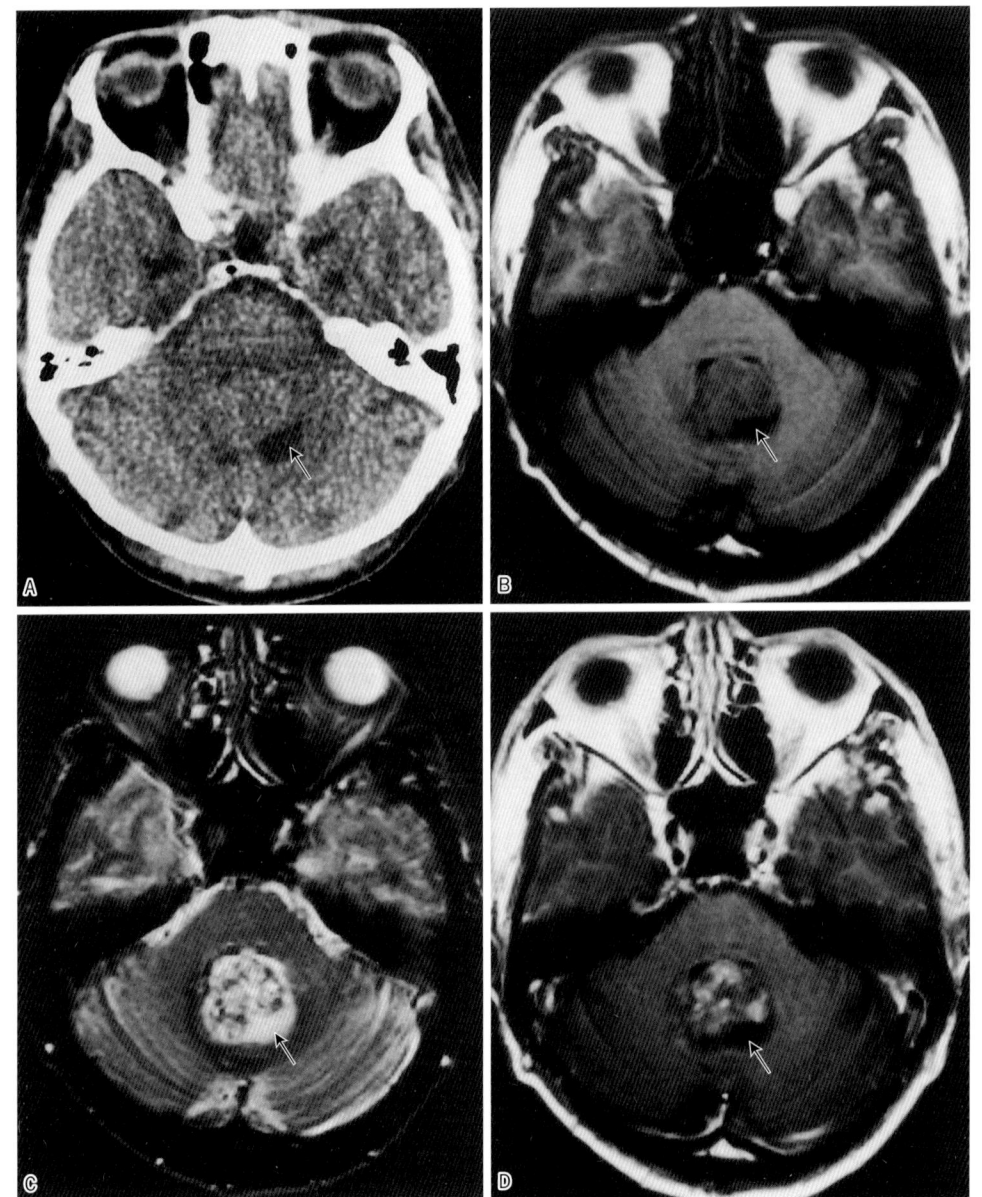

A：単純CT
B：T1強調画像
C：T2強調画像
D：造影増強MRI（T1）

単純CT（A）では，腫瘍（→）は第4脳室にあり，等吸収域を示した．T1強調画像（B）では，腫瘍は主として第4脳室内にみられ，軽度低信号を示し，T2強調画像（C）では高～等信号の不均一な像で，造影MR（D）は不均一な造影効果を呈した．

■診断上のポイント

1. 画像所見の要点

> **MRI**
> - 天幕下上衣腫は，一般にＴ１強調画像で等ないし低信号，または混合信号を示す．Ｔ２強調画像では石灰化や囊胞形成，出血などを反映して不均一な高信号である場合が多い．
> - 腫瘍周囲に拡張した第4脳室と思われる蹄鉄形のうすい縁があれば，さらに上衣腫が考えられる．
> - 造影効果は増強される場合とされない場合とある．
> - 腫瘍部位は天幕下の第4脳室に多く，天幕上では側脳室に好発する．
>
> **CT**
> - 単純CTでは，等吸収域を示すことが多い．
> - 約半数例に円形の小石灰化による高吸収域をみる．天幕上の上衣腫では囊胞による低吸収域をともなうことが多い．

2. 頭蓋内腫瘍の2〜4％，グリオーマの5〜10％を占める．
3. 小児の第4脳室底に好発するが，30％前後は成人に発生し側脳室や大脳半球に発生する．
4. 天幕上の上衣腫の約85％が悪性型で，その半数に再発が見られ，約10％に髄液播種を認めた．

■鑑別診断

- 第4脳室部に発生した場合，髄芽腫，小脳星細胞腫，脳幹膠腫との鑑別を要する．
- 臨床症状を起こすにいたった腫瘍の大きさにより，大きければ上衣腫を考え，小さい場合は髄芽腫を考える．髄芽腫では石灰化の頻度が少なく，細胞密度を反映して比較的高濃度を呈する．天幕下の上衣腫ではしばしば小脳橋角槽や大槽への進展がある．
- 天幕上の上衣腫は発見時にしばしば巨大な腫瘤を形成する．

髄芽腫 Medulloblastoma

❾ 症例：9歳，男性．組織型は medulloblastoma．
神経学的には眼振，体幹性失調を認める．入院1ヵ月前より頭痛を訴える．

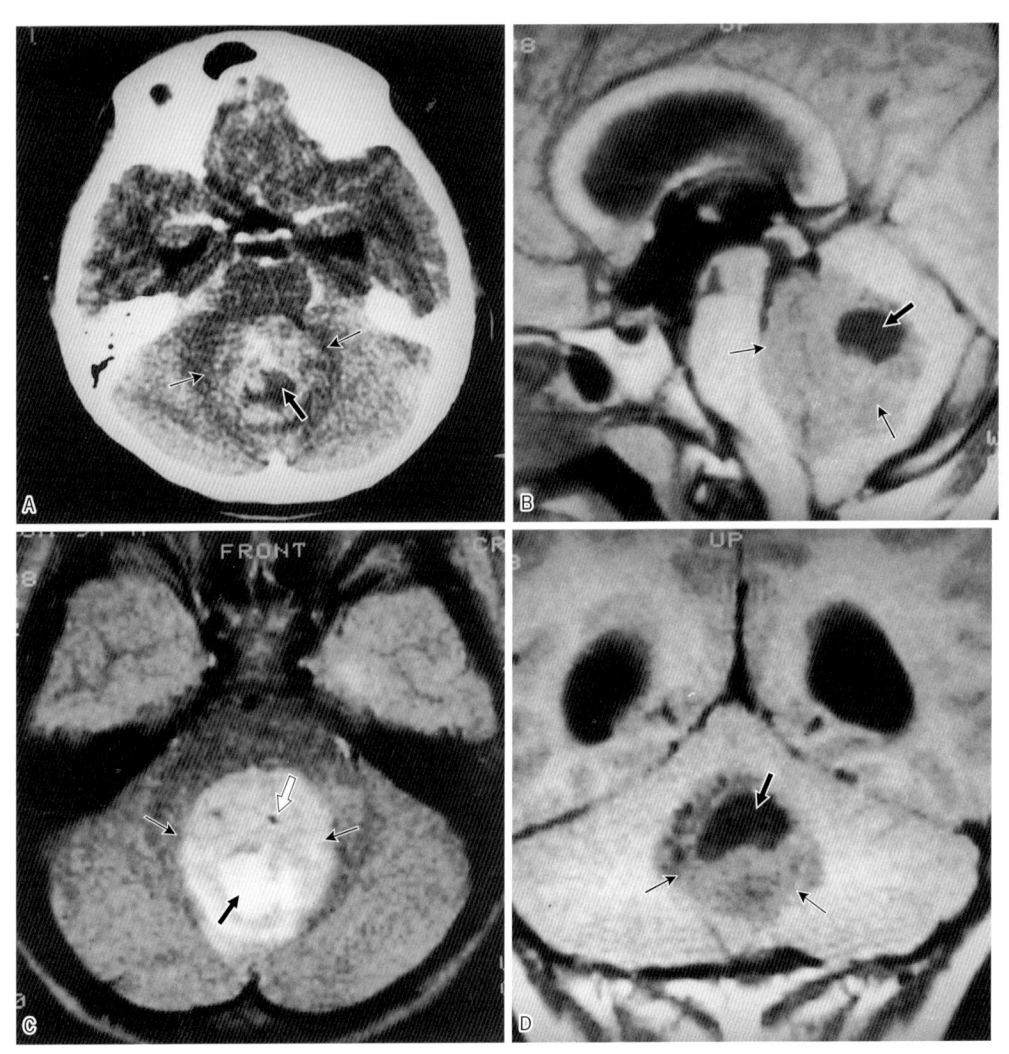

A：造影 CT，B：T1強調画像，C：T2強調画像，D：T1強調画像

造影 CT（A）では小脳虫部に囊胞（➡）を含み不均一に造影増強される腫瘍（→）を認める．MRI T1強調画像（B, D）では腫瘍（→）は軽度低信号を示し，囊胞（➡）は側脳室の髄液に類似した強い低信号であった．T2強調画像（C）は高信号を示したが，囊胞はさらに強い高信号を呈した．腫瘍内には血管による低信号の小円形陰影（flow void）を認めた（⇨）．

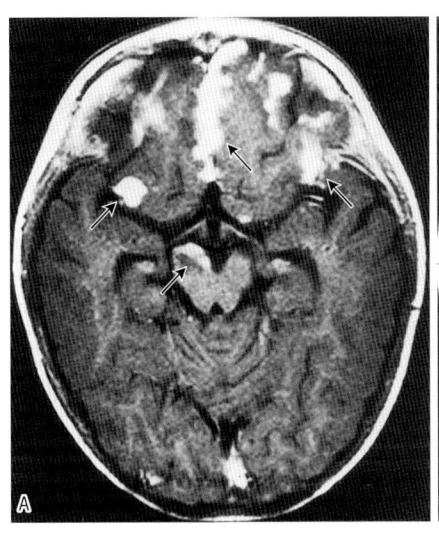

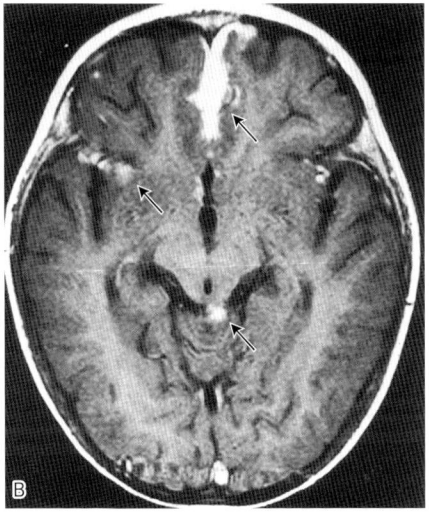

❿ 症例：2歳，女性．
組織型は再発髄芽腫による髄液播種．
外転神経麻痺で発症．

A, B：造影増強MRI（T1）

MRI T1造影増強では，脳幹底部，大脳半球間裂，シルビウス裂などに髄液播種による広範なクモ膜下腔転移により線状，棍棒状，結節状の増強効果を示した（→）．

■診断上のポイント

1．画像所見の要点

> **MRI**
> - 腫瘍はT1強調画像で低信号，T2強調では高信号を示す．
> - 後頭蓋窩正中部の小脳虫部に発生する（約90%）．
> - 壊死や囊胞が約50%にみられる．
> - 比較的境界明瞭で，著明な造影増強効果を示す．
> - 髄液播種の頻度が高く，髄液播種所見は脳室壁や脳表クモ膜下腔に沿って線状，ときに結節状の増強効果として認められる．
>
> **CT**
> - 単純CTでは軽度高吸収域を示し，増強CTでは増強される．
> - 約80%に閉塞性水頭症（対称性両側脳室拡大）をともなう．
> - 腫瘍周囲に著明な浮腫をともなう．

2．15歳未満，特に5〜9歳の男児に多い．
3．きわめて悪性度の高い腫瘍で，頭痛，嘔吐，体幹失調で発症することが多い．

■鑑別診断

- 小児後頭蓋窩腫瘍として上衣腫，星細胞腫，脈絡叢乳頭腫との鑑別が必要である．
- とくに後頭蓋窩正中部に発生する上衣腫との鑑別が重要である．上衣腫は石灰化の頻度が高いことと造影増強効果が軽度である．
- 腫瘍のおもな部位は，髄芽腫が小脳虫部に対し，上衣腫は第4脳室内へ突出することが多く，星細胞腫は小脳半球に多い．

中枢性神経細胞腫
Central neurocytoma

❶ 症例：23歳，女性．組織型は中枢性神経細胞腫．
頭痛，精神症状で経過後，意識障害で紹介入院．

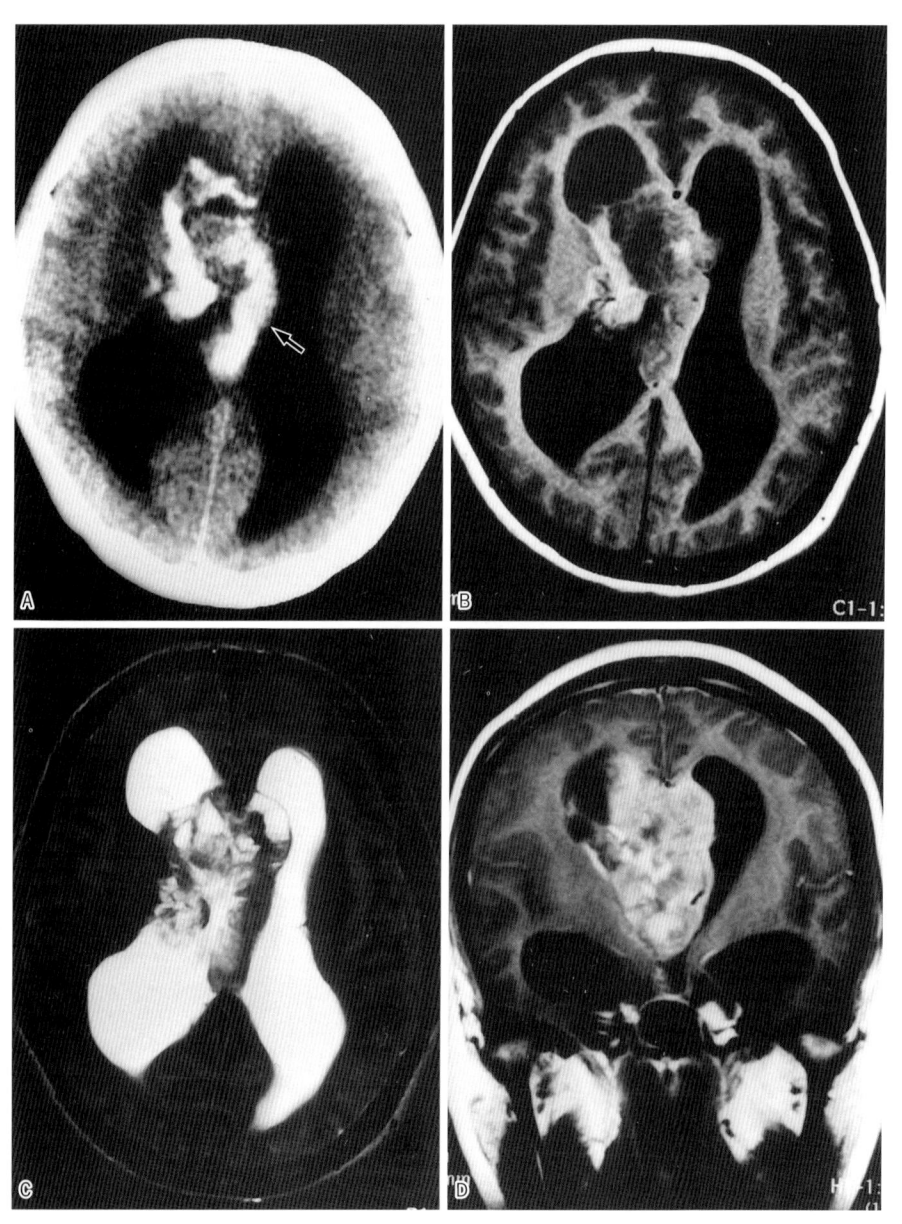

A：単純CT
B：T1強調画像
C：T2強調画像
D：造影増強MRI
　　（T1）

単純CT（A）では腫瘍は両側脳室から第3脳室にかけて石灰化（→）をともなう不均一な高～等吸収域を示し，著明な水頭症を合併した．MRI T1強調画像（B）では腫瘍は低～等，高信号像を示し，T2強調（C）では高～低信号像でいずれも不均一な像を示した．T1造影増強像（D）では腫瘍の一部に増強効果を認めた．

■診断上のポイント

1．画像所見の要点

> MRI
> ● 両側脳室間の正中部に発生する境界明瞭な腫瘍で，水頭症を合併する．
> ● 腫瘍は高率に石灰化，囊胞を合併し，MR T1およびT2強調画像のいずれにおいても不均一な像を示し，等〜高，低信号像を呈す．
> ● T1造影では軽度の不均一な増強効果を示すことが多い．
> CT
> ● 単純CTでは石灰化の合併による高吸収域と約半数例に囊胞がみられ，低吸収域の混在を認める．
> ● 軽度の増強効果を示す．

2．20〜40歳の若年成人，男性に好発する．
3．側脳室前半部の透明中隔，モンロー孔付近に好発する．

MEMO

中枢性神経細胞腫 Central neurocytoma とは

◇1982年に Hassoun らは，組織学的所見では perinuclear halo を持つ均一な円形細胞からなる乏突起膠腫と類似しているが，電顕所見から神経分化を示す脳室内腫瘍を central neurocytoma（中枢性神経細胞腫）と命名した．

◇腫瘍の発生母地は，モンロー孔近傍，とくに前方の透明中隔の顆粒細胞と考えられ，腫瘍部位は側脳室・第3脳室にある．腫瘍の頻度は，脳腫瘍の0.1〜1％，全脳室腫瘍の約10％である．

◇病理所見は，ほぼ均一な円形の細胞からなり，好酸性線維性無細胞野が特徴である．シナプトフィジン陽性，または電顕的に神経分泌顆粒が確認できれば診断確定される．

◇本腫瘍の大部分は，増殖能（MIB-1）が低く予後良好である．しかし，約20％の例は再発，再増大や髄液播種がみられ予後不良である．本腫瘍の治療は腫瘍摘出が最良であるが，残存腫瘍に対し放射線照射を行うこともある．

髄膜腫 Meningioma

⓬ 症例：44歳，女性．後頭蓋窩小脳穹窿部髄膜腫．組織型は良性髄膜腫（meningothelial meningioma）．
頭痛で発症．神経学的には異常なし．

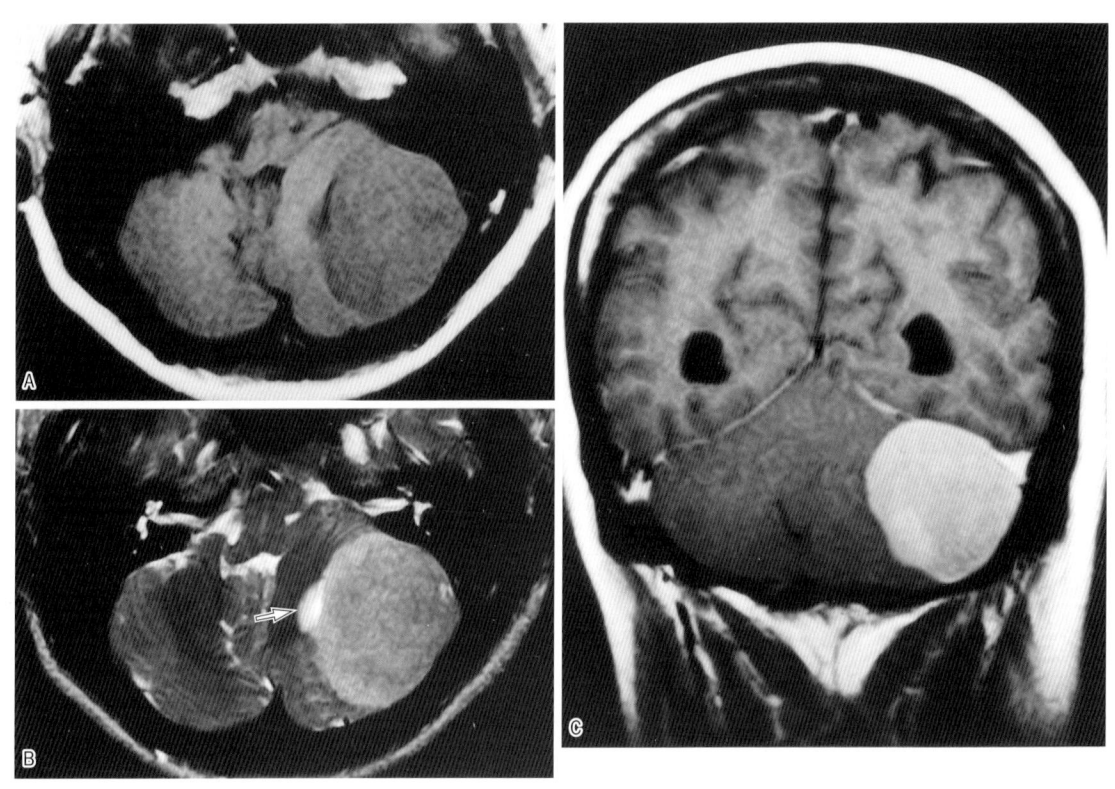

A：T1強調画像，B：T2強調画像，C：造影増強MRI（T1）

MRI T1強調画像（A）では腫瘍は，均一な軽度低〜等信号像を示し，境界明瞭である．T2強調画像（B）では均一な軽度高信号像を示した．腫瘍と正常小脳との間に限局した髄液の貯留腔（⇨）を認める．T1造影画像（C）では均一に造影増強され境界がより明瞭となる．

⓭　症例：58歳，女性．傍矢状洞髄膜腫．組織型は良性髄膜腫（psammomatous meningioma）．
けいれん発作で発症．神経学的には異常なし．

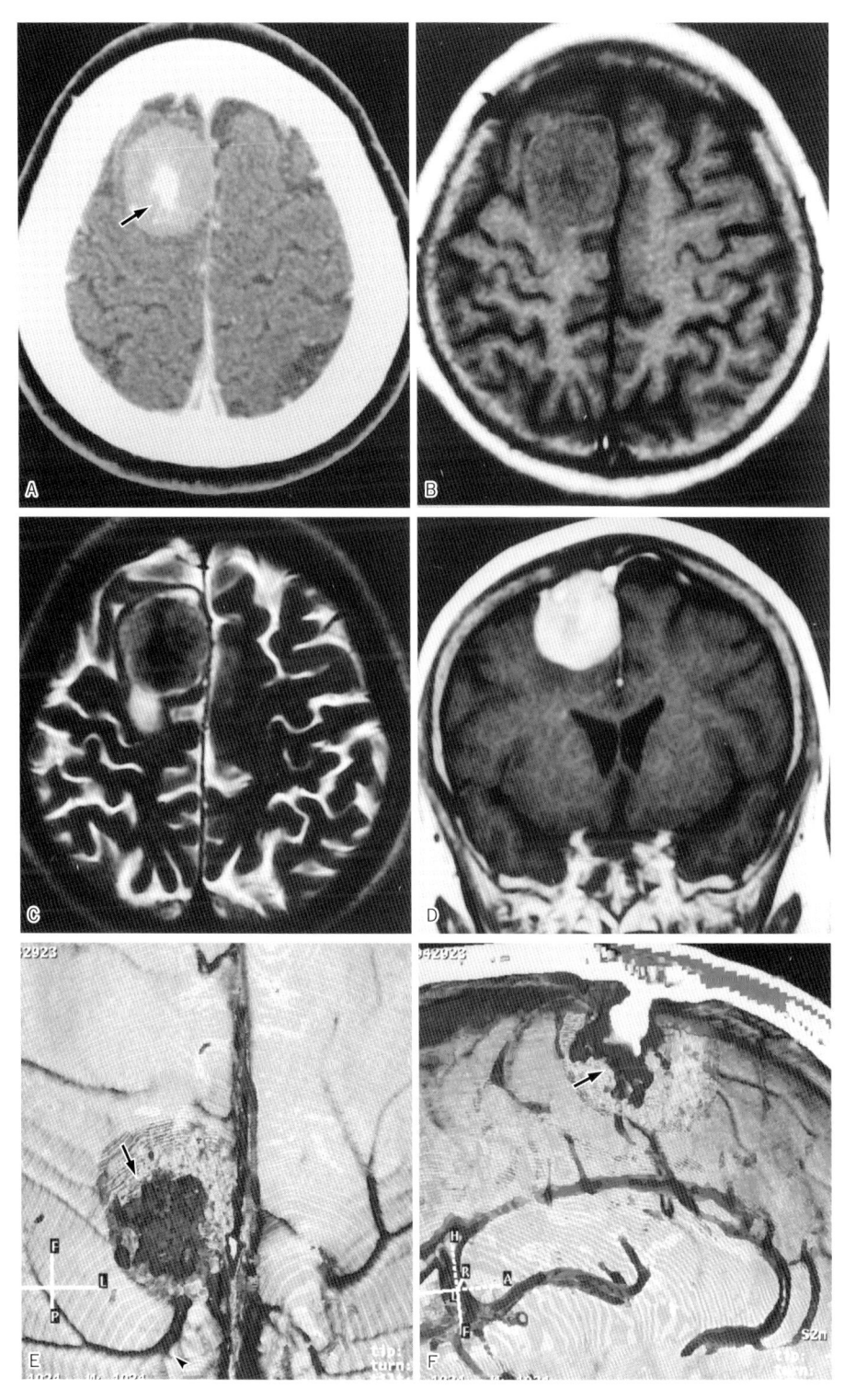

A：造影 CT
B：T1強調画像
C：T2強調画像
D：造影増強 MRI（T1）
E：3D-CT（水平断）
F：3D-CT（矢状断）

造影CT（A）では，傍正中部に造影増強される境界明瞭な腫瘤を示す．腫瘍内の強い高吸収域は単純CTでも同様所見で，石灰化（→）と考えられる．T1強調像（B）では，腫瘍は軽度低信号像を示し，T2強調像（C）では軽度高信号像であったが，腫瘍内の中央部はT1，T2強調像のいずれも低信号を示した．T1強調造影像（D）では著明に増強効果を認め，腫瘍は境界明瞭で，傍矢状洞部の大脳鎌に接して存在することがわかる．同一症例の3D-CT造影画像（E，F）では，水平断，矢状断面では腫瘍中央部で石灰化（→）し，頭蓋骨窩面に強く付着して存在していることが理解され，水平面像（E）では脳表の上行静脈（▶）が腫瘍の後方で付着，ないし埋没していることがわかる．

■診断上のポイント

1. 画像所見の要点

> **MRI**
> - 腫瘍はＴ１強調画像では等信号（60%），または軽度低信号（30%）を示す．Ｔ２強調画像では等信号（50%），または軽度～中等度高信号（40%）である．
> - Ｔ１強調造影画像では均一に増強効果を示し，辺縁平滑で境界明瞭である．
> - 腫瘍と正常脳表との境界部に髄液の取り込みによる空隙をともない，Ｔ２強調画像で高信号像，Ｔ１強調で低信号を示す．
> - 腫瘍と正常脳との間には腫瘍辺縁の血管があり，これによる流体無信号（flow void）を示す点状ないし曲線状低信号域を示す．
> - 頭蓋円蓋部髄膜腫の場合，円蓋部の腫瘍に接して線状の硬膜増強効果（dural tail sign）がみられることが多く（50～60%），特徴的所見である．
>
> **CT**
> - 単純CTでは腫瘍は，軽度高吸収域（70%）を示し，造影CTでは均一で強い増強効果を示す（95%）．
> - 石灰化を20～25%の例にともなう．

2. 腫瘍は基本的に硬膜に広く接する境界明瞭な脳実質外腫瘍である．
3. 反応性骨肥厚像や骨破壊所見をともなうことがある．
4. 脳血管撮影では大部分の髄膜腫が外頸動脈硬膜枝より血液供給を受けるのが特徴である．

■鑑別診断

- 円蓋部髄膜腫では膠芽腫，転移性脳腫瘍との鑑別，傍鞍部または鞍結節髄膜腫は下垂体腺腫，巨大動脈瘤と，頭蓋底髄膜腫では聴神経鞘腫，三叉神経鞘腫，転移性脳腫瘍，脊索腫，軟骨肉腫などとの鑑別が必要である．

悪性髄膜腫 Malignant meningioma

⑭ 症例：44歳，女性．大脳鎌，小脳テントに付着する悪性髄膜腫．組織型は退形成性髄膜腫 (anaplastic meningioma)．
頭痛，嘔吐で発症し，入院．

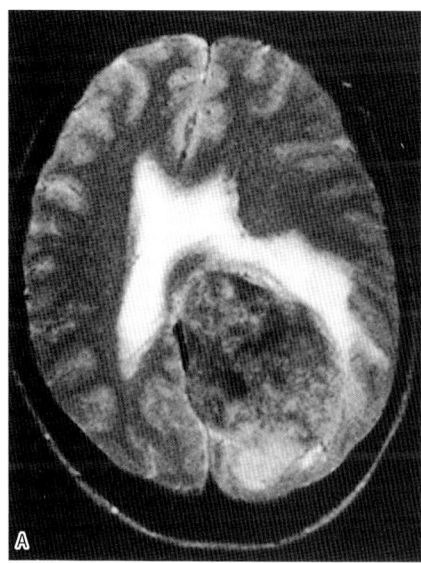

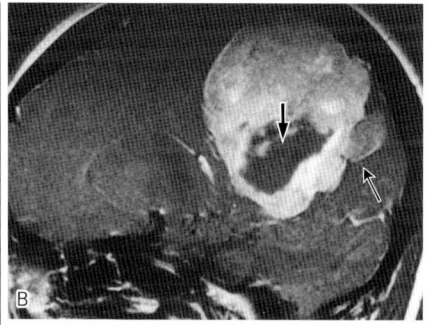

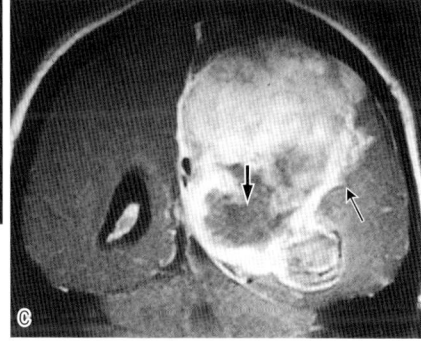

A：T2強調画像
B：造影増強MRI（T1）
C：造影増強MRI（T1）

腫瘍は後頭部大脳鎌，小脳テントに付着する大きな腫瘍である．MRI T2強調画像（A）では腫瘍は，低〜軽度高信号を混合する不均一な像を示す．T1強調造影画像（B, C）では不均一な造影増強を示し，まったく増強効果を示さない壊死と思われる部位が含まれている（→）．腫瘍の辺縁は部分的に凹凸があり，境界不鮮明な部位がある（→）．

■診断上のポイント

1．画像所見の要点

> **MRI, CT**
> 良性髄膜腫と異なる下記の特徴を示す．
> ● 腫瘍と正常脳組織との境界が不明瞭．
> ● 腫瘍内に壊死，または囊胞がみられる．
> ● 腫瘍の脳表や大脳鎌への進展，突出を示す（mashrooming所見）．

2．悪性髄膜腫は組織学的には異型性髄膜腫，退形成性髄膜腫が含まれる．乳頭状髄膜腫は臨床的に悪性所見を示すことから悪性のなかに含められている．
3．通常，5年以内に再発し，神経系外への転移もまれならずみられる．

聴神経鞘腫 Acoustic neurinoma

⑮ 症例：28歳，女性．左聴神経鞘腫．
頭痛，左聴力低下，平衡障害を訴え近医を受診し，CT上腫瘍を指摘され来院．

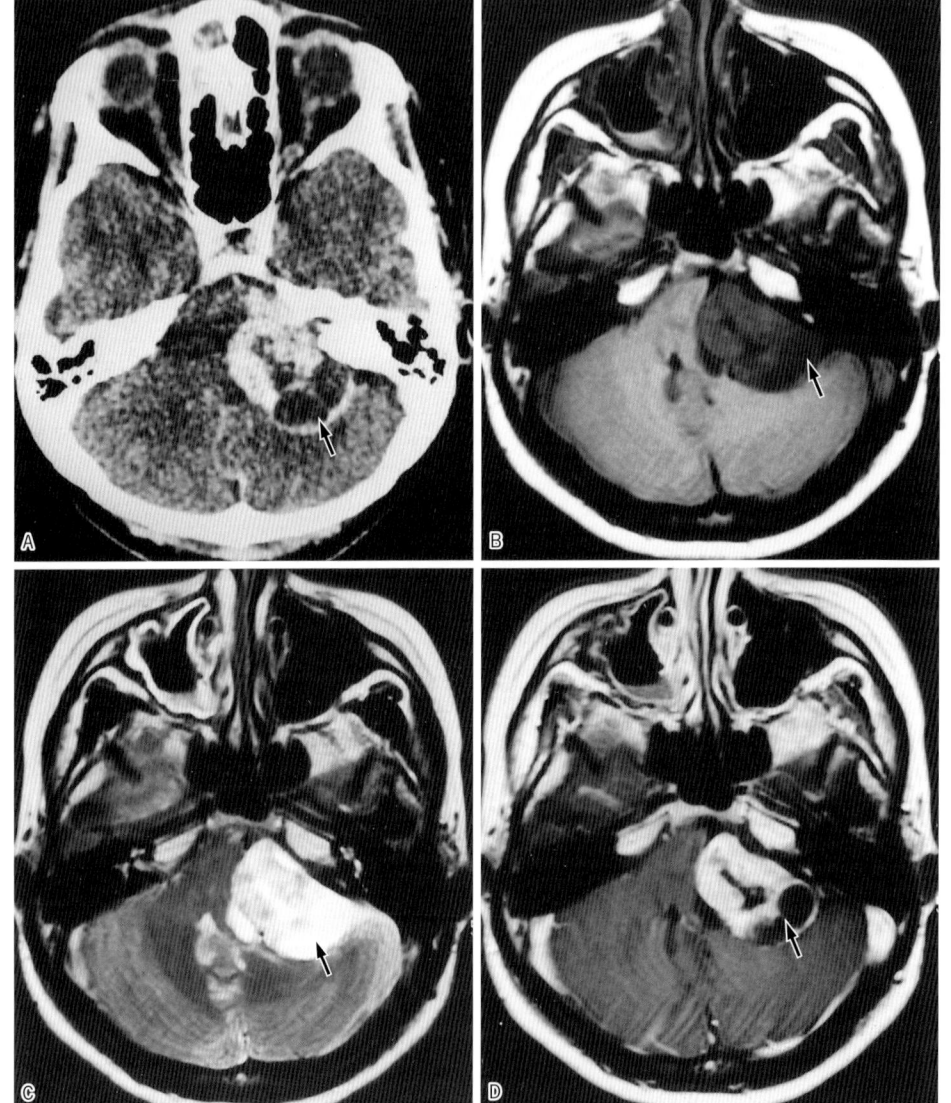

A：造影 CT
B：T1強調画像
C：T2強調画像
D：造影増強 MRI（T1）

造影 CT（A）では腫瘍は，不均一な造影増強がみられ嚢胞（→）の合併による低吸収域の混在を認めた．MR T1強調画像（B）では腫瘍実質部分が軽度低信号，辺縁の嚢胞（→）および腫瘍中央部は強い低信号を示した．T2強調画像（C）では腫瘍実質が不均一な高信号で，嚢胞（→）および腫瘍中央部は強い高信号を示した．造影強調 MRI 画像（D）では腫瘍実質部分は著明な増強効果を示したが，嚢胞部分（→）は辺縁のみ増強効果を示した．

脳腫瘍その13

三叉神経鞘腫 Trigeminal neurinoma

⑯ 症例：32歳，男性．組織型は三叉神経鞘腫．
左顔面の知覚低下で発症し，そのあと左三叉神経痛が出現した．

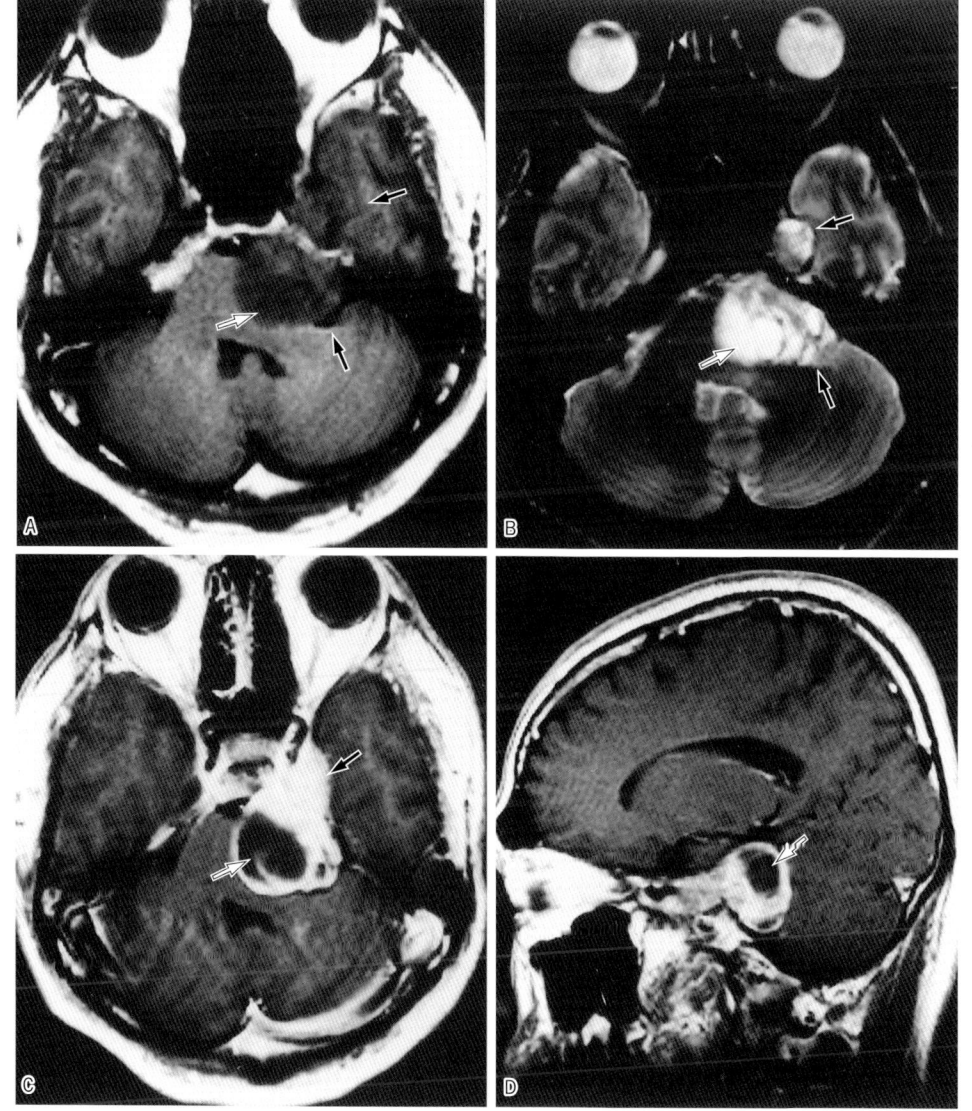

A：T1強調画像
B：T2強調画像
C：造影増強MRI（T1）
D：造影増強MRI（T1）

T1強調像（A）では腫瘍は中頭蓋窩底より後頭蓋窩にわたって認められ，腫瘍実質部分は低〜等信号で（→），囊胞部分は均一な低信号域を示した（⇒）．T2強調像（B）では腫瘍実質は不均一な高〜等信号を示し（→），囊胞は均一な高信号像を呈した（⇒）．C, Dの造影増強MRI像では腫瘍実質部分は均一に著明に増強効果を示し（→），囊胞部分は囊胞壁に増強効果を示した（⇒）．

■聴神経鞘腫の診断上のポイント

1．画像上の要点

> **MRI**
> ● 内耳口に発生し，小脳橋角部に突出する脳実質外腫瘍．
> ● 腫瘍はT1強調画像で軽度低～等信号，T2強調像では等～高信号を示す．
> ● 造影強調MRI像では著明に造影効果を示す．
> ● 内耳道内の小さい腫瘍でも，MR脳槽造影（cisternography）法により腫瘍と周辺の髄液腔とが区別され診断可能となる．
>
> **CT**
> ● 内耳道の拡大所見を示す（骨条件のCTで診断）．
> ● 単純CTで等～低吸収域を示し，増強CTでは比較的均一に造影増強される．
> ● しばしば囊胞を合併するが，石灰化はまれである．

2．25～70歳のやや女性に多い．
3．小脳橋角部腫瘍の約80%を占める．

■聴神経鞘腫の鑑別診断

● 他の小脳橋角部腫瘍（髄膜腫，類上皮腫，脈絡叢乳頭腫，三叉神経鞘腫など），脳実質内腫瘍としては上衣腫，脳幹グリオーマ，転移性脳腫瘍や動脈瘤などとの鑑別が必要である．
● 小脳橋角部髄膜腫では内耳口の拡大はなく，均一な造影効果を示し，腫瘍が硬膜に広く接することから錐体骨内側縁と腫瘍付着部のなす角度が広い（鈍角徴候）．
● 類上皮腫は，著明な低い吸収係数を示し，造影効果を示さない．
● その他の腫瘍も内耳口との関係，脳実質の変化などにより鑑別可能である．

■三叉神経鞘腫の診断上のポイント

● 全頭蓋内腫瘍の0.1～0.4%と頻度は少ないが，聴神経以外の脳神経からの発生頻度としてはもっとも多い．好発年齢および性別では聴神経鞘腫に類似．
● 発生部位から中頭蓋窩に発生するもの（ガッセル神経節に発生），後頭蓋窩に発生するもの（三叉神経根から発生），両者にまたがってみられるものに分類される．
● 画像診断はMRIがより有用で，聴神経鞘腫と同様所見を示し高頻度に囊胞の合併をみる．腫瘍は，T1強調画像で低～等信号，T2強調画像では等～高信号を示し，造影増強MRIでは増強効果を認める．
● 中頭蓋窩髄膜腫との鑑別は，髄膜腫はCT, MRIで腫瘍周辺浮腫をともない，血管撮影で高頻度に腫瘍陰影を認めるが，神経鞘腫ではいずれもこれらの所見を認めることは少ない．

頭蓋内脂肪腫 Intracranial lipoma

⑰ 症例：25歳，女性．組織型は脂肪腫．
けいれん発作で発症．脳梁欠損をともなう脳梁部脂肪腫．

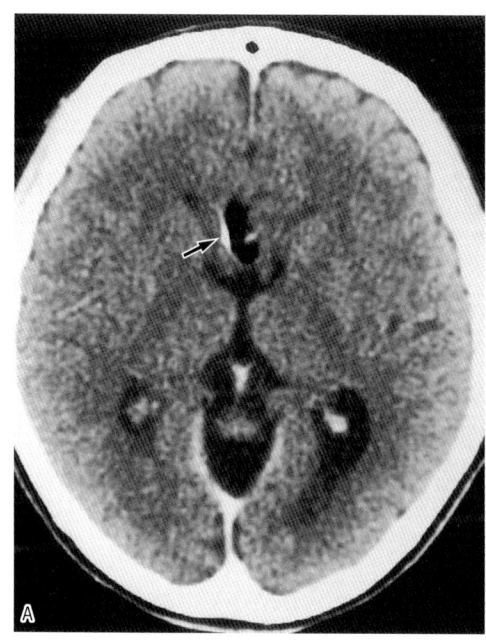

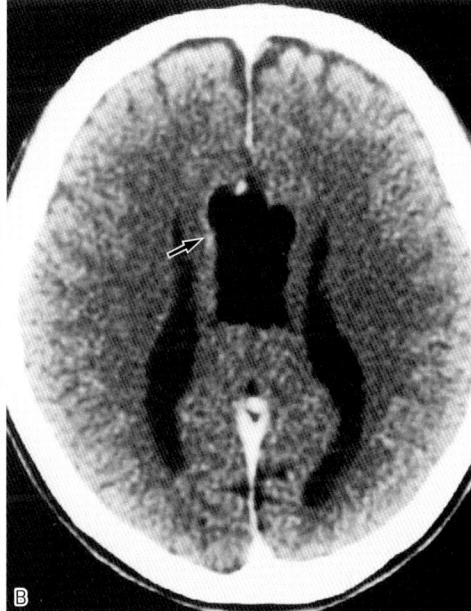

A，B：造影 CT

造影 CT では脳梁の欠損がみられ，その部に一致して均一で，著明な脂肪による低吸収域を認め，その辺縁の一部には石灰化を認める（→）．境界は明瞭である．

■診断上のポイント

1. 画像所見の要点

> **MRI**
> - T1強調像で高信号域，T2強調像では均一な低信号域を示す．
> - 造影効果を示さない．
>
> **CT**
> - 腫瘍は境界鮮明な，強い低吸収域（CT値は約−100）を示す．
> - 脳梁部に一致して貝殻様の石灰化を示すことが特徴．

2. 発生母地は脳軟膜と脈絡叢である．もっとも多い部位は脳梁部で，脳梁の欠損をともなう脳梁背面脂肪腫である（上記の症例）．
3. CT上強い低吸収域を示す類上皮腫と類皮腫との鑑別は，腫瘍の発生部位などによる．

下垂体腺腫 Pituitary adenoma

⑱ 症例：17歳，女性．組織型はプロラクチン産生下垂体微小腺腫．
無月経と高プロラクチン血症で産婦人科から紹介される．

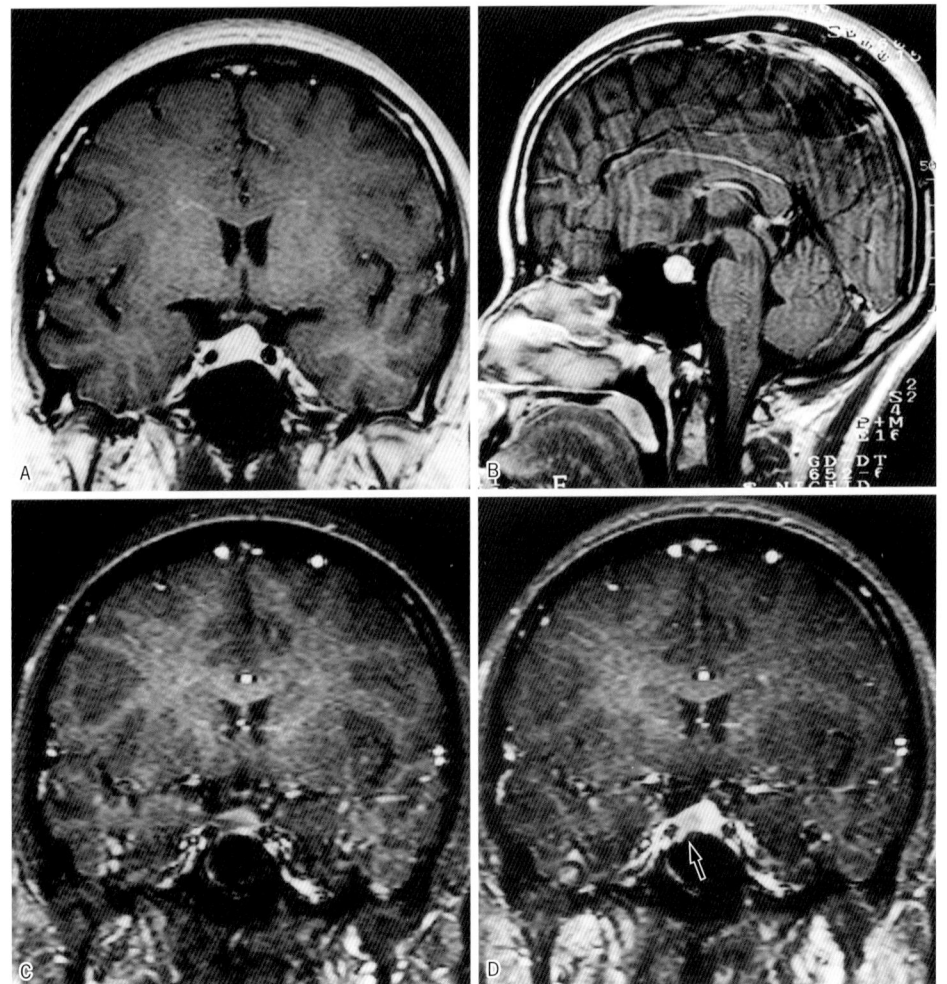

A：T1強調造影像
B：T1強調造影像
C：dynamic MRI
D：dynamic MRI

通常のT1強調造影像（A，B）では下垂体部より軽度鞍上へ突出した造影増強像がみられるが，腺腫と正常下垂体との境界は不明である．下図のdynamic MRIの造影剤注入直後（C）および早期（D）では，腺腫部分はまだ低信号（→）であるが，正常下垂体は増強効果がみられ，その境界が判定できる．

⑲ 症例：60歳，男性．組織型は非機能性下垂体腺腫．（次頁上図）
4～5年前から視野狭窄，左視力障害を認めた．眼科検査で両耳側半盲，左視神経萎縮を認める．

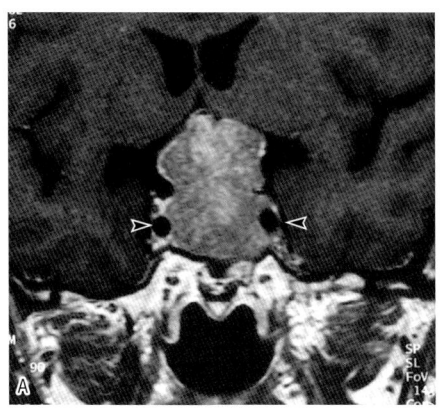

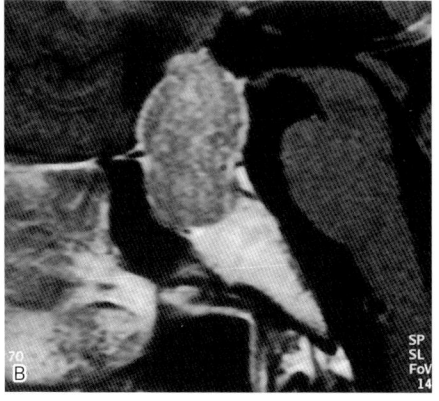

A，B：T1強調造影像

T1強調画像では腫瘍は等〜軽度低信号を示し，T1強調造影増強像（A, B）では軽度〜中等度の増強効果を示した．腫瘍はトルコ鞍内から鞍上部へ進展し，視神経交叉部を圧迫しているのがわかる．矢頭（▶）は海綿静脈洞部の内頸動脈を示す．

■診断上のポイント

1．画像所見の要点

> MRI
> - 非機能性腺腫は，通常拡大したトルコ鞍内から鞍上部にかけて突出する腫瘍として発見される．
> - 腫瘍はT1強調像で低〜等信号，T2強調像でおもに等〜高信号像を示す．
> - 腫瘍内に囊胞，出血，壊死をともなうことが多い．
> - T1強調造影像では増強効果を示すことが多い．
> - 微小腺腫（マイクロアデノーマ）では，動的（dynamic）MRIにより腺腫と正常下垂体との境界が判定できることが多い．dynamic MRIの造影後早期では，正常下垂体のほうがより増強効果が強いため，微小腺腫は低造影域（低信号）として認められる．
>
> CT
> - 腫瘍は等〜やや高吸収域を示し，造影CTでは均一な増強効果を示す．しかし，囊胞，出血，壊死などを含むと不均一な増強効果となる．

2．成人（20〜50歳），女性に多い．
3．非機能性腺腫（マクロアデノーマ）では頭部単純撮影でトルコ鞍の風船状拡大を示し，視野狭窄（両耳側半盲）を高率に認める．

■鑑別診断

- 頭蓋咽頭腫では，圧排された下垂体が腫瘍の下方にみられ，腫瘍が鞍内に進展しても，腫瘍の中心は鞍上部である．大きな囊胞，石灰化をともなう．
- 鞍結節髄膜腫は硬膜に広く接し，強く造影される．腫瘍接着部の骨肥厚像をともなうことが多い．
- 傍鞍部巨大動脈瘤は，T2強調像で境界明確な低信号（flow void）を示す．
- 胚芽腫は小児に好発し，尿崩症をともない，鞍上部に腫瘍を認め，強く造影される．
- ラトケ囊胞はトルコ鞍正中部より後方に多く，囊胞の信号強度を示す．

頭蓋咽頭腫 Craniopharyngioma

❷⓪ 症例：19歳，女性．組織型は頭蓋咽頭腫．
視力障害で眼科を受診．眼科検査により両耳側半盲を指摘された．

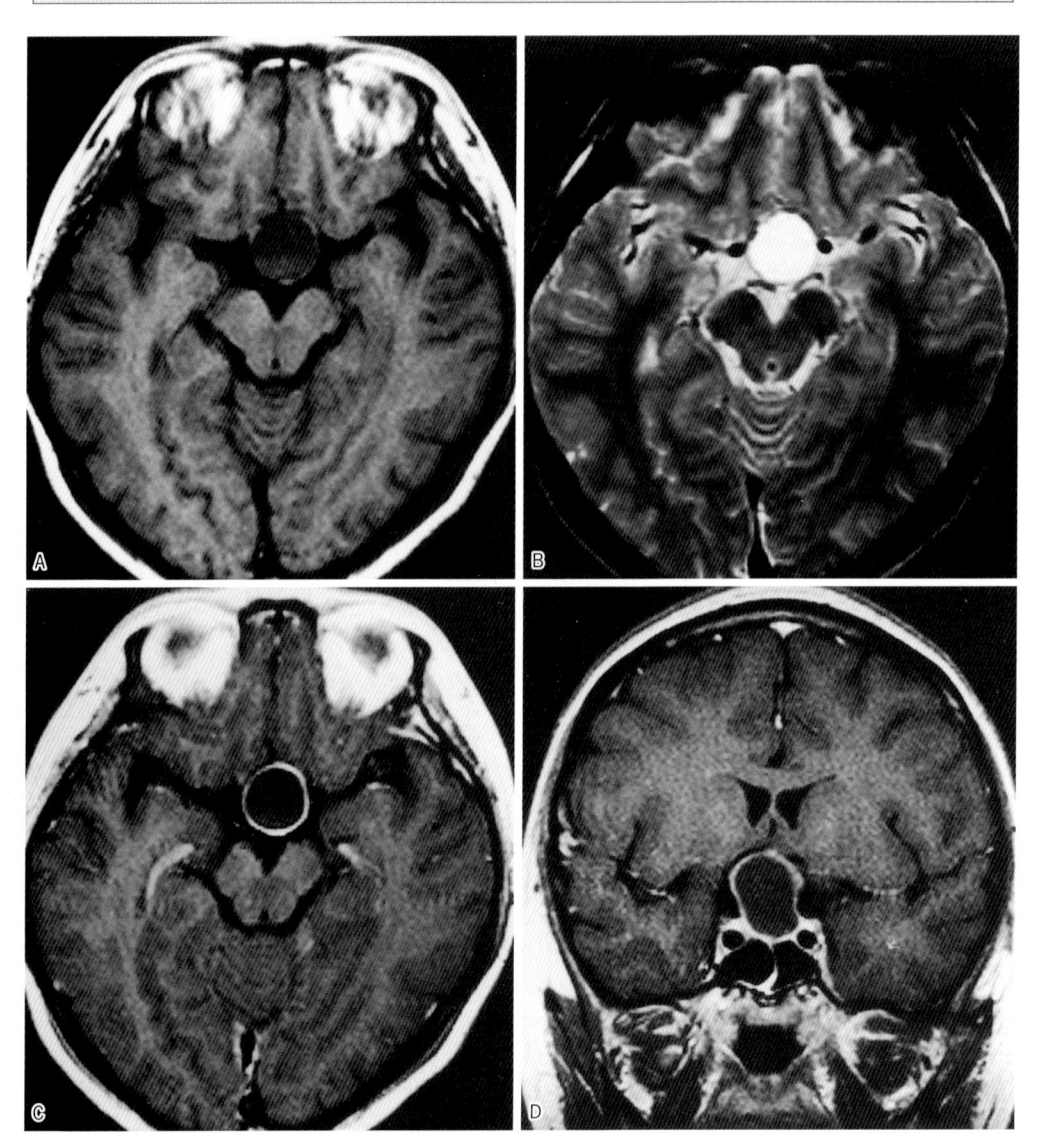

A：T1強調画像，B：T2強調画像，C：造影増強MRI（T1），D：造影増強MRI（T1）

腫瘍はおもに囊胞からなり，T1強調画像（A）では低と等信号のニボー（鏡面像）を形成し，T2強調像（B）では均一な円形の高信号を呈した．T1強調造影像（C, D）では囊胞辺縁部で増強効果を示し，リング状の増強を呈した．

■診断上のポイント

1. 画像所見の要点

   > **MRI**
   > ● 一般にT1強調画像はやや低〜高信号域で，T2強調像では高信号域を示す．内容液により異なり，コレステロールやメトヘモグロビンが多いときはT1強調画像で高信号を示し，ヘモジデリンや石灰化のある部分はT1およびT2強調像ともに低信号を示す．
   >
   > **CT**
   > ● 腫瘍は囊胞成分，石灰化，実質部分などが混在する不均一な像を示すことが多い．石灰化の頻度が高い（70〜80％）．
   > ● しかし，囊胞のみや石灰化成分のみのこともある．囊胞壁に破線状の石灰化を示すことも多い．
   > ● 造影CTでは囊胞壁が造影増強されることが多い．

2. 10〜15歳の小児期と成人にも発生．
3. トルコ鞍の拡大は軽度で，平皿状拡大を示す．

■鑑別診断

● 鞍結節髄膜腫，下垂体腺腫，胚細胞腫瘍，石灰化した動脈瘤などとの鑑別必要．
● 下垂体腺腫との鑑別は，トルコ鞍の拡大が軽度であること，冠状断像で腫瘍とトルコ鞍底との間に正常下垂体の同定ができることなどによる．

胚細胞性腫瘍 Germ cell tumor

㉑ 症例：16歳，男性．組織型は胎児性癌（embryonal carcinoma）．頭痛，複視で発症．神経学的には parinaud 徴候，Argyll Robertson 徴候を認める．血清，髄液 AFP はともに高値で 2320 ng/m*l* であったが，HCG は陰性．

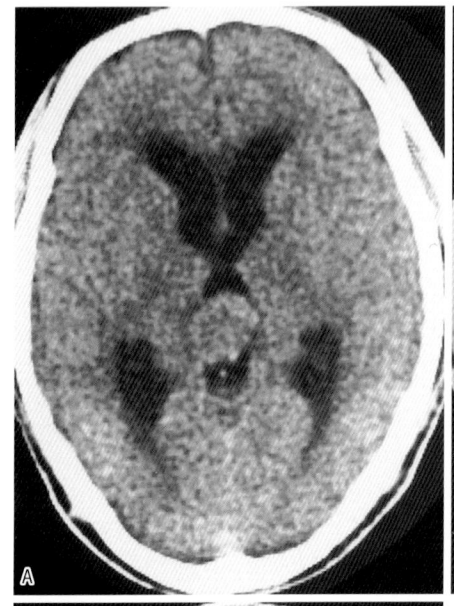

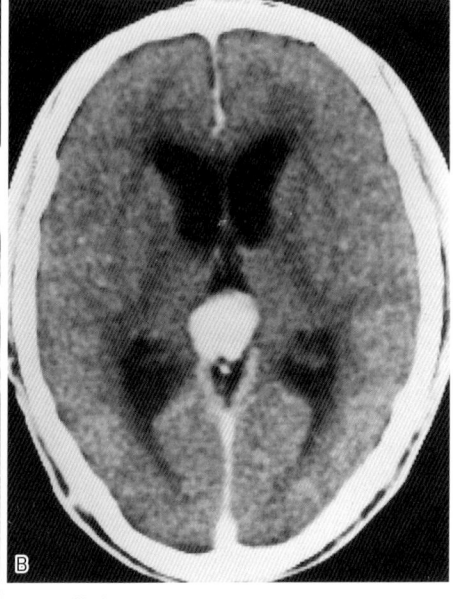

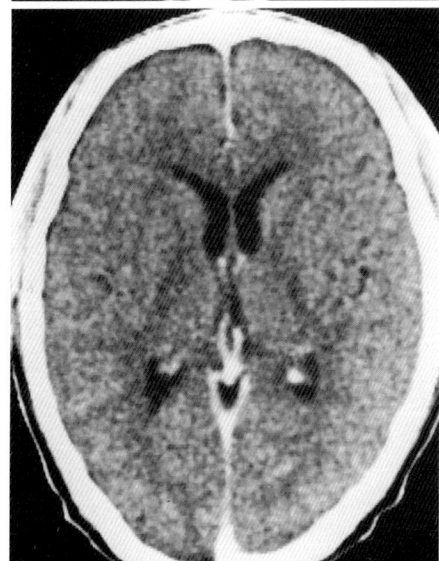

A：単純 CT
B：造影 CT（治療前）
C：造影 CT（放射線治療後）

腫瘍は松果体部にあって，単純 CT 画像（A）では結節状の軽度高〜等吸収域を示し，水頭症を合併している．造影 CT（B）では均一に強く造影増強され，境界も明瞭である．画像 C は，放射線治療 50 Gy 治療後の造影 CT であるが，腫瘍像は消失している．

❷❷ 症例：23歳，女性．組織型は胚芽腫（germinoma）．
頭痛で発症．AFP陰性，HCG陰性．

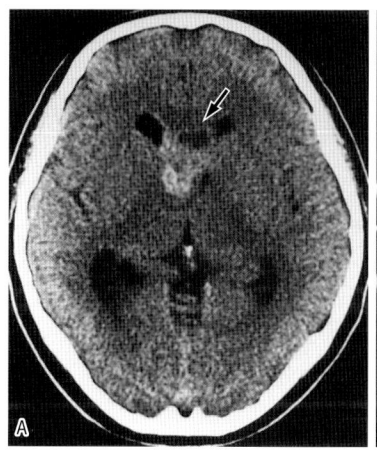

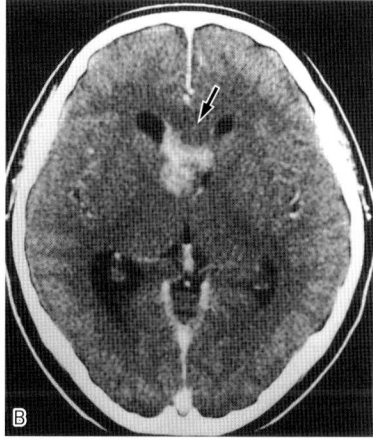

A：単純CT
B：造影CT

腫瘍は両側脳室から一部基底核にかけてみられ，単純CT（A）で軽度高吸収域に一部囊胞（→）による低吸収域をともなっている．造影CT（B）では腫瘍実質部分は強い増強効果を示したが，囊胞部分（→）は増強されない．

■診断上のポイント

1．画像所見の要点

> **MRI**
> ● 腫瘍はT1強調，T2強調画像ともに等信号域として明瞭に描出され，通常境界は明瞭である．
> ● 高率に髄液播種を起こし，髄腔内転移巣を認める．
> ● 松果体部では水頭症を合併することが多く，大脳基底核部に発生した場合は患側の側脳室の拡大や脳萎縮を合併することが多い．
>
> **CT**
> ● 単純CTでは軽度高吸収域を示し，造影CTでは均一に著明に造影効果を示す．
> ● 悪性胚細胞性腫瘍（胎児性癌，絨毛癌，悪性奇形腫またはこれらの成分の混在）では不均一に造影増強されることが多い．
> ● しばしば石灰化，囊胞をともなう．とくに奇形腫では高率に囊胞，石灰化，脂肪をともなう．

2．松果体部，鞍上部に好発．時に基底核部に発生．
3．若年，男性に多い．
4．悪性では腫瘍マーカー（AFP，HCG）陽性．
5．放射線治療に著効することが多い．

■鑑別診断

● 松果体部腫瘍では，松果体細胞（芽）腫（pineocytoma, pineoblastoma），星細胞系腫瘍，髄膜腫などとの鑑別が必要．鞍上部腫瘍の場合は頭蓋咽頭腫，星細胞系腫瘍，髄膜腫との鑑別を要する．

血管芽腫 Hemangioblastoma

㉓ 症例：26歳，女性．組織型は血管芽腫．
von Hippel-Lindau 病にともなう多発性血管芽腫．右視力障害と歩行障害で発症．眼科で右網膜血管腫と診断．母親と伯母が von Hippel-Lindau 病．

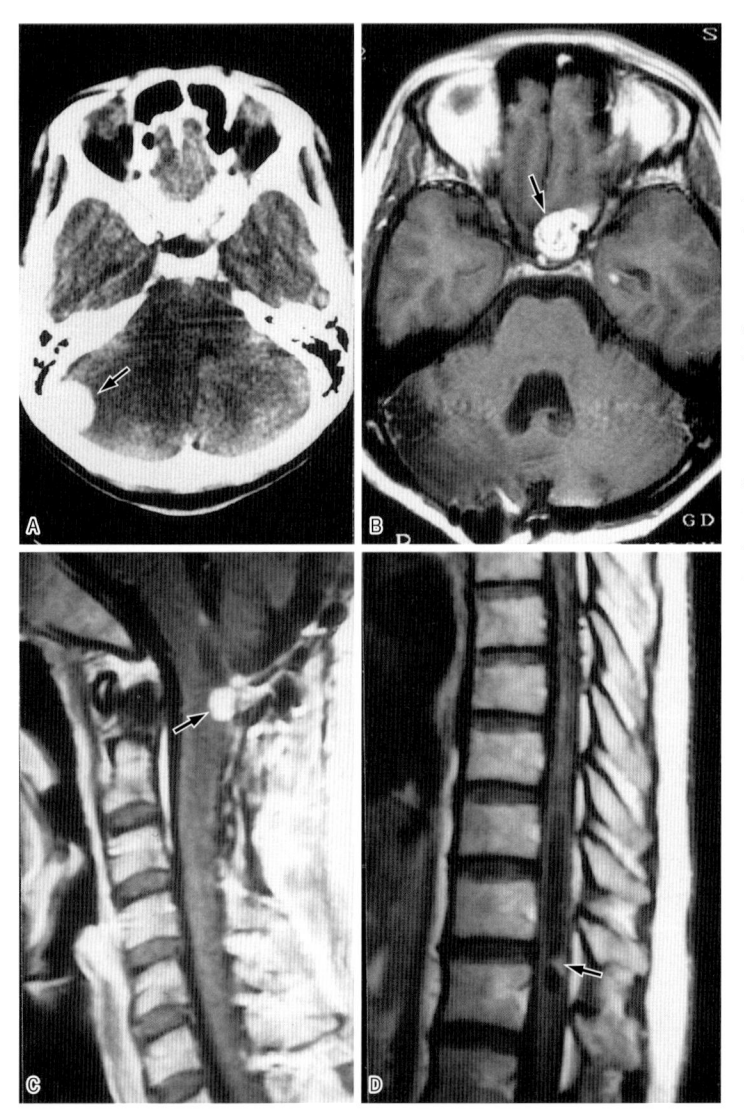

A：造影 CT
B：造影増強 MRI（T1）
C：造影増強 MRI（T1）
D：造影強調画像（T1）

単純 CT では左小脳半球外側部に等吸収域で，造影 CT（A）では腫瘍（→）は，均一に造影増強され，周辺浮腫による広範な低吸収域を認め第4脳室が圧排，変位している．B は，小脳血管芽腫を摘出後2年の T1強調造影画像である．鞍上部に視神経血管芽腫が明らかとなり，均一な強い造影効果を示す（→）．C の T1強調造影像では，頸椎 C1レベルで円形，強く均一に造影効果を示す血管芽腫（→）があり，低信号による囊胞の合併を認める．D の造影 MR では胸椎 Th11-12レベルで増強される血管芽腫（→）と周辺の囊胞による低信号の円形陰影を認める．

㉔ 症例：63歳，女性．組織型は弧発性小脳血管芽腫．（次頁上図）
めまい，嘔吐で発症し，その後，歩行時ふらつきを自覚するようになる．

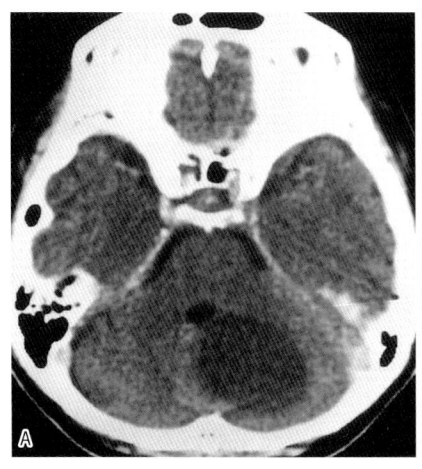

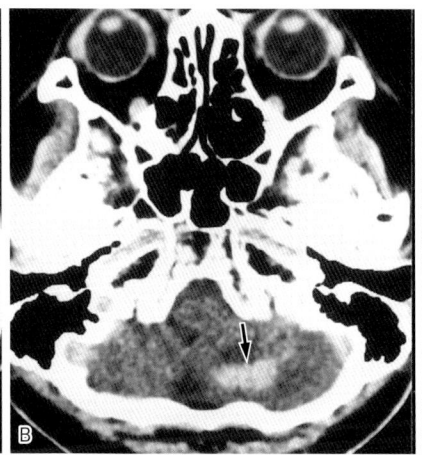

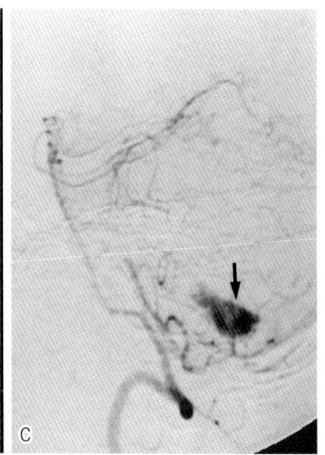

A：造影CT，B：造影CT，C：血管撮影像

造影CT（A，B）では左小脳半球に低吸収域の大きな囊胞がみられ，囊胞の下部のレベル（B）では増強効果を示す腫瘍実質部分（→）がみられる．Cは同一例の血管撮影像（DSA）であり，腫瘍実質に一致する部分は腫瘍陰影を示す（→）．

■診断上のポイント

1．画像所見の要点

> **MRI**
> - 腫瘍は囊胞型（大きな囊胞に腫瘍実質の壁在結節をともなう）と実質型とある．腫瘍実質と壁在結節部分は，T1強調画像で低～等信号を示し，T2強調像ではやや高信号を示す．囊胞部分は境界明瞭な円形陰影で，T1強調像で低信号，T2画像では高信号像を示す．
> - 腫瘍実質部分はT1強調造影像で強く造影効果を認め，壁在結節は囊胞の小脳表面側の軟膜にみられるのが特徴である．
> - 腫瘍周辺にはしばしば蛇行した腫瘍血管が流体無信号（flow void）としてみられる．周辺浮腫は実質型の場合，強く認められることも多い．
>
> **CT**
> - 境界明瞭な低吸収域の囊胞部分に腫瘍実質は等～やや高吸収域を示す．腫瘍実質部分は強く増強効果を示す．

2．成人の小脳に好発する良性腫瘍．

3．10～20％は遺伝性の von Hippel-Lindau 病で，小脳，脊髄など中枢神経系の多発性血管芽腫として発生する．この場合，網膜血管腫，腎癌，褐色細胞腫を高率に合併する．

■鑑別診断

- 小脳星細胞腫との鑑別は，年齢，壁在結節の部位や，血管芽腫では血管撮影で強い腫瘍陰影を示す．

脳腫瘍その19

悪性リンパ腫 Malignant lymphoma

㉕ 症例：75歳，女性．組織型は悪性リンパ腫，B cell type．
右不全片麻痺と意識混濁状態で来院．

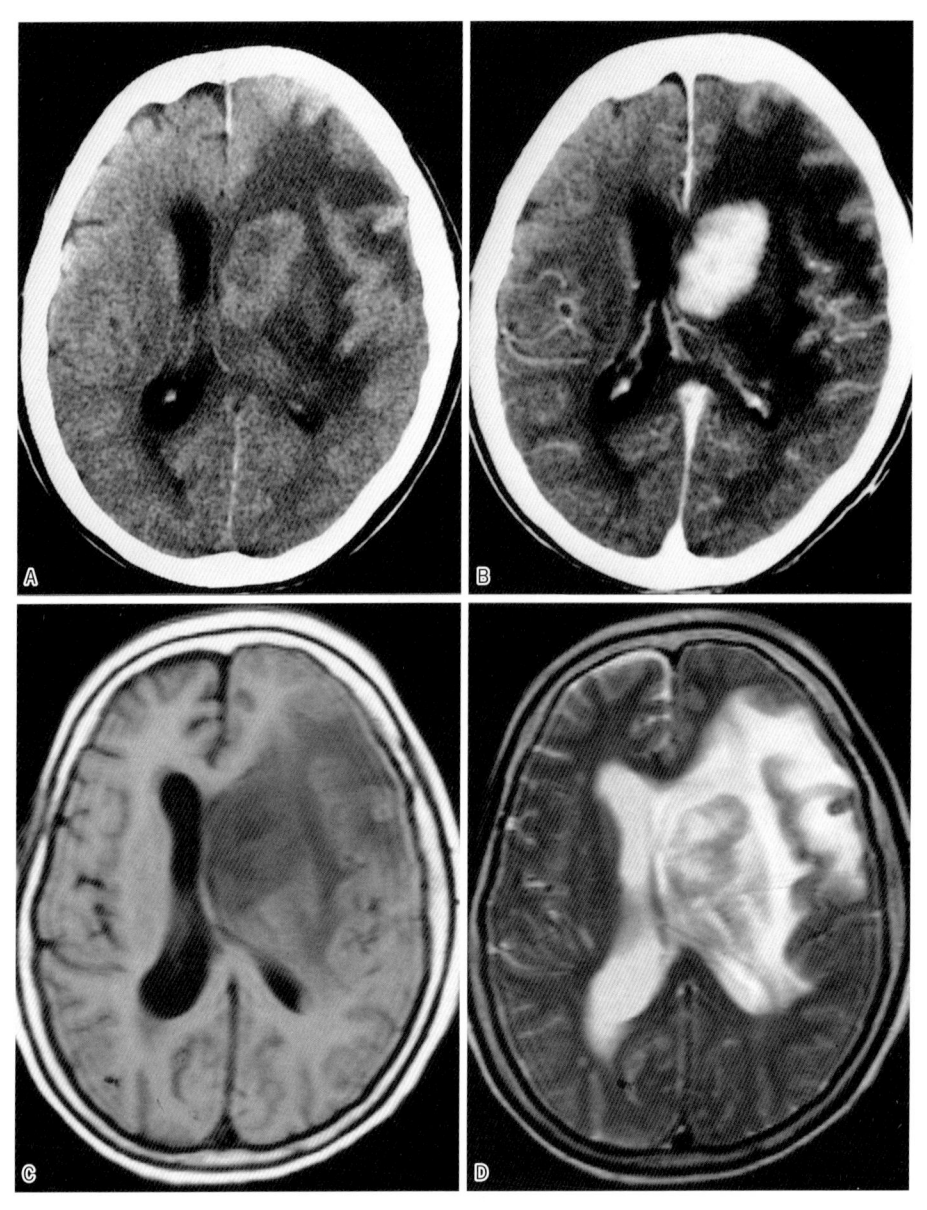

A：単純CT
B：造影CT
C：T1強調画像
D：T2強調画像

単純CT（A）では腫瘍は尾状核を中心とした基底核部に等〜軽度低吸収域を示し，腫瘍周辺は低吸収域の浮腫が広範囲にみられた．造影CT（B）で腫瘍は強く均一に増強効果を示した．T1強調画像（C）では腫瘍は，不均一な低信号を示し，T2強調像（D）は不均一な高信号を示した．周辺浮腫はT1強調で低信号，T2強調で高信号を示した．

■診断上のポイント

1. 画像所見の要点

> **MRI**
> ● 腫瘍は，T1強調で軽度低信号，T2強調で軽度高信号を示すものが多い．
> ● T1強調造影では均一に強く増強効果を示すものが多いが，リング状に増強されるものもある．腫瘍の境界は明瞭．
> ● 周辺浮腫は著明であり，単純MRでは腫瘍との境界が不明のこともある．
>
> **CT**
> ● 単純CTでは腫瘍は，高または等吸収域を示す．
> ● 出血や石灰化は少ない．

2. 40歳以上の男性に多い．
3. 通常，単発性であるが，多発性もある．
4. 前頭葉，基底核，脳梁など，クモ膜下腔や脳室壁に沿って発生．

■鑑別診断

● 膠芽腫や転移性脳腫瘍などとの鑑別が必要．本腫瘍は放射線感受性が高いことやステロイドが著効することがあることなども参考になる．

MEMO

中枢神経系リンパ腫（悪性リンパ腫）の要点

◇原発性脳腫瘍の1.4％を占める．最近免疫抑制状態や免疫不全の増加やEpstein-Barrウイルス感染の関与などにより，中枢神経系リンパ腫の発生が増加している．

◇病理学的には，非ホジキンリンパ腫のdiffuse large cell typeが多く，リンパ球の起原は大部分B細胞由来である．血管周囲腔（Virchow-Robin腔）への浸潤・進展は特徴的であり，血管周囲に膠原線維が発達している．

◇初発症状は，本邦における中枢神経系リンパ腫170例の検索では巣症状（52％），頭蓋内圧亢進症状（26％），知能精神障害（16％）である．

◇放射線照射単独では生存期間中央値は12〜15ヵ月で予後不良であるが，methotrexate大量療法（$3.5g/m^2$）と放射線の併用療法によって良い治療成績をあげている．

転移性脳腫瘍　Metastatic brain tumor

㉖ 症例：70歳，男性．組織型は腺癌．
肺癌からの脳転移．近医を受診する2週間前より左上下肢の筋力低下に気づく．

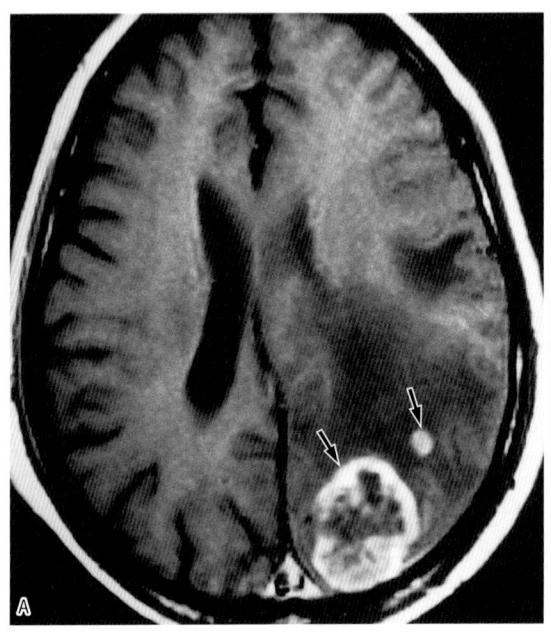

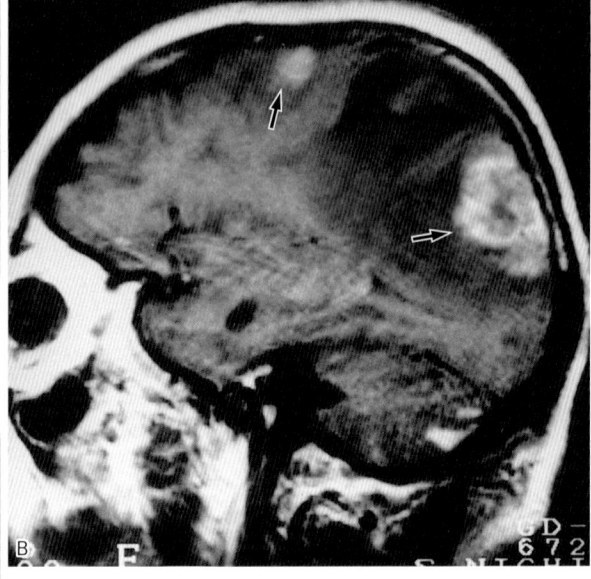

A，B：T1強調造影増強像

T1強調造影増強像では，腫瘍は辺縁部で強い，不均一な増強効果を示し，多発性の造影効果を持つ腫瘤像がみられ（→），腫瘍は脳表に近接してみられる．周辺浮腫は低信号域として広範囲に認める．

㉗ 症例：62歳，女性．組織型は乳頭状癌．（次頁参照）甲状腺癌からの頭蓋骨転移．
7年前に甲状腺癌で手術を受けた．5年前に左耳下腺部に転移あり，この頃より後頭骨に転移巣があったが放置．最近急速に増大し来院した．

A，B：造影CT（マルチスライスCT）

A図の造影CT（前額断）では，頭蓋骨に転移した腫瘍が頭蓋骨を破壊し，頭蓋内および頭皮下に進展，増大している（→）．腫瘍は不均一に造影増強され，破壊された骨片（▶）が残存してみられる．B図の造影CT（矢状断）でも頭蓋骨破壊をともなう腫瘍（→）がみられる．腫瘍（→）は不均一に造影増強され，硬膜を圧排しているが上矢状静脈洞（▶）への侵食は認めない．

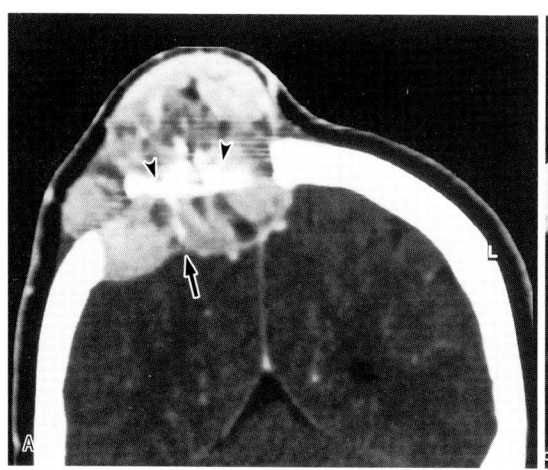

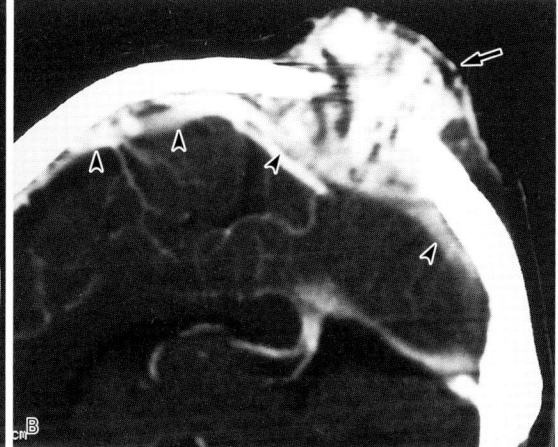

■診断上のポイント

1. 画像所見の要点

> **MRI**
> - 境界明瞭な類円形の腫瘤像を呈し，腫瘍周囲の白質に広範な浮腫をともなうことが特徴．
> - 腫瘍は大脳半球の皮髄境界に好発することから，脳表に近い所に発生．
> - 一般に，T1強調で低信号，T2強調で高信号を示す．
> - 腫瘍内の出血，壊死により不均一なリング状の増強効果を示す．
> - 単発性もあるが，多発であれば転移性の可能性高い．
>
> **CT**
> - 多発性の造影効果を示す境界明瞭な腫瘤が特徴．
> - 実質性と嚢胞性とある．
> - ときに髄液播種もみられる．

2. 脳転移はどこにでも発生するが，大脳半球，とくに中大脳動脈流域の前頭葉，頭頂葉に多い．
3. 肺癌，乳癌は脳転移の頻度が高い．

■鑑別診断

- 多発性で，原発巣の癌があれば，診断は容易である．単発性で，原発巣がみつかっていない場合は鑑別が難しい．
- 大脳半球に造影効果を示す腫瘤性病変をみた場合，神経膠芽腫，悪性リンパ腫，脳膿瘍との鑑別が必要である．
- 高用量のガドリニウム造影剤の使用によるMRIで小さな転移巣の検出率が向上し，多発性の検出が高くなる．

類上皮腫 Epidermoid

㉘ 症例：58歳，男性．組織型は類上皮腫．
約3年前から左半身のしびれ，軽度の不全麻痺を認めた．

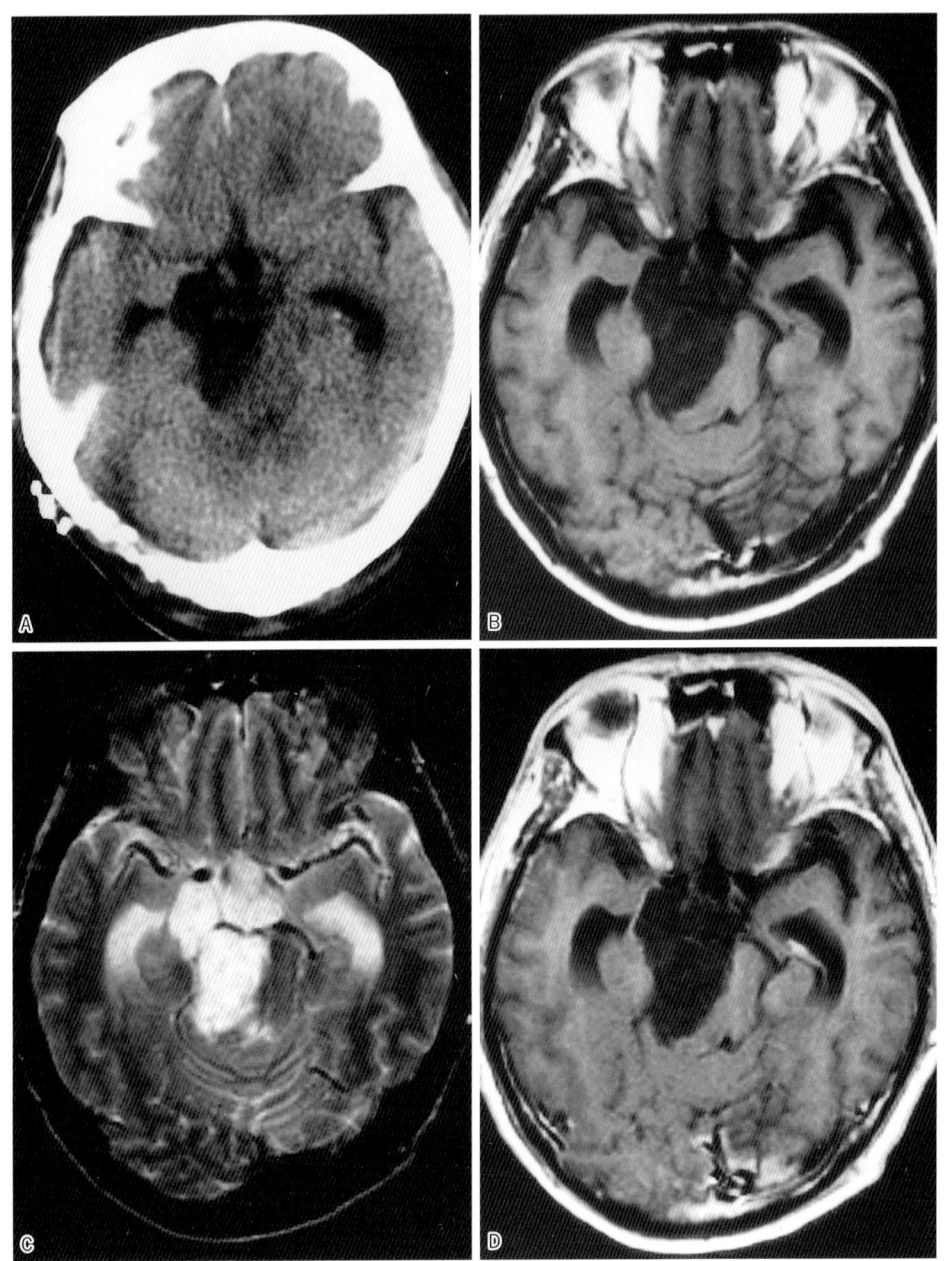

A：単純CT
B：T1強調画像
C：T2強調画像
D：造影増強MRI（T1）

単純CT（A）では右小脳橋角部から右錐体骨先端部にかけて低吸収域の腫瘍を認める．T1強調像（B）は低信号，T2強調像（C）では高信号を示した．T1造影増強像（D）では増強効果を示さず，腫瘍はいずれも境界は明瞭である．

㉙ 症例：56歳，女性．組織型は類上皮腫（第4脳室）．
約1年前からめまいが出現し，4ヵ月前からふらつき，左への偏奇歩行とときどき嘔吐を認めた．

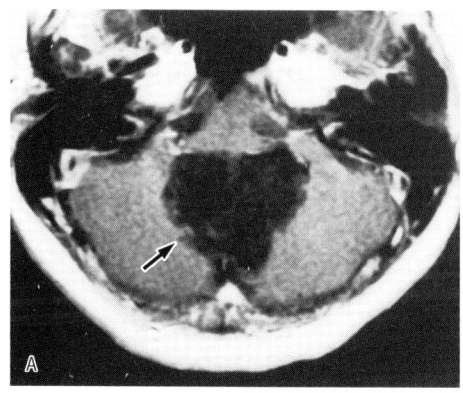

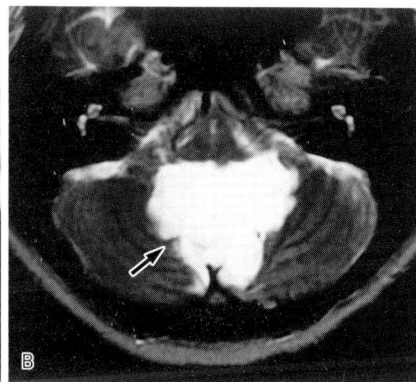

A：T1強調画像
B：T2強調画像

T1強調像（A図）は第4脳室内にやや不均一な低信号像（→），T2強調像（B図）では高信号を示した（→）．

■診断上のポイント

1．画像所見の要点

> MRI
> ● 腫瘍は境界明瞭，辺縁不規則な葉状を示す．
> ● 腫瘍内脂質量，コレステロールやケラチンなどの成分や，実質性かどうかなどにより所見は一定でない．すなわち，T1強調像で低信号，または高信号を示し，T2強調像は高信号を示す．
> ● 腫瘍内に血管や神経を巻き込んでいることがある．
> CT
> ● 単純CTで低吸収を示す例は，MRIのT1強調像では低信号，T2強調像は高信号を示し，CTで高，ないし等吸収域を示す例は，MRIのT1強調像で高信号，T2強調像では高，ないし低信号を示す．頻度は前者が多い．
> ● 増強CTでは増強効果を示さない．

2．腫瘍は胎生期の迷入した表皮芽組織から発生する．各年代に発生するが40歳台がピーク．
3．小脳橋角部，錐体骨先端部，視交叉部，中頭蓋窩に好発する．

■鑑別診断

● クモ膜嚢胞との鑑別はときに困難であるが，主として本腫瘍が辺縁が不規則で，MRIのT1強調像で不均一であることが多いなどから鑑別する．
● 嚢胞性の頭蓋咽頭腫は，嚢胞壁が増強効果を示す．

類皮腫 Dermoid cyst

❸ 症例：47歳，女性．組織型は類皮腫．
けいれん発作で発症．

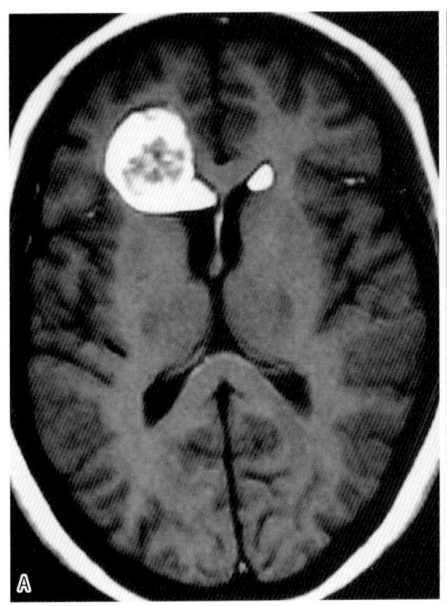

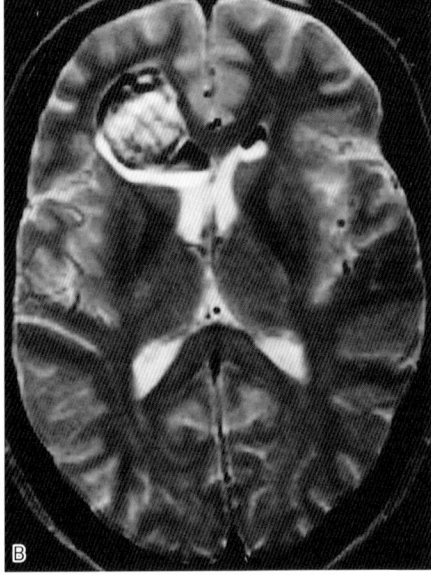

A：T1強調画像
B：T2強調画像

T1強調像（A）では，腫瘍実質部分は傍脳室部にあって高〜低信号域の不均一な像を示し，液状の部分は高信号域を示し，一部の液性の部分は脳室内に破綻し，対側の側脳室へ移動し認められる．T2強調像（B）では，腫瘍実質は高〜低信号の混合像を示し，液性部分は低信号で，対側の側脳室でもみられる．

■診断上のポイント

1．画像所見の要点

> **MRI**
> ● T1強調像では，内部に脂肪の信号を示す部位を認めるのが特徴である．通常，腫瘍実質部分は低信号，液性部分は高信号を示す．T2強調像では混合性の信号域を示す．
> ● しばしば囊胞が破裂し，内容液がクモ膜下腔や脳室内に点状，斑状としてみられる．
>
> **CT**
> ● 腫瘍は境界鮮明で，著明な低吸収域（マイナスのCT値）を示し，造影CTでは増強効果を示さない．

2．鞍上部など正中部に好発．
3．頻度は類上皮腫よりさらに少なく，まれである．

軟骨肉腫 Chondrosarcoma

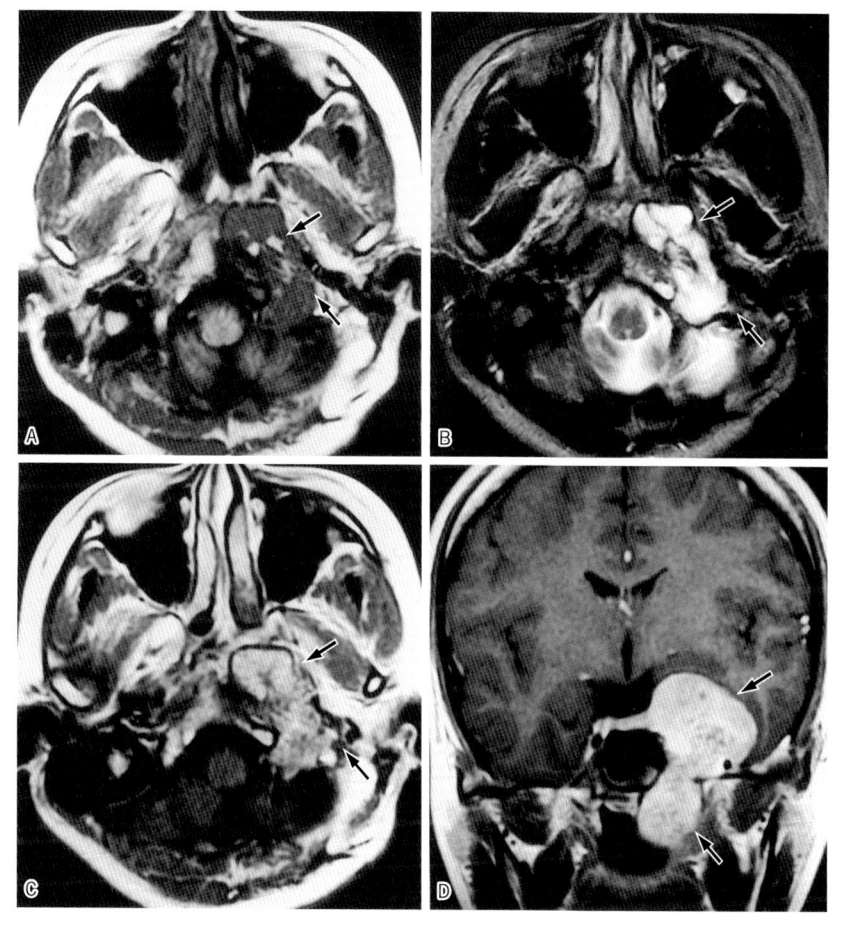

㉛

症例：14歳，女性．
組織型は錐体骨部軟骨肉腫．
嗄声，嚥下障害で発症．

A：T1強調画像
B：T2強調画像
C：造影増強 MRI（T1）
D：造影増強 MRI（T1）

T1強調像（A）では腫瘍が頭蓋底錐体骨部にあり，低信号の中に一部高信号の混在を認め（→），T2強調像（B）では高信号域の中に低信号を認めた（→）．C，DのT1造影増強像では不均一に増強効果を示し，Dの冠状断では頭蓋外の錐体骨部から頭蓋腔内にかけて腫瘍進展しているのがわかる（→）．

■診断上のポイント

1. 画像所見の要点

   MRI，CT
   - 腫瘍部の骨破壊と石灰化をともなうことが多い．
   - MRIでは，T1強調像で低信号の中に高信号を混在し，T2強調像で強い高信号を示す．
   - T1造影増強MRでは，不均一に増強効果を示す．

2. 頭蓋底の蝶形骨，斜台，錐体骨などに発生．
3. 脊索腫などとの鑑別は困難．

脳血管障害の一般的事項

　脳血管障害は脳を還流する血管病変によって何らかの脳障害をきたすものをいう．このうち脳卒中は，脳の循環障害により急激に意識障害を示し，片麻痺などの運動麻痺をきたす症候群で，通常，脳血管障害の急性の重症型ともいえるものである．

　脳血管障害による死亡は，日本では悪性新生物，心疾患についで死因の第3位で高頻度であり，とくに脳梗塞が多い．

■脳血管障害の臨床的分類

1．頭蓋内出血
　　(1) クモ膜下出血
　　　　1) 脳動脈瘤　　　2) 脳動静脈奇形
　　(2) 脳内出血
　　　　1) 高血圧性脳出血　2) その他の脳出血

2．虚血性脳血管障害
　　(1) 脳梗塞
　　　　1) 脳血栓症　　　2) 脳塞栓症
　　(2) 一過性脳虚血発作

3．その他の脳血管障害
　　(1) モヤモヤ病　　　(2) 脳静脈・静脈洞血栓症
　　(3) 脳血管奇形　　　(4) 脳血管不全
　　(5) 側頭動脈炎　　　(6) 高血圧性脳症
　　(7) その他

■脳血管障害の画像診断の要点と問題点

　脳血管障害の急性期の的確な診断は，治療予後を左右するため重要である．脳血管障害の画像診断のポイントと問題点について述べる．

1．CT
- 出血性か，非出血性病変かを鑑別するには，CTがもっとも有用で，MRより優れている．出血はCTによって，短時間に容易に検出される．
- 発症早期の虚血性病変や頭蓋底骨に近い小脳，脳幹の病変は，CTではアーチファクトが多く診断が困難である．

- 急性期クモ膜下出血の診断は，CTがもっとも確実であるが，発症から数日経過した軽度のクモ膜下出血では，髄液による出血の希釈と吸収によって，CTでは検出しにくくなる．この場合はMRのFLAIR画像などによって診断される．
- 脳動脈瘤やその他の脳血管障害の診断は，従来脳血管撮影やMRAによっていたが，最近，造影剤の急速注入と高速撮影による3D-CTAの診断法が広く用いられつつある．
- 3D-CTAは主要動脈の狭窄，閉塞，脳動脈瘤，血管奇形などの診断に用いられる．脳動脈瘤の診断には，3D-CTAにより各方向からの親動脈との関係，動脈瘤の頸部の状況が判定でき，血管撮影より有用な点もある．

2．MR
- 発症後数時間以内の虚血性病変は，X線CTで検出できないことが多く，拡散強調画像のMRIによって検出可能となる．脳梗塞急性期の拡散強調画像は，細胞性浮腫が高信号として描出されるが，不可逆性病変と可逆性病変が混在している．問題点として，どの程度の高信号であれば不可逆性病変と診断できるかはいまだ解明されていない．
- MRAは造影剤を用いることなく，頭蓋内，頸部主幹動脈・静脈を描出できる．すなわち，動脈の閉塞，狭窄や静脈洞閉塞，動脈瘤，脳血管奇形などが診断される．問題点として，MRAは，流速，乱流の影響を受けるので，血管狭窄を過大，または過小評価することがあるので注意を要する．
- MR還流強調画像から脳循環のパラメーターを算出できる．すなわち造影剤投与から信号変化が最大になるまでの時間によって脳循環を半定量するが，組織を通過中の造影剤による信号から，真の平均通過時間を正確に求めることはできないという問題点がある．

3．脳血管撮影
- MRAや3D-CTAで十分な情報が得られない場合に脳血管撮影を行う．
- 脳血管撮影の診断価値は，血管走行，側副血行，循環時間（動態），造影剤漏出などが判定できる点にある．疾患としては，閉塞性脳血管障害，脳動脈瘤，動静脈奇形，静脈閉塞などが適応となる．
- 問題点としては，撮影方向が限られることと，血管撮影の施行による合併症のリスクが0.1～0.5％にある．

4．脳血流測定（SPECT）
- 通常，SPECT（Tc-HMPAO，またはTc-ECD）によって脳血流を測定する．
- 正常の40％以下の血流領域は不可逆性病変と考えられ，正常の40～70％の血流領域は回復可能な領域（ペナンブラ）と考えられている．
- SPECTは空間解像力に劣るため，小梗塞の血流障害の判定は困難である．

脳梗塞 Cerebral infarction

　成因から血栓性梗塞と塞栓性梗塞に分類される．血栓性梗塞は動脈硬化などにより脳動脈が比較的緩徐に閉塞することにより発生する．塞栓性梗塞は心腔内や血管壁などに生じた塞栓子（embolus）が末梢の脳動脈に至り閉塞することにより生じる．

■脳の血管支配

- 脳梗塞は脳動脈の支配領域に則して生じ，血管支配から皮質型と穿通枝型に分類される．
大脳は，内頸動脈の分枝である前大脳動脈と中大脳動脈と，椎骨動脈系からの後大脳動脈によって支配され，これらの血管の本幹の血流障害により皮質型梗塞となる．皮質型梗塞は前大脳，中大脳，後大脳の各脳動脈領域の梗塞の分類とこれらの各脳動脈の支配領域の境界部に生じる境界域梗塞（watershed infarction）に分類される．
- 大脳基底核，内包部は，内頸動脈，椎骨脳底動脈系からの穿通枝によって支配され，この穿通枝領域の血流障害を穿通枝型梗塞という．
- 小脳，脳幹部は，椎骨動脈，脳底動脈，各小脳動脈やそれらの穿通枝によって栄養されている．障害部位によって脳幹梗塞，小脳梗塞と呼んでいる．

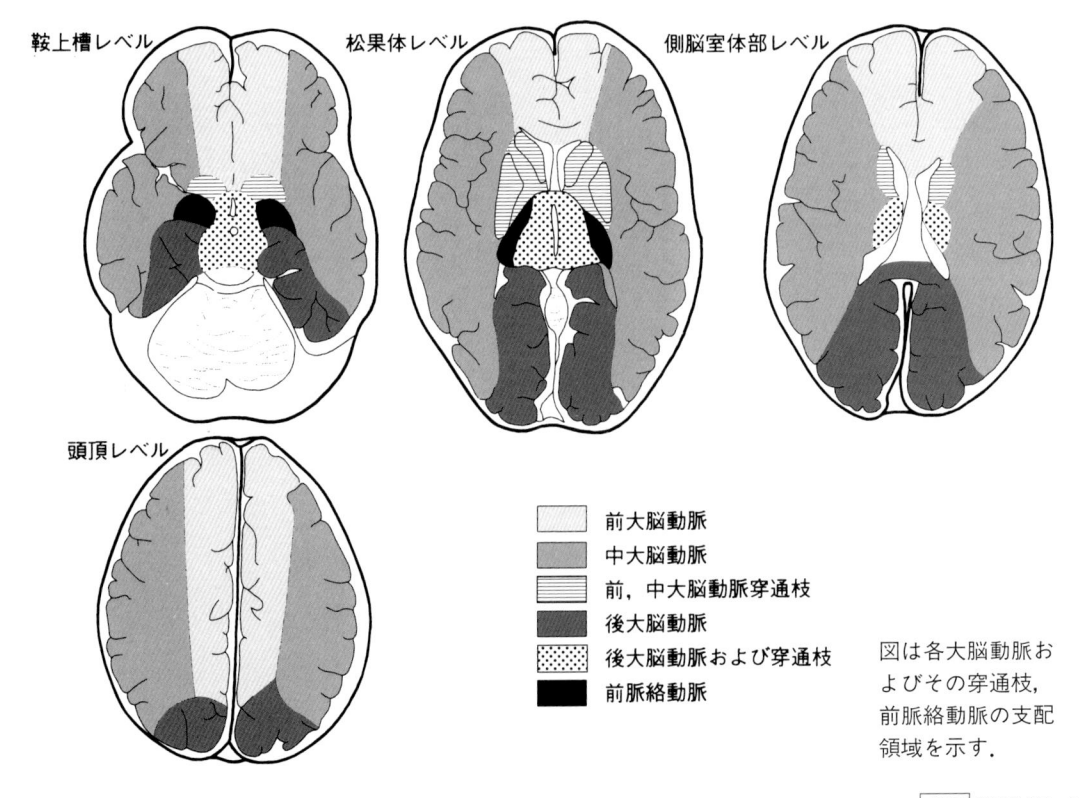

鞍上槽レベル　　松果体レベル　　側脳室体部レベル

頭頂レベル

　前大脳動脈
　中大脳動脈
　前，中大脳動脈穿通枝
　後大脳動脈
　後大脳動脈および穿通枝
　前脈絡動脈

図は各大脳動脈およびその穿通枝，前脈絡動脈の支配領域を示す．

㉜ 症例：60歳，男性．超急性期脳梗塞．右頸部内頸動脈閉塞．
朝食後嘔吐，見当識障害，左不全片麻痺で発症し，緊急入院．

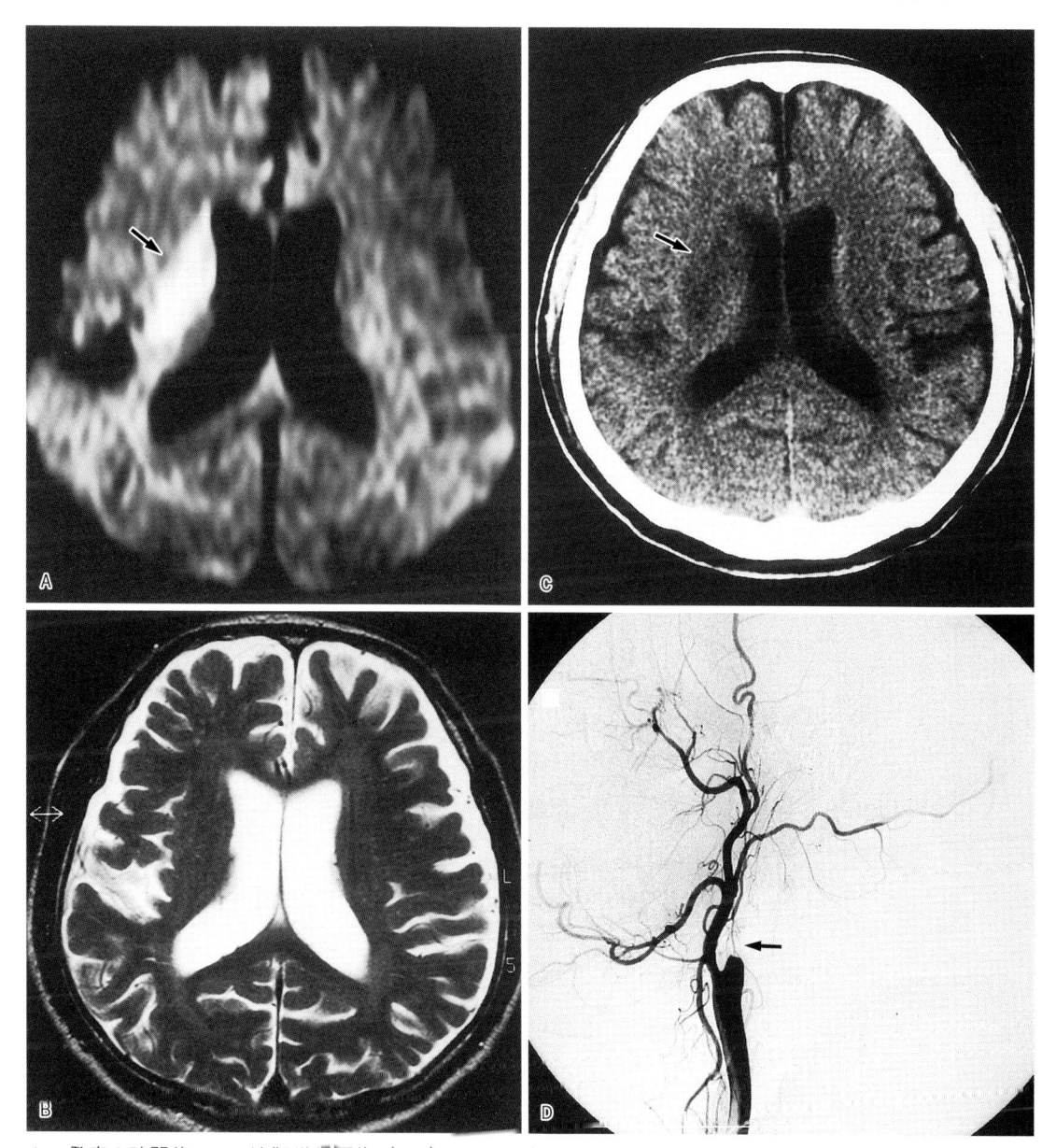

A：発症?時間後のMR拡散強調画像（DWI），B：発症2時間後のT2強調画像，C：発症2日めの単純CT，
D：脳血管撮影（苑田第一病院脳神経外科症例）

発症2時間後のAのMR拡散強調画像（DWI）では，すでに右傍側脳室部に脳梗塞による細胞性浮腫による高信号像（→）が描出された．しかし，同時期に撮影したMRI T2強調像（B），単純CTではまったく異常を認めなかった．発症の次の日に撮影した単純CT（C）では，MR（DWI）で示された異常の部位に低吸収域（→）が出現し脳梗塞が確認された．脳血管撮影（D）では今回の脳梗塞の原因となる右頸部内頸動脈の完全閉塞を認めた（→）．

㉝ 症例：58歳，男性．急性期多発性脳梗塞．
買い物中に急に歩行，立位不能となり緊急入院．神経学的に左同名半盲，小脳失調を認めた．

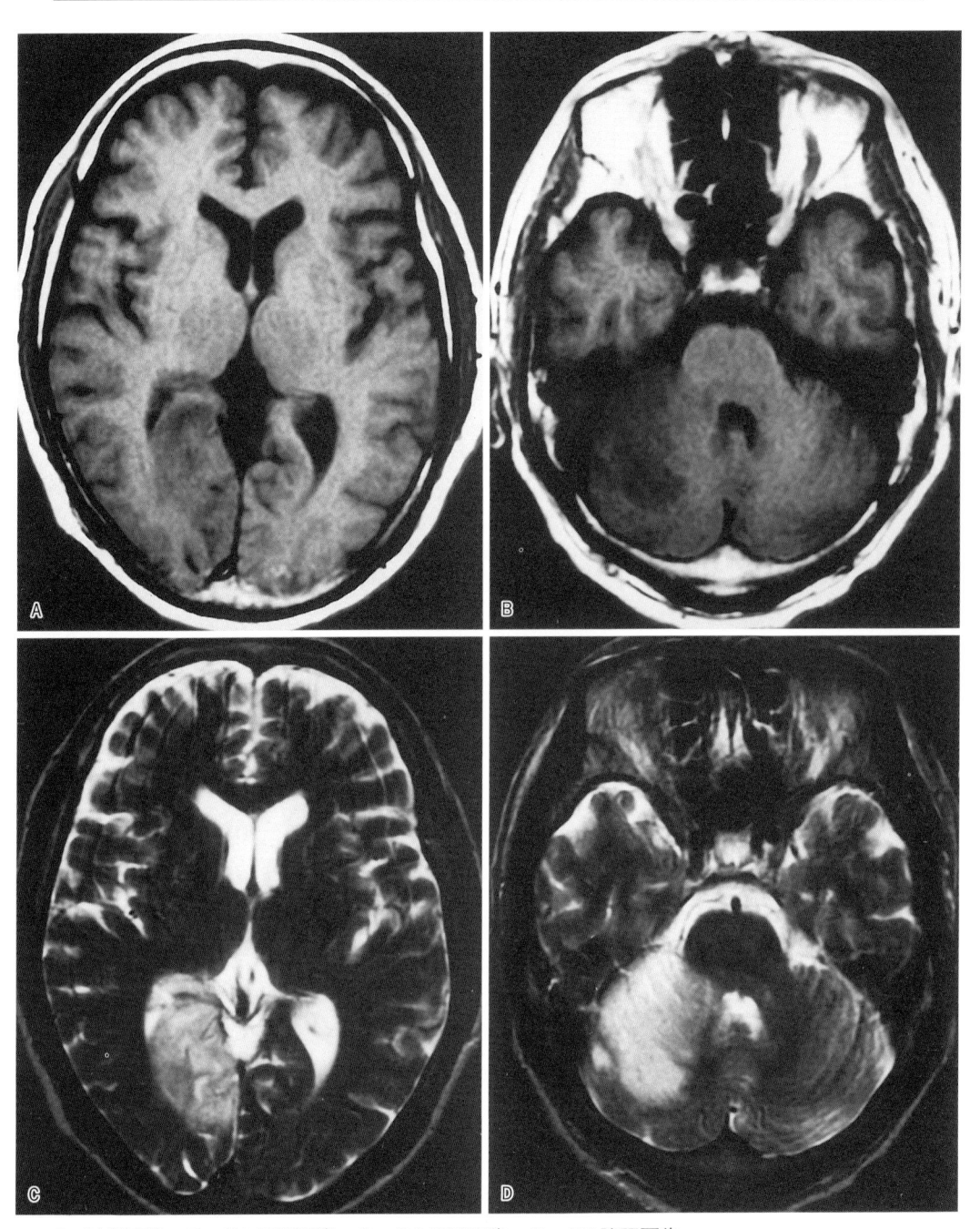

A：T1強調画像，B：T1強調画像，C：T2強調画像，D：T2強調画像

発症後2日めのMR T1強調像（A, B）では，右後頭葉内側部と右小脳半球外側部に不均一な低信号像を示した．T2強調像（C, D）ではT1強調像と同様に後頭葉と小脳にやや不均一な高信号像を示し，辺縁部の境界は一部不鮮明である．

> **症例**：72歳，女性．亜急性期，出血性脳梗塞．
> 突然の左片麻痺で発症．神経学的に意識障害（JCS 2点），右への共同偏視を認めた．

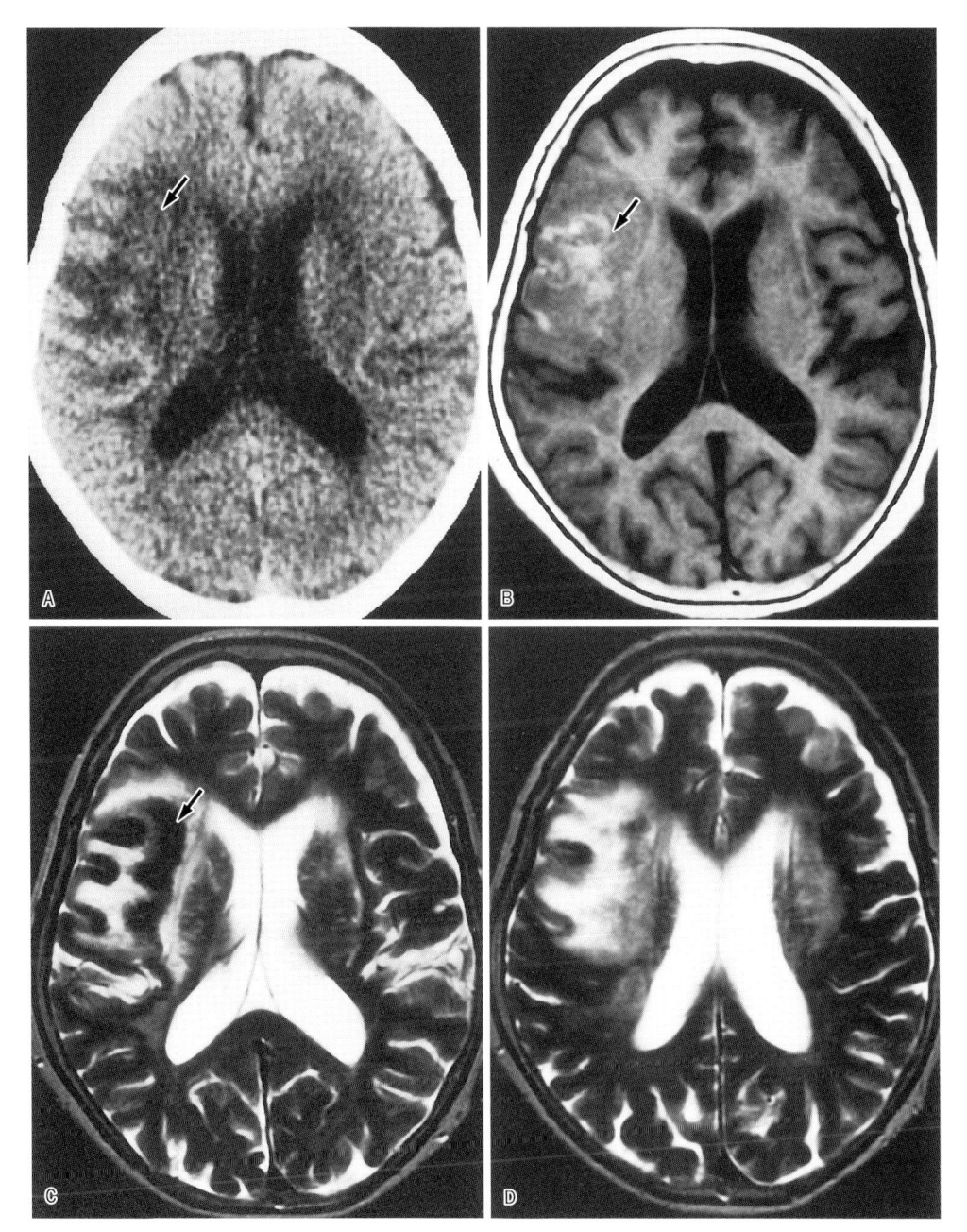

A：単純CT，B：T1強調画像，C：T2強調画像，D：T2強調画像

発症後8日めの単純CT（A）では右前頭葉を主体とした皮質，皮質下に不規則な低吸収域とその内部に等吸収域（→）の混在がみられる．亜急性期のT1強調像（B）では，CT上の異常部に一致した皮質，皮質下部に低信号に出血性変化により不規則な高信号の斑状陰影（→）の混在を認めた．T2強調像（C, D）では不規則な高信号の中に低信号像（→）（T1強調像で高信号部）の混在を認めた．

■診断上のポイント

1. 画像所見の要点

> **MRI**
> - 急性期脳梗塞の画像診断は，MRI のほうが CT に比較しより診断的有用性が高い．特に，脳幹，小脳などの後頭蓋窩病変やラクナ梗塞の検出に有用である．
> - 発症後 2〜6 時間の超急性期では通常 CT や MRI の T 2 強調画像では異常を示さないが，最近，超急性期でも MR 拡散強調画像（DWI）によって診断可能なことが多いことが明らかになった．すなわち，脳梗塞による細胞性浮腫が高信号としてとらえられる．しかし，DWI の高信号域のすべてが不可逆的障害により梗塞に陥るとはかぎらない．
> - 発症後数時間〜24 時間では約 80％の例に T 2 強調像，プロトン密度像，FLAIR 法による MR 像で高信号を呈するが，T 1 強調像では異常が描出されないことが多い．
> - 急性期（2 日め〜7 日め）の脳梗塞では，T 1 強調像は徐々に低信号がはっきりし，T 2 強調像は高信号を示す．
> - 亜急性期（1 週〜約 1 ヵ月）では，梗塞巣は皮質壊死，血液脳関門の破綻，出血性変化などをともない，CT での fogging effect と同様，MRI の画像上も多彩な像を示す．T 1 強調像では，低信号の中に高信号を呈する領域がみられるようになる．これは亜急性期はしばしば出血性変化をともないメトヘモグロビンの T 1 緩和時間短縮効果により T 1 強調像で高信号域を認める．さらに，皮質壊死は発症 2 週後に皮質に沿った高信号域としてみられる．この時期の造影 T 1 強調像では血液脳関門の破綻をともなって，造影剤の漏出による増強効果がみられる．脳回に沿った増強パターンを示し，病巣範囲もより明瞭となる．
> - 慢性期（約 1 ヵ月以降）：梗塞巣は T 1 強調像では明らかな低信号，T 2 強調像では高信号を呈し，増強効果は徐々に減弱し，しだいにみられなくなる．周囲の脳組織の萎縮をともなう．
>
> **CT**
> - 脳梗塞の単純 CT 像は梗塞の発生時期によって異なる．
>   急性期（発症〜7 日）：発作直後は異常を認めず，3〜6 時間後より軽度低吸収域または等吸収域を示し，12 時間以上たつと大部分の例で低吸収域をみる．3 日めで低吸収域がはっきりし，圧排所見も最大となる．
> - 亜急性期（7 日〜約 2 ヵ月）：発症 7 日めになると低吸収域が強くなるが，その後 4 週め頃まで低吸収域が等吸収域化し，一見正常化してみえる．この現象を fogging effect（くもり効果）と呼び約半数例にみられ，この時期に造影剤を投与すると増強効果が認められる．大脳皮質に生じると特徴的な脳回に沿うような増強効果（gyral pattern enhancement）を呈する．
> - 慢性期（約 2 ヵ月以降）：梗塞巣は著明な低吸収域となり，周辺は萎縮所見を示す．
> - 出血性梗塞では，通常高吸収域と低吸収域が不均一に混在するが，出血の程度は症例によってさまざまである．

ラクナ梗塞 Lacunar infarction

㉟ 症例：59歳，男性．多発性ラクナ梗塞．
突然，複視，右顔面麻痺で発症．

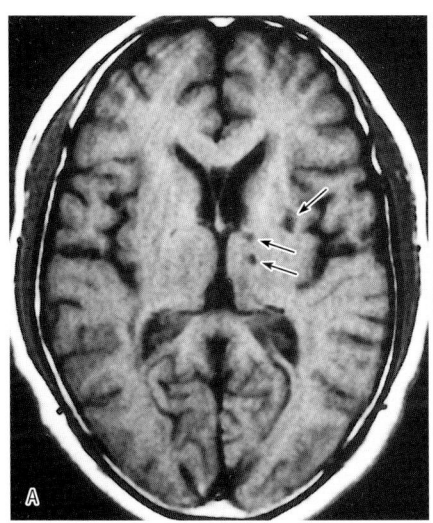

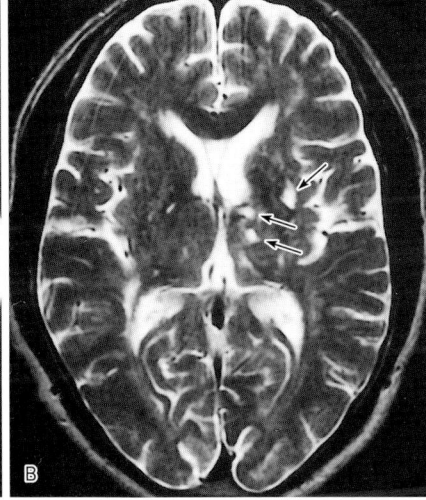

A：T1強調画像
B：T2強調画像

本例のMRI T1強調像（A）では左基底核の被殻，視床に3～7mm大の小円形，多発性低信号（→）を認める．T2強調像（B）では多発性の高信号（→）を示した．

■診断上のポイント

1．画像所見の要点

> **MRI**
> - CTでは検出困難なことが多く，MRIが診断上重要である．穿通枝領域にみられる．
> - 急性期ラクナ梗塞ではT1強調像で等信号，T2強調像で高信号を示し，周囲に浮腫をともなうことが多い．
> - 陳旧性ラクナ梗塞は，T1強調像で低信号，T2強調像で中心部は液化のため強い高信号，FLAIR法では髄液と同程度の低信号を示す．T2強調像の辺縁，周囲の高信号は虚血性変化（脱髄，グリオーシス）のため境界は一般に不明瞭である．

2．ラクナ梗塞の定義としては，脳深部すなわち，基底核，視床，橋，大脳白質深部などに生じる直径15mm以下の貧血性小梗塞である．

3．発生機序は，高血圧を基礎に穿通枝動脈の動脈硬化性の血栓性閉塞による．高齢者に多い．

4．血管周囲腔（etat crible）との鑑別が問題となる．血管周囲腔の拡張は，一般に3mm未満，髄液と同信号，境界明瞭で周囲の変化をともなわないなどの特徴がある．3mm以上のものは鑑別困難なことがある．

頭蓋内脳動脈閉塞
Obstruction of cerebral artery

㊱ 症例：76歳，男性．右中大脳動脈閉塞．
突然意識消失して倒れ救急搬送され入院．入院時，傾眠，回転性眩暈を認めた．

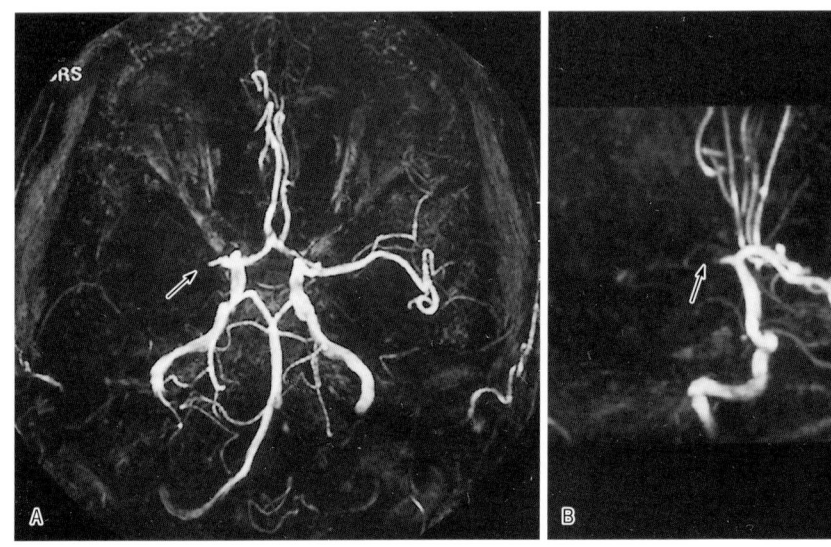

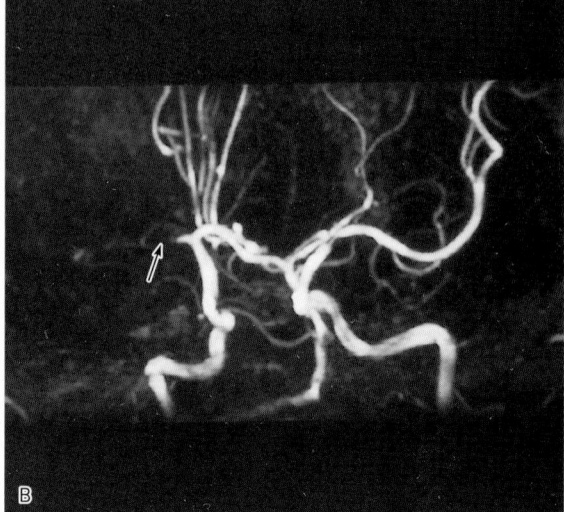

A：MRA 水平断像，B：MRA 前額断像

MRA 水平断像（A）では，右中大脳動脈（M1）起始部（→）から無信号になり完全閉塞している．前額断（B）でも同様に右中大脳動脈（M1）起始部（→）に閉塞所見を示す．MRI は右基底核に脳梗塞所見を認めた．

■診断上のポイント

1. 脳動脈の狭窄，閉塞の診断は，MRA，3D-CTA，または脳血管撮影によるが，もっとも非侵襲的な検査法である MRA をまず第一選択として行うことが多い．MRA では血管閉塞部で完全に無信号になり，それより末梢部の信号がみられない．
2. 頭蓋内脳動脈の狭窄，閉塞の好発部位は，内頸動脈系では内頸動脈サイフォン部や中大脳動脈三叉分岐部に，椎骨脳底動脈系では脳底動脈起始部と終末部に起こりやすい．

頸部頸動脈狭窄による一過性脳虚血発作

Stenosis of cervical carotid artery

㊲ 症例：58歳，男性．右頸部頸動脈狭窄による一過性脳虚血発作．

入院の約3ヵ月前より頻回に1分程度の短時間の右視野が狭窄する症状が出現．頭部MRIでは異常を認めない．

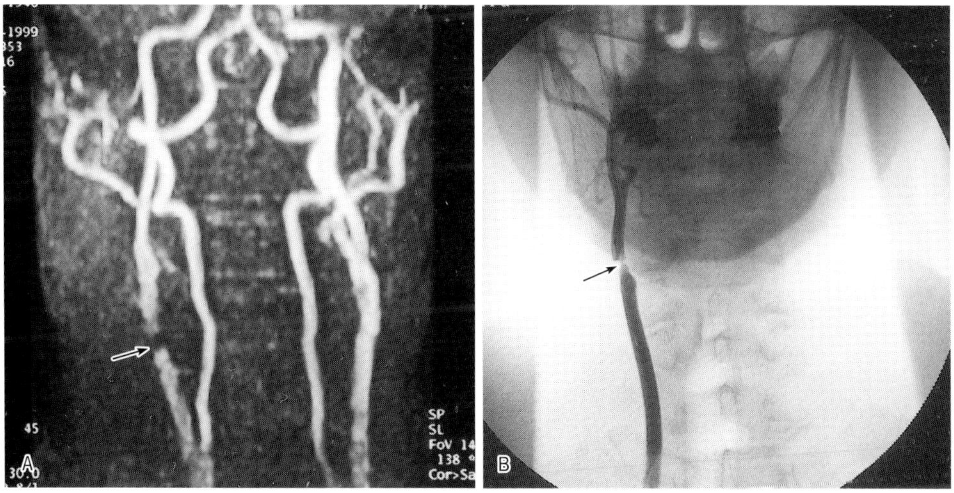

A：MRA，B：脳血管撮影

本例のMRA（A）では右総頸動脈分岐部付近で無信号（→）となっているが，その末梢部では再び信号がみられるflow gap所見が認められた．本例の脳血管撮影（B）では右総頸動脈から分岐部にかけて約90%の狭窄（→）を示した．

■診断上のポイント

1．一過性脳虚血発作（TIA）は頸動脈ないし椎骨動脈に粥状硬化（atheroma）による狭窄があり，そこに発生した壁在性血小板血栓が一部遊離し，それより末梢の血管を塞栓して起こるものと考えられている．

2．一般に，著明な頸動脈狭窄をみる例ではTIAの発作期間は短く，1時間以上の発作期間を示す例は動脈内塞栓で，頸動脈に狭窄のない例が多い．

3．頸動脈の狭窄，閉塞の診断は，まずMRAによる検索でほぼ診断可能である．本例のごとく，MRAで，頸動脈が完全に無信号になって再び末梢部で信号がみられる所見（flow gap）は，一般に70%以上の狭窄を示すとされている．頸部ドップラー超音波検査も診断上有用である．

高血圧性脳出血
Hypertensive intracerebral hemorrhage

㊳ 症例：49歳，男性．高血圧性脳出血（被殻出血）．
左上肢のしびれで発症し，まもなく左不全片麻痺となった．既往歴に高血圧あり．

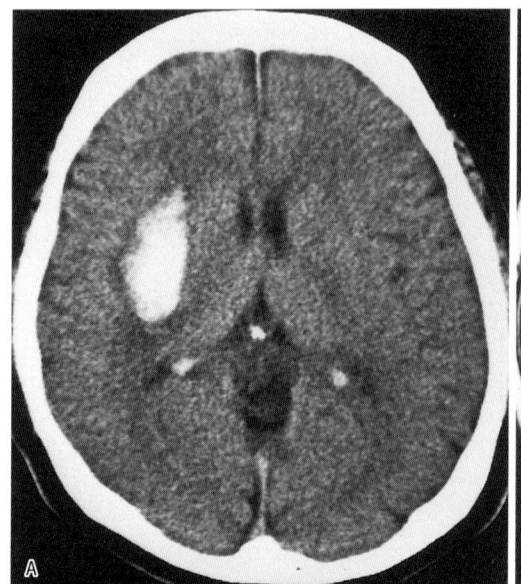

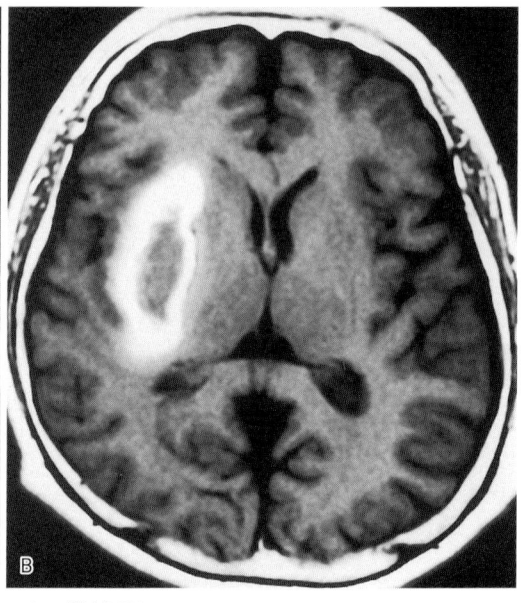

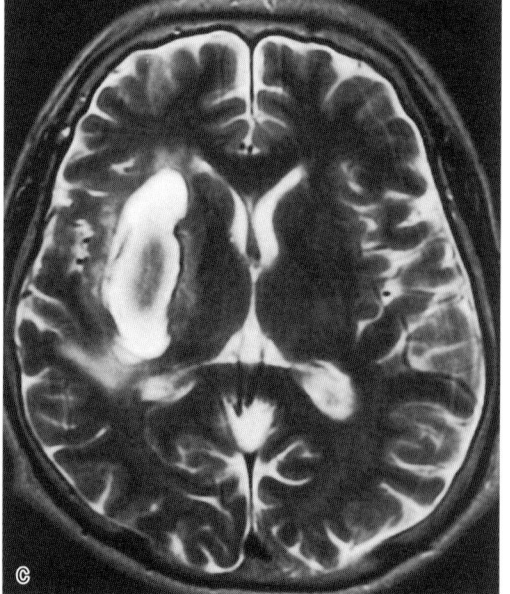

A：単純CT
B：T1強調画像
C：T2強調画像

Aの単純CT（発症後7日め）では大脳基底核の被殻部に4×3×2cm大の均一な高吸収域であったが，辺縁部は一部やや不規則で低吸収域をともなう．BのMRI T1強調像（発症後8日め）では等信号域を示したが，辺縁部は高信号像であった．CのT2強調像（発症後8日め）では等～高信号像であったが，辺縁部は高信号像を示した．

㊴

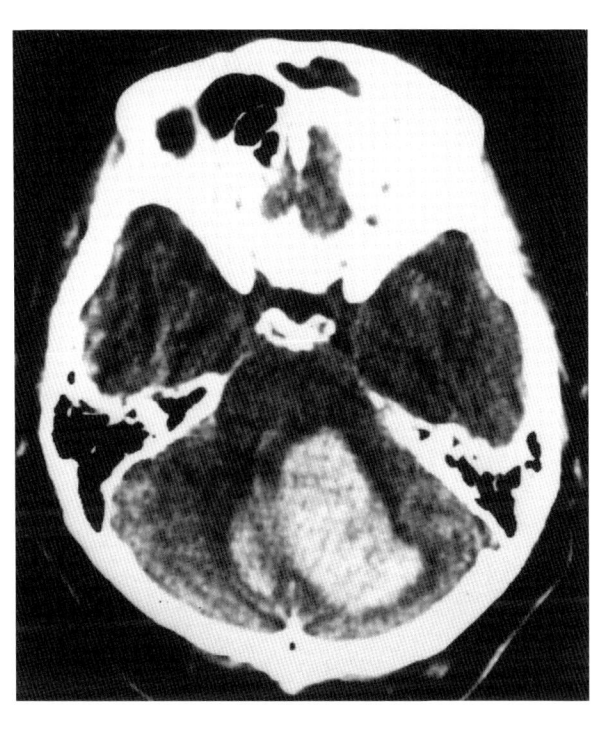

症例：47歳，男性．小脳出血．
　車を運転中に頭痛，意識障害にて発症し緊急入院．意識レベル200点（JCS）．緊急手術を行った．

発症直後の単純 CT では，左小脳半球を中心に正中部を越えて 5×4×4 cm 大の均一な高吸収域の血腫を示す．

■診断上のポイント

1．画像所見の要点

> **CT**
> - 急性期の出血性病変に関しては，CT が MR に比較し診断能が高く均一な高吸収域として描出され診断は容易である．高度の貧血のある場合は，急性期でも高吸収値を示さないこともあるので注意を要する．
> - 急性期の脳出血は高吸収域として描出されるが，時間の経過とともに高吸収域は吸収値が低下する．
> - 急性期（発症～7日）の血腫は境界鮮明な高吸収域を示す．亜急性期（8日～1ヵ月頃）では血腫の辺縁から吸収値が低下し，境界不鮮明，血腫の内部も不均一になる．慢性期（1～2ヵ月以降）では血腫全体が吸収され低吸収域となる．
> - 造影増強 CT では，血腫発生の急性期では増強所見を認めないが，1～6週にかけての血腫の融解過程において血腫をとりまいてリング状増強効果を示し，腫瘍性病変との鑑別上注意を要する．増強効果の機序は血腫周辺にできた肉芽組織の血管増生によると考えられている．
>
> **MRI**
> - 出血の診断には CT がより有用であるが，MRI は血管奇形，血管腫，腫瘍などの出血の原因検索のため行う意義がある．
> - 脳出血は，MRI ではヘモグロビンの代謝過程での鉄イオンの緩和作用の相違により，出血の時期により画像所見が異なる．

- 急性期（発症〜7日）：血腫を形成すると酸素分圧の低下により酸化ヘモグロビン（oxyHb）は，まず還元型ヘモグロビン（deoxyHb）へ変化する．oxyHb は反磁性体でプロトン信号に影響を与えないが，deoxyHb は常磁性体で内在する2価の鉄イオンにより局所磁場の不均一をきたし，T2が短縮する．このことから急性期では deoxyHb を反映してT1強調像では等信号，T2強調像で低信号を示す．
- 亜急性期（1週〜1ヵ月）：deoxyHb は出血から1週間前後でメトヘモグロビン（metHb）へ変化する．metHb が内在する鉄は3価の鉄イオンであり，これによりT1も短縮するようになる．一方，この時期は赤血球が壊れている状態のため局所磁場の不均一が持続するためT2は短縮したままである．したがって，亜急性期ではT1強調像では高信号，T2強調像では低信号から高信号となる．
- 慢性期（1ヵ月以降）：出血後2週を経過すると血腫の辺縁に被膜が形成され，この部にヘモジデリンなどの鉄色素が沈着し，局所の磁場が不均一になるため血腫の辺縁部はT2の短縮をきたす．出血の内部も溶解し液化するためT2強調像で高信号を呈し，T1強調像ではメトヘモグロビン（metHb）への変化のため高信号を示す．さらに時間が経過し陳旧性の血腫になると，metHb は完全に吸収されると，血腫の内部は髄液と同じ信号強度を示すようになり，T1強調像で等〜低信号，T2強調像で低信号を示す．

2．突然の頭痛，意識障害などの頭蓋内圧亢進症状と片麻痺などの巣症状で発症する．好発年齢は50〜70歳．
3．血腫の好発部位は，大脳基底核（被殻，視床）が約70％，そのほか大脳皮質下，小脳，橋である．
4．原因は高血圧による穿通枝動脈，髄質動脈の破綻による．しかし，若年発症例や皮質下出血，クモ膜下出血をともなう場合は他の原因による出血の可能性もあり，原因検索のための血管撮影が必要である．

表1　赤血球内のヘモグロビンの代謝過程と信号強度

	T1強調像	T2強調像
酸化ヘモグロビン（oxyHb）	等信号	等信号
還元型ヘモグロビン（deoxyHb）	等信号	低信号
メトヘモグロビン（metHb）	高信号	低信号
遊離メトヘモグロビン（metHb）	高信号	高信号
ヘモジデリン	等〜低信号	低信号

表2　脳出血の経過と信号強度

	T1強調像	T2強調像
急性期（発症〜7日）	等信号	低信号
亜急性期（1週〜4週）	等〜高信号	低〜高信号 低（辺縁部）
慢性期（1ヵ月以降）	高信号	高信号
血液成分吸収後	等〜低信号	低信号

クモ膜下出血 Subarachnoid hemorrhage

❹ 症例：64歳，男性．脳動脈瘤破裂によるクモ膜下出血．
突然激しい頭痛と尿失禁を認め緊急入院．見当識障害を認めた．

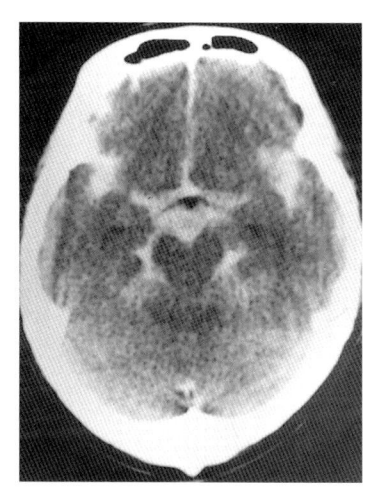

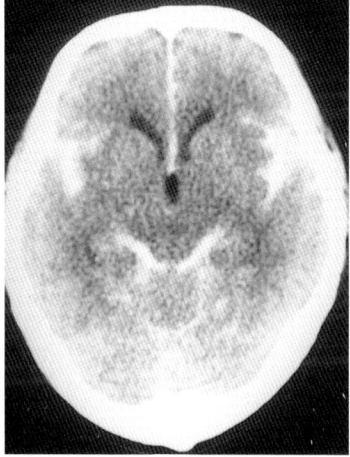

発症当日に撮影した単純CTでは，脳幹周囲，鞍上槽などの脳底槽，シルビウス裂，半球間裂などに左右広範囲に高吸収域がみられるが，脳室内出血はない．脳底槽などの血液層の厚さは2mm以上ありFisher Group 3と診断される．

■診断上のポイント

1．画像所見の要点

> **CT**
> - クモ膜下出血の診断にはCT検査が必須で，MRIでは診断困難．急性期クモ膜下出血のCT所見は，鞍上槽，迂回槽，シルビウス裂や脳表クモ膜下腔に出血による高吸収域としてみられる．
> - クモ膜下出血後のCT所見は，発症後の時期によって異なり，初期には高吸収域であるが，その後の経過により等吸収域から低吸収域へと変化するため，診断が困難になることもある．発症2日以内であれば100％診断可能であるが，1週後では高吸収域は約50％に減少するといわれる．
> - CT上のクモ膜下出血の分布と動脈瘤の部位との強い相関はない．

2．クモ膜下出血後3日〜14日頃に脳血管攣縮を生じ，脳梗塞を起こすことがある．また，クモ膜下出血後の髄液循環障害により水頭症を起こすこともある．

3．クモ膜下出血の原因の大部分は脳動脈瘤破裂である．その他の原因として脳動静脈奇形，モヤモヤ病，外傷，などがある．

4．発症時の症状は，突然の激しい頭痛，悪心嘔吐，意識障害が多い．

脳動脈瘤 Intracranial aneurysm

㊶ 症例：47歳，女性．巨大内頸動脈瘤．
来院する4〜5ヵ月前頃から視力低下に気づく．

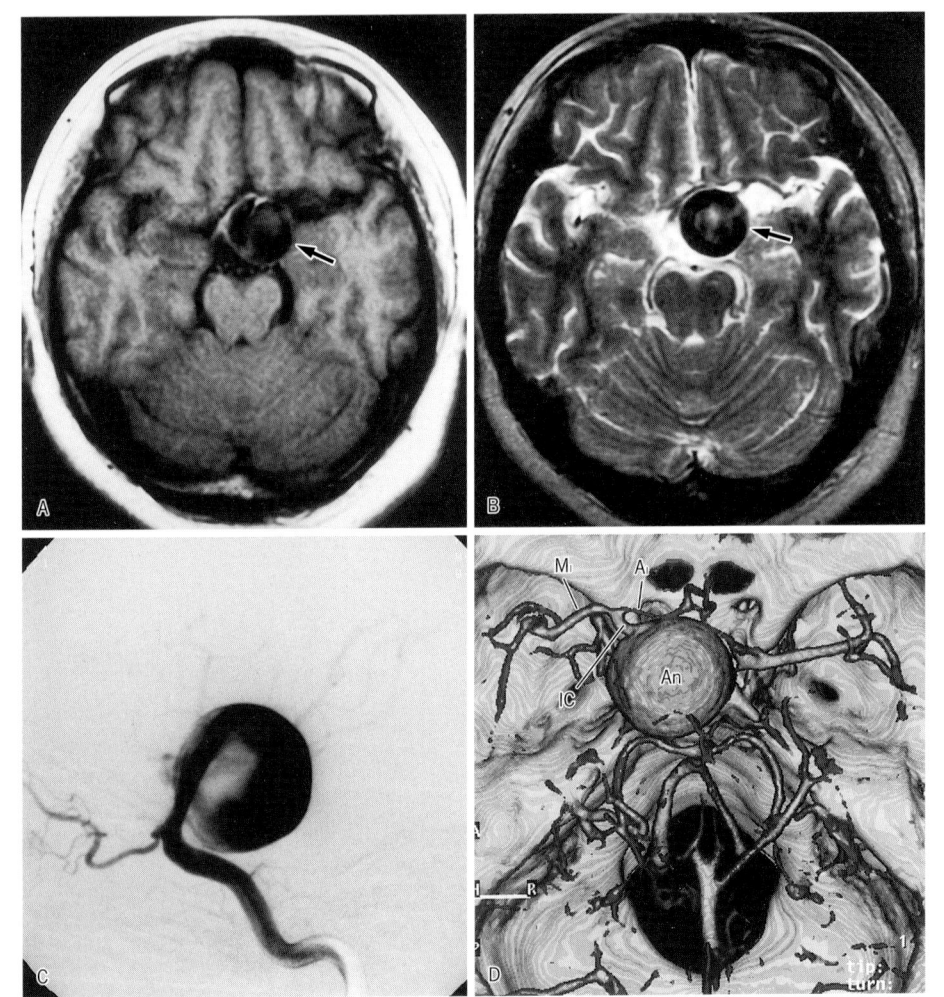

IC：左内頸動脈瘤
M₁：中大脳動脈
A₁：前大脳動脈
An：動脈瘤

A：T1強調画像，B：T2強調画像，C：脳血管撮影，D：3次元CT

MRI T1強調画像（A），T2強調画像（B）ではいずれも鞍上部に境界明確で，2.8 cm大の円形陰影がみられた．陰影はT1，T2強調像ともにflow voidによる無信号（低信号）を示し，その内部に不均一な高信号の混在を認めた（→）．脳血管撮影（C，左頸動脈撮影側面像）では，左内頸動脈に巨大動脈瘤を認めるが，親動脈と動脈瘤頸部との関係は不明瞭であった．巨大動脈瘤の内部は，動脈瘤内の血栓などにより一部造影欠損となっている．各方向から撮影した3次元CT（D）により巨大動脈瘤と頭蓋底骨との関係，動脈瘤の頸部が内頸動脈（C 2-3）にあり，周辺動脈との位置関係が明瞭となった．

㊷ 症例：46歳，女性．未破裂脳底動脈動脈瘤．
頭痛の精査の結果，MRA で脳底動脈に動脈瘤が発見された．

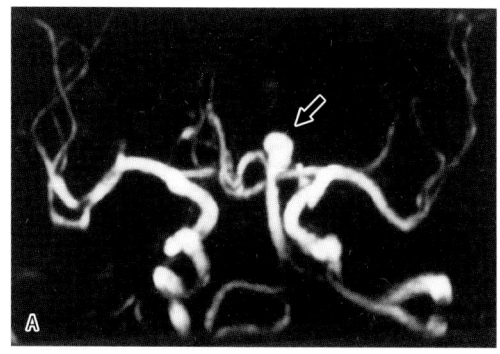

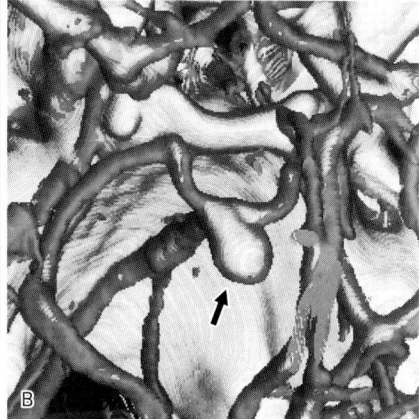

A：MRA
B：3次元CT

AのMRAでは，脳底動脈先端部に動脈瘤（→）を認める．Bの3D-CTAでも明らかに上方向きの動脈瘤（→）がみられる．

■診断上のポイント

1．画像所見の要点

MRI，MRA

- MRI では，血栓のない動脈瘤では血流が速く無信号を呈する（flow void）．大きな動脈瘤は血流の速い部分と遅い部分や血栓の器質化のいろいろな過程により，不均一な信号を示す．動脈瘤内の血栓化部分がメトヘモグロビンであればT1，T2強調像とも高信号域を示す．
- 近年，MRA の解像力の進歩により，動脈瘤の有無の検索などについての最初の検査，未破裂脳動脈瘤のスクリーニング目的として MRA を行うことが多くなっている．動脈瘤の大きさが5mm 以上の例では検出感度が高いが，3mm 以下では検出困難とされている．

3D-CTA

- 従来，脳動脈瘤の診断は脳血管撮影によって確定されている．しかし，動脈瘤の部位，形態，方向，親動脈との関係などについては，3D-CTA が脳血管撮影よりすぐれているか，同等といわれている．3mm 以下の小さな動脈瘤で脳血管撮影で診断困難の場合，3D-CTA で描出されることもある．

2．動脈瘤は約20％に多発してみられる．動脈瘤の好発部位は，ウイリス動脈輪前半部の前交通動脈，内頸動脈と中大脳動脈に約90％，椎骨脳底動脈に約10％に発生するといわれている．

3．巨大脳動脈瘤は直径25mm 以上の動脈瘤と定義され，全動脈瘤の3～4％．内頸動脈に多い．動脈瘤内に壁在血栓，石灰化をしばしばともなう．巨大脳動脈瘤は，動眼神経麻痺，視力低下などの脳神経圧迫症状で発症することが多い．

解離性動脈瘤 Dissecting aneurysm

❹❸ 症例：42歳，女性．左椎骨動脈解離性動脈瘤．
突然の頭痛，嘔吐で発症し，見当識障害を認めた．入院時の頭部CTではクモ膜下出血を認めた．

A：T1強調造影像
B：T1強調造影像
C：T2強調画像
D：MRA

写真は1年以上経過した上記の症例のMRIである．AのT1強調造影像では，延髄前方に隔壁によって真腔と偽腔に分離された解離性椎骨動脈瘤が認められる（→）．真腔と偽腔はいずれもflow voidにより低信号を示す．隔壁は線状の増強効果を示し，動脈および動脈瘤壁は増強効果を認める（→）．BもT1強調造影像であるが，動脈瘤の偽腔の一部が造影増強されている（→）．CのT2強調像でも延髄前方にflow voidによる低信号像を示している（→）．DのMRAでは，左椎骨動脈に解離性動脈瘤（→）を示す．

■診断上のポイント

1. 画像所見の要点

> MRI
> - MRIがCTより有用性が高い．解離性動脈瘤の診断は，動脈瘤の偽腔や隔壁の同定によってなされるが，偽腔は血栓化されて必ずしも描出されるとはかぎらない．偽腔内血栓の信号は，発症からの時期によって変化する．
> - 偽腔内血栓は，亜急性期～慢性期初期にはT1強調像で高信号を示す．壁内血腫による高信号により壁を広げ，flow voidの真腔を狭小化する．T2強調像で隔壁が観察されることがある．
> - 慢性期の追跡MRIでは，flow void signの拡大や真腔，偽腔，隔壁が明らかになることもある（double lumen sign）．
> - 増強MRIでは，血管壁，隔壁に線状の増強効果を認めることがある．

2. 確定診断は脳血管撮影による．血管撮影では，1）血管内腔の狭窄と拡張部分を示すpearl and string sign，2）偽腔と真腔を示すdouble shadow，3）血管の完全閉塞などの所見を示す．
3. 40～50歳代の比較的若年に好発．
4. 初発症状はクモ膜下出血か，または小脳，脳幹部梗塞（Wallenberg症候群など）で発症．
5. 好発部位は，椎骨動脈の硬膜貫通部，内頸動脈起始部から内頸動脈管内が好発．

MEMO

脳動脈解離の病態

成因：病的な内膜が断裂し，この部より血管壁を解離しつつ血液が壁内に流入し壁内血腫を形成，血管内腔の狭窄，閉塞をきたす．血管外膜下を解離し外膜血管外へ突出することがあり，ときには血管壁が破裂しクモ膜下出血を起こす．解離の原因として外傷の関与，動脈硬化，高血圧，梅毒，結節性動脈炎，線維筋性異形成，先天性中膜欠損，マルファン症候群などが報告されている．

分類：Yamauraらは，脳動脈解離を次の3型に分類している．

①dissection（解離）…血管内膜，中膜間への血液漏出であり，血管狭窄あるいは閉塞をきたす．
②dissecting aneurysm（解離性動脈瘤）…血管中膜，外膜間あるいは中膜内での血管解離で，動脈瘤様拡張をきたし，クモ膜下出血をきたすことがある．
③pseudoaneurysm（偽動脈瘤）…血管の破裂により血管外周囲組織で血腫腔の被膜が形成されている．

脳血管障害その10

脳動静脈奇形
Arteriovenous malformation

44 症例：37歳，女性．右側頭葉脳動静脈奇形．
15歳頃より頭痛とともに意識消失，けいれん発作で発症．

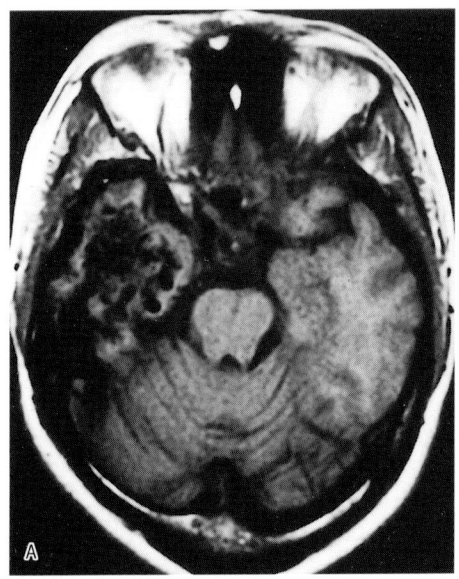

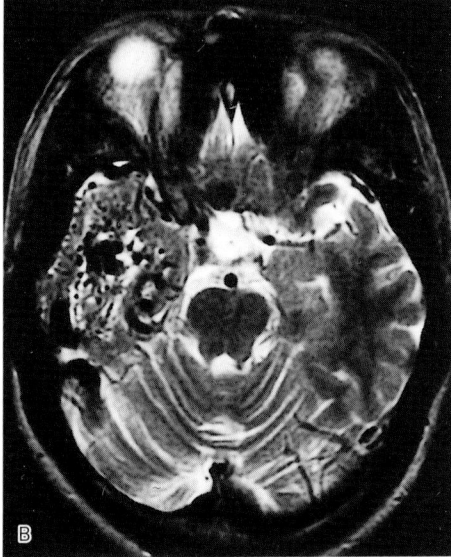

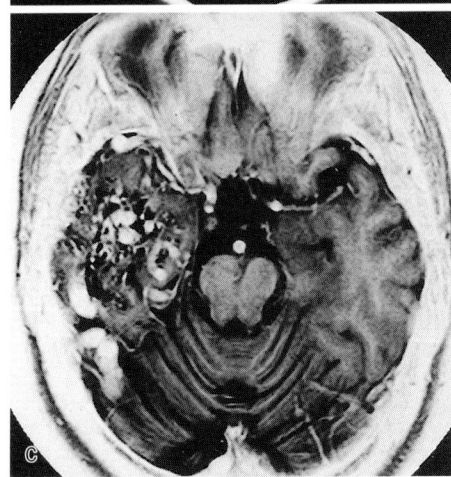

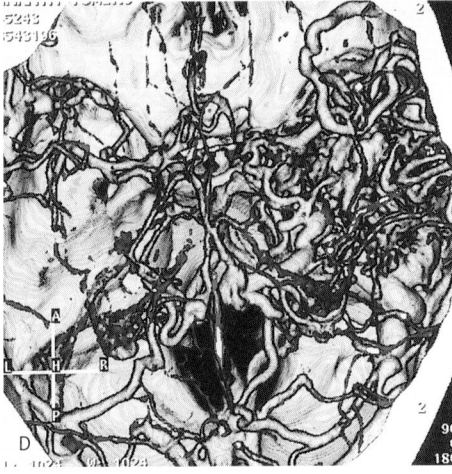

A：T1強調画像
B：T2強調画像
C：T1強調脳槽造影
D：3D-CTA

T1強調像（A）では，右側頭葉にnidus部は小さな低信号域が集簇し，流出静脈，流入動脈により棒状，管状の低信号（無信号）をともなう．T2強調像（B）ではnidus部が同様に多数の低信号域が集簇してみられ，一部高信号域を混在する．流出，流入血管による無信号像を合併する．T1強調脳槽造影（C）では，nidus部による低信号の集簇と流入，流出血管は血流速度などにより低～高信号を示す．3D-CTA（D）では動静脈奇形の全体像と局在が頭蓋底骨との関係で理解できる．右側頭葉の広範囲にnidusおよび流入，流出血管が混在してみられる．

■診断上のポイント

1. 画像所見の要点

   > **MRI**
   > - 脳動静脈奇形は異常血管塊（nidus）とその流入動脈と流出静脈からなる．CTよりMRIのほうが診断能が高い．
   > - MRIでは，nidus，流入動脈，流出静脈のいずれも流速が速いため，一般に無信号（flow void）となりT1，T2強調像ともに低信号を示す．nidusはT1，T2強調像で蜂の巣状の形をした無信号域を示すことが多い．
   > - また，動静脈奇形内の血栓形成などのため血流の遅い血管は高信号を示し，低信号の中に混在する．
   >
   > **CT**
   > - 単純CTでは，不均一で不整な高吸収域と低吸収域の混在，または高吸収域としてみられることが多い．高吸収域は異常血管や石灰化により，低吸収域は付随する虚血巣，gliosis，浮腫，陳旧性出血などによって起こる．
   > - 血管壁在血栓や周囲グリオーシス内の石灰化は，CT上点状，線状，曲線状や不規則な高吸収域としてみられる．
   > - 造影CTはnidus，流出静脈が著明に増強され，不均一で境界不規則な高吸収域を示す．流出静脈は蛇行した管状陰影としてみられる．
   > - 3D-CTAでは，造影増強されたnidus，流入動脈，流出静脈が混在した陰影としてみられ，その形態的特徴から動静脈奇形の診断は可能であり，その局在，異常血管の広がりを判断するのに参考となる．

2. 動静脈奇形の発生機転は，胎生期の脳血管の発生過程で正常毛細血管が形成されず，動脈，静脈でもない異常な血管塊（nidus）により動静脈が吻合して発生し，拡張した流入動脈と流出静脈が動静脈短絡を起こす．
3. 発生部位は，大脳が90％，小脳，脳幹が10％．好発年齢は15～40歳．
4. 臨床症状は，動静脈奇形からの出血，またはけいれんが主であるが，その他，頭痛，一過性脳虚血発作，神経脱落症状など．
5. MRI，MRA，3D-CTAなどでも診断可能であるが，脳血管撮影によって流入動脈，流出静脈の本数，それらの同定やnidusとの関係，それらの循環動態が理解され，術前検査として必須である．nidus内に動脈瘤を合併することがある（約10％）．

海綿状血管腫 Cavernous angioma

㊽ 症例：12歳，男性．多発性海綿状血管腫．
生後1歳ころよりけいれん発作があり，CTでは多発性石灰化を認めた．経過中，脳室内血腫，水頭症を起こし，脳室腹腔シャント術を受けている．

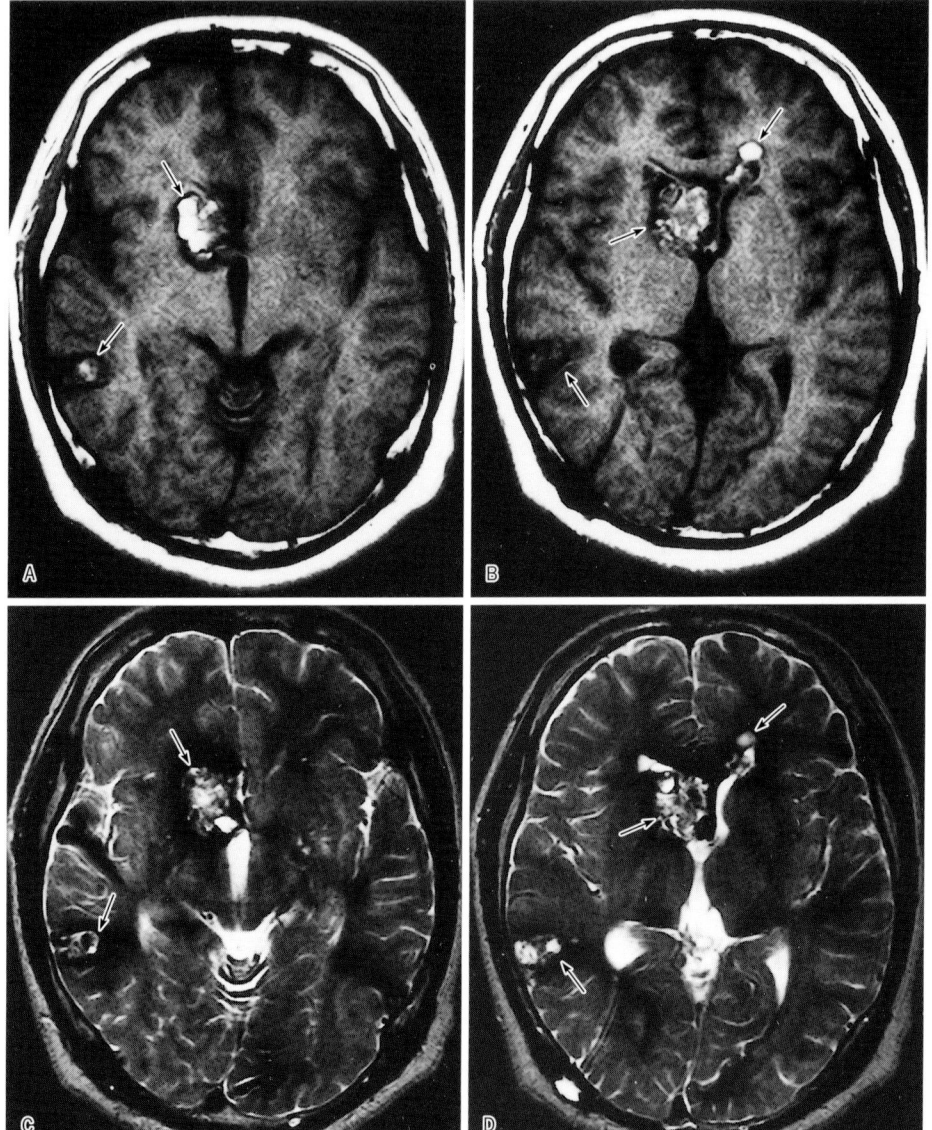

A：T1強調画像
B：T1強調画像
C：T2強調画像
D：T2強調画像

MRI T1強調像（A，B）では，右尾状核，右側頭葉後部，左前角傍脳室部に不均一な高信号とその周辺に低信号をともなう異常陰影（→）を示す．T2強調像（C，D）では，多発性に不均一な高信号と一部低信号の周辺に低信号帯を認める（→）．

■診断上のポイント

1. 画像所見の要点

> **MRI**
> - MRIの診断能が高く，CT単独では診断不能．
> - 海綿状血管腫は，内部がさまざまな時期の出血を示す不均一な信号パターンを示し，T1，T2強調像ともに高信号と低信号が混在してみられる．T2強調像で辺縁部はヘモジデリンの沈着により強い低信号帯をともなう特徴的所見を示す．周辺への圧迫所見はない．
> - 造影MRIでは部分的に増強されることがある．
>
> **CT**
> - 単純CTでは不均一な等〜高吸収域を示す．しばしば，点状，層状の石灰化による高吸収域をともなう．
> - 造影CTでは軽度の増強効果を示すことが多い．

2. 海綿状血管腫の病態は，sinusoid様の血管腔が塊状になって，血管の間に脳実質が介在しない．しばしば多発性にみられる．
3. 好発部位は大脳半球皮質下，基底核，橋．
4. 臨床症状としては，けいれん，出血で発症することが多い．
5. 脳血管撮影では，異常血管の検出はみられず，正常〜無血管野の所見を示す．

MEMO

血管造影上潜在性脳血管奇形 angiographically occult vascular malformation

◇脳血管撮影上描出されない脳血管奇形を angiographically occult vascular malformation と命名している．脳血管奇形の約10%を占める．描出されない理由は，①出血により病変部の血管が閉塞，または血腫による圧迫，②脳血管奇形の血流が微弱，③異常血管のサイズが小さい，などによる．

◇**血管造影上潜在性脳血管奇形の組織型別頻度**
　脳動静脈奇形：約50%，海綿状血管腫：約25%，毛細管拡張：約10%，静脈性血管腫：約10%

◇**画像**：海綿状血管腫にも類似する．CTでは，境界明瞭な等吸収，または斑状の高吸収として描出される．病変部または周囲に増強効果を示す．MRIでは，T2強調像で高，または低吸収の網状の中心陰影と周囲に低吸収の外縁を示す．過去の出血の所見を描出する．

脳血管障害その12

静脈性血管腫，静脈奇形
Venous angioma, Venous malformation

46 症例：38歳，女性．橋静脈性血管腫．
左半身しびれ，めまい，歩行困難を訴え，出血をともなった静脈性血管腫で発症．神経学的に左半身知覚障害，眼振，小脳失調を認めた．

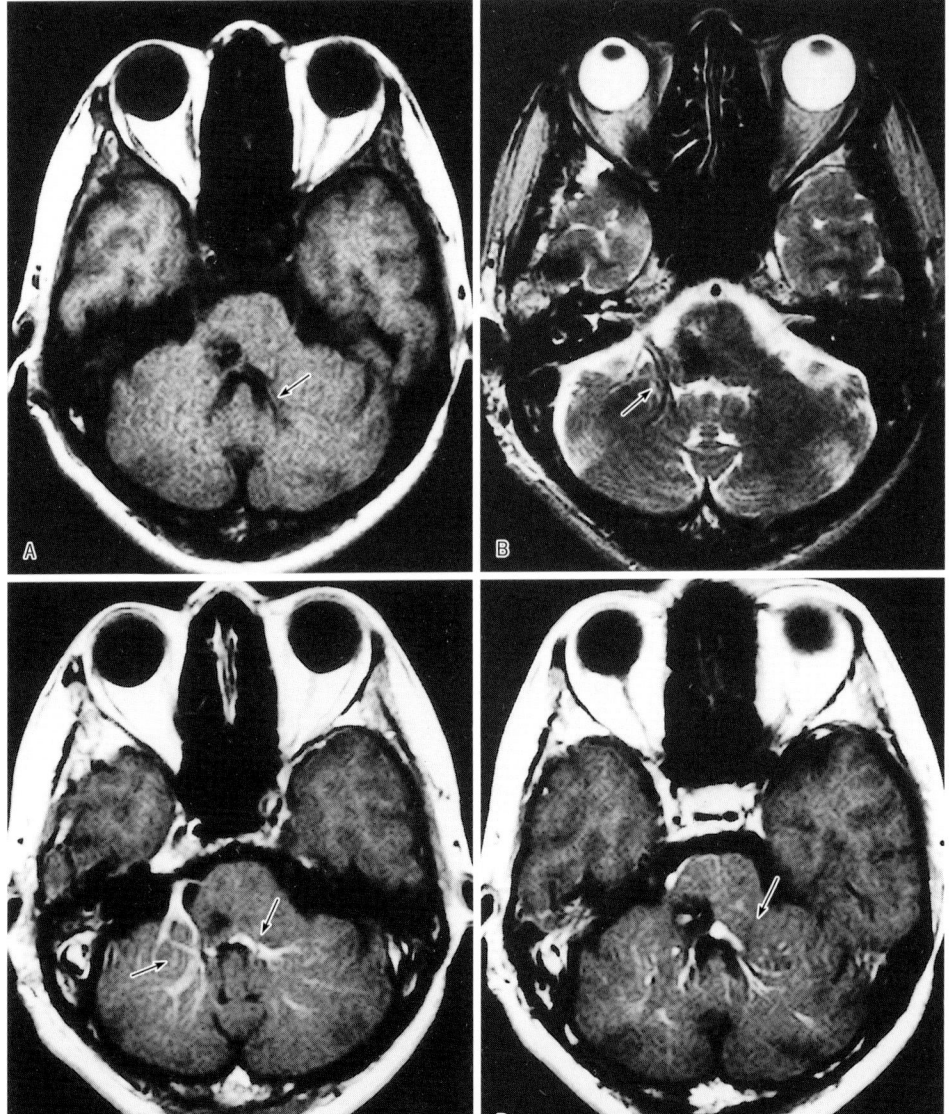

A：T1強調画像
B：T2強調画像
C：T1強調造影像
D：T1強調造影像

出血発症3年後のMRIである．MRI T1強調像（A）では，右橋背側部に低信号域を認め，小脳実質内の第4脳室近傍部に管状の低信号（→）を示した．T2強調像（B）では，右小脳橋脚付近に管状の高信号（→）を認めた．T1強調造影像（C, D）では，小脳，小脳橋脚に拡張した髄質静脈が造影増強して多数みられ，放射状に1ヵ所に集合している（→）．

■診断上のポイント

1. 画像所見の要点

> **MRI**
> - MRI が CT より有用である．
> - 静脈性血管腫とは，髄質静脈の拡張を主体とする静脈還流の異常をいう．多数の髄質静脈が放射状に合流して（umbrella または caput medusae 所見という），1本の拡張した髄質静脈に還流する．動静脈短絡はない．
> - 皮質静脈の欠損による表在還流型と深部静脈の欠損による深部還流型に分類される．
> - MR では，拡張した流出静脈が線状，点状の無信号としてみられるが，流速が遅いと高信号として描出されることがある．
> - 流出静脈は脳実質を貫通し，脳表に対し垂直に走行するのが特徴である．
> - 造影 MRI では，髄質静脈は血流が遅いためよく増強され，はけで掃いたような索状の放射状増強所見を認める．
>
> **CT**
> - 単純 CT では診断困難．ときに出血や石灰化により高吸収域を認める．
> - 造影 CT では拡張した髄質静脈が点状，線状にみられ，これらが集簇する所見をみることがある．

2. 大脳白質深部や小脳深部，橋などに発生する．
3. 出血やけいれんで発症することもあるが，無症状が約30％である．

脳血管障害その13

モヤモヤ病 Moya moya disease

㊼ 症例：41歳，男性．右視床出血を合併したモヤモヤ病．
頭痛，左上肢の脱力，構語障害で発症．

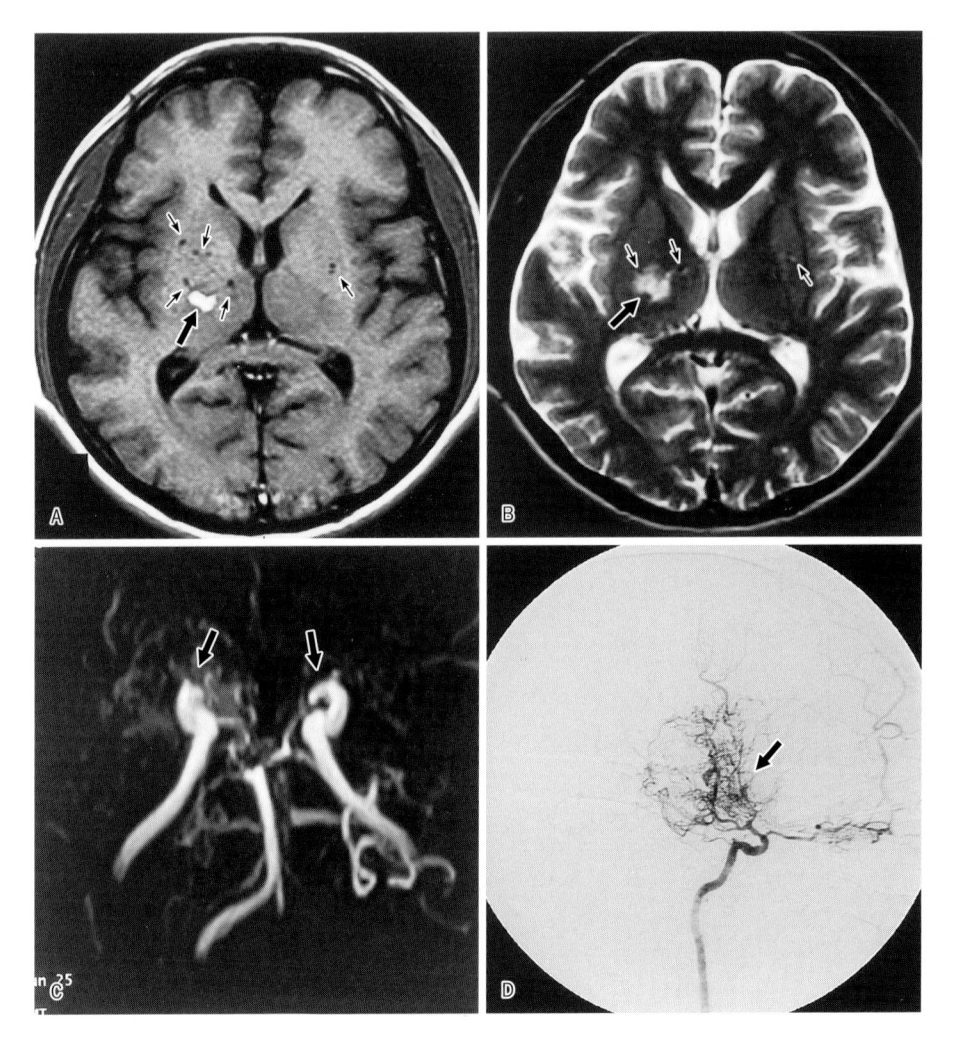

A：T1強調画像
B：T2強調画像
C：MRA
D：脳血管撮影

本例のMRI T1, T2強調画像は発症後7日めのものである．T1強調像（A）では両側基底核にモヤモヤ病による穿通枝血管が無信号（flow void）としてみられる（→）．右視床に小出血による高信号を認める（→）．T2強調像（B）では，多発性穿通枝血管が無信号としてみられ（→），出血が高信号として描出されている（→）．MRA（C）は，両側内頸動脈が分岐部付近で閉塞（→）し，前，中大脳動脈の本幹は描出されない．基底部に細い血管が集簇して認められる．脳血管撮影（D）では両側内頸動脈終末部，前および中大脳動脈近位部の閉塞（狭窄）と大脳基底部に異常血管網（→）がみられることを確認した．

■診断上のポイント

1．画像所見の要点

> MRI，MRA
> - MRAではウイリス輪の内頸動脈フォーク部の無信号が，動脈の狭窄により細いか，または閉塞により消失している．
> - 大脳基底核部の穿通枝によるモヤモヤ血管が篩状の無信号（または低信号）として認める．
> - 発症は虚血型と出血型とある．虚血型は慢性期に大脳皮質に多発性脳梗塞や脳萎縮を示すことがある．出血型は傍側脳室部の脳内出血，脳室内出血，クモ膜下出血などを合併し，それぞれの病態に応じた像を呈する．
> - 造影MRIでは，とくに小児において軟髄膜が増強され脳溝に沿って線状の高信号（ivy sign）を示すことが特徴である．
>
> CT
> - CTよりMRのほうが有用性が高いが，造影CTもかなり有用である．
> 単純CTでは血管の描出はなく，脳虚血，または出血があった場合に異常として捉えられる．虚血型では脳梗塞や脳萎縮を示すことがあり，出血型では脳出血，脳室内出血を示す．
> - 造影CTではウイリス動脈輪の描出不良，大脳基底核に多数の穿通枝によるモヤモヤ血管が造影され，多数の点状陰影としてみられる．

2．モヤモヤ病の病態は，両側の内頸動脈終末部，前および中大脳動脈の近位部の狭窄，閉塞が進行性に生じるとともに種々の側副路が発達し，その中の脳底部の多発性の拡張穿通動脈をモヤモヤ血管と呼んでいる．

3．好発年齢は5歳を中心とした小児発症例と30～40歳の成人発症例とある．

4．小児例は虚血型（TIA，脳梗塞）が多く，成人例は頭蓋内出血で発症することが多い．

静脈洞血栓症 Sinus thrombosis

❹ 症例：27歳，男性．出血性脳梗塞を合併した上矢状静脈洞血栓症．けいれん発作で発症．発症5日めより右不全片麻痺が出現した．血液検査でprotein C低値をともなう凝固能亢進あり．

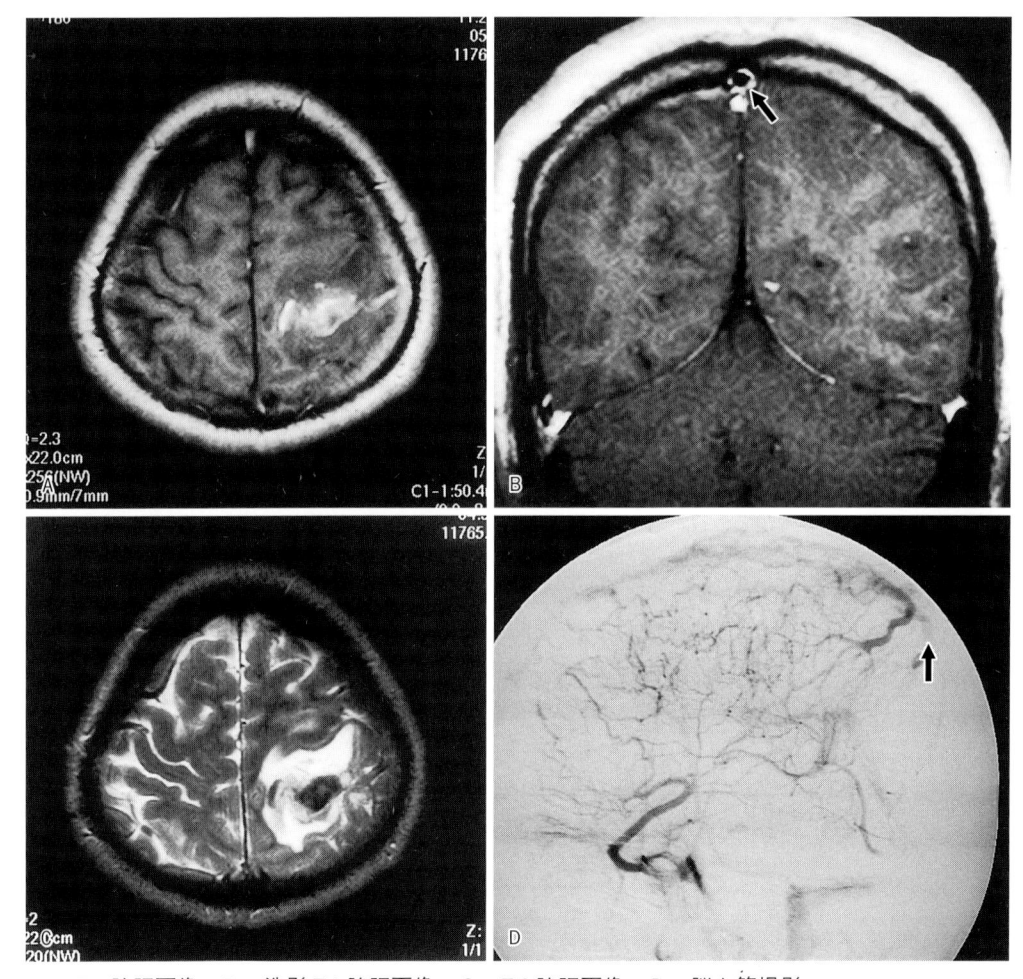

A：T1強調画像，B：造影T1強調画像，C：T2強調画像，D：脳血管撮影

発症後7日めのT1強調像（A）では，左前頭頭頂葉に内部に出血による高信号をともない辺縁は等〜低信号を示す．T2強調像（C）では内部は低信号を示し，辺縁は低〜高信号を呈した．造影T1強調像（B）では上矢状洞後部の前額断面で，血栓化静脈洞壁が増強効果を示すが内腔は低信号を示した（空洞三角徴候, empty delta sign, →）．脳血管撮影（D）では上矢状静脈洞後1/3部で完全に閉塞所見（→）と脳表の上行静脈などの怒張，蛇行と副血行の発達を認めた．

■診断上のポイント

1. 画像所見の要点

> **MRI**
> - 静脈洞内血栓が時間的経過によって信号像が異なる．急性期（発症1～5日め）ではT1強調像で等信号，T2強調像で強く低信号を示す．亜急性期（15日頃まで）では血栓はT1，T2強調像ともに強い高信号を示す．しかし，静脈洞はもともと血流が遅いためとりうる信号もさまざまで，血流と血栓との判別が困難な場合もあり注意を要する．
> - 間接所見として，頭蓋内圧亢進による脳浮腫，脳室の狭小化，静脈性脳梗塞，出血性梗塞，静脈圧亢進による出血などを示す．
> - 造影MR T1強調像では，静脈洞血栓の静脈洞内腔は増強されない部分として描出され，静脈洞壁は増強効果を認める特徴がある（empty delta sign）．
> - 側副路として脳表の拡張した静脈が増強されて描出されることがある．
>
> **CT**
> - 単純CTでは，脳表静脈内凝固を示す特徴的所見として脳表に索状高吸収域を示す（cord sign）．
> - 造影CTでは，静脈洞壁が造影増強され，内部の血栓は増強されない特徴的所見を示す（empty delta sign）．

2. 脳血管撮影により静脈洞の閉塞を確定診断する．静脈洞に入る脳皮質静脈の停滞，拡張，蛇行所見も診断上重要である．
3. 初発症状はけいれんが多い．頭蓋内圧亢進症状，静脈性脳梗塞を合併することも多い．好発部位は，上矢状静脈洞，横静脈洞に多い．
4. 原因は，感染症（副鼻腔炎，中耳炎など），凝固能亢進状態，脱水，妊娠，分娩後，経口避妊薬など．

頭部外傷の一般事項

■ CTか，MRIか？

- 急性期の頭部外傷の診断や病態の把握には，CTのほうがMRIより優れている場合が多く，初診の検索はCTを第一選択とする．とくに頭蓋内出血，頭蓋骨骨折，気脳症，頭蓋内異物の診断にはCTがよりすぐれている．
- しかし，頭部外傷による非出血性病変や頭蓋底近傍病変，脳幹，後頭蓋窩病変では，MRIのほうが診断能においてCTより優れている．とくに，脳挫傷やびまん性脳損傷，脳浮腫のひろがりなどの診断においてMRIがより有用である．

■頭部外傷の分類

1．開放性（穿通性）脳損傷と閉鎖性脳損傷

開放性脳損傷とは開放創があって，脳損傷が外界と連絡がある場合をいう．これに対し脳損傷があっても外界と連絡がなく孤立している場合を閉鎖性脳損傷という．

2．Gennarelli の分類

Gennarelli（1984）は，頭部外傷を 1）頭蓋骨損傷，2）局所性脳損傷，3）びまん性脳損傷の3つに分類する新しい概念を発表し，広く使われている．

頭蓋骨損傷 skull injuries	局所性脳損傷 focal brain injuries	びまん性脳損傷 diffuse brain injuries
円蓋部骨折 線状骨折 陥没骨折 頭蓋底骨折	硬膜外血腫 硬膜下血腫 脳内血腫 脳挫傷	軽度脳振盪 古典的脳振盪 びまん性軸索損傷 軽度びまん性軸索損傷 中等度びまん性軸索損傷 重度びまん性軸索損傷

3．CT所見による重症頭部外傷の分類（Marshall et al, 1991）

Marshallらは，重症例のCT所見と予後（死亡率）とに高い相関性のあることを示した．

カテゴリー	所　見	死亡率(%)
広範性Ⅰ（所見なし）	肉眼的異常所見なし	10
Ⅱ	脳槽可視，正中偏位 0〜5 mm	14
Ⅲ（腫脹）	脳槽消失，正中偏位 0〜5 mm	34
Ⅳ（偏位）	正中偏位 5 mm<	56
局在性（血腫）	手術例	39
（血腫）	25 ml>，非手術例	59
（脳幹）	脳幹損傷	67

急性硬膜外血腫
Acute epidural hematoma

㊾ 症例：47歳，男性．急性硬膜外血腫．
駅のホームで転倒し右前頭頭頂部を強打した．受傷直後約5分間の意識消失を認めたが，その後意識清明となる．受傷約1時間後から意識混濁状態となり，徐々に意識レベルの低下と左不全片麻痺を認めた．単純XPでは右前頭側頭骨に骨折を認めた．

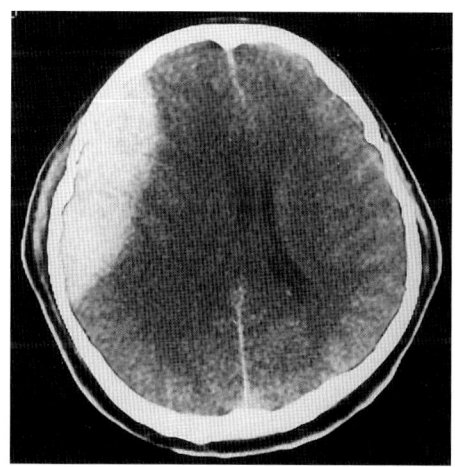

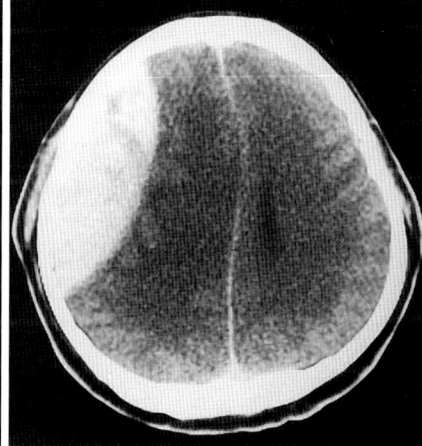

左図の単純CTでは，右前頭側頭部に凸レンズ型の境界明瞭で，ほぼ均一な高吸収域を認める．右側脳室への圧排，変形と正中構造の偏位をともなっている．

■診断上のポイント

1. 画像所見の要点

> - 急性期はCTによって診断される．硬膜外血腫のCT所見は，限局した凸レンズ状の高吸収域を示す．
> - 高吸収域と低吸収域との混在した血腫では，現在出血が持続していると考えられる．
> - 急性硬膜下血腫に比較してmass effectに乏しく，正中構造の偏位や脳室の変形が軽度である．
> - 骨条件のCTによって骨折を描出できることが多い．

2. 受傷による直撃により中硬膜動脈や静脈洞が損傷し，硬膜外血腫が発生する．
3. 好発部位は，側頭部，前頭側頭部に多い．
4. 頭部単純撮影で中硬膜動脈の血管溝を交叉する骨折線をみたときは，硬膜外血腫の発生の可能性があり十分な注意が必要である．
5. 意識清明期をともなう意識障害の場合は急性硬膜外血腫を疑う．

急性硬膜下血腫
Acute subdural hematoma

❺⓪ 症例：27歳，男性．急性硬膜下血腫．
ビルの階段から転落したところを発見され救急車で搬入された．入院時意識レベルは
JCS 300点（昏睡），瞳孔不同（右＜左），対光反射（－），人形の目現象（－）．

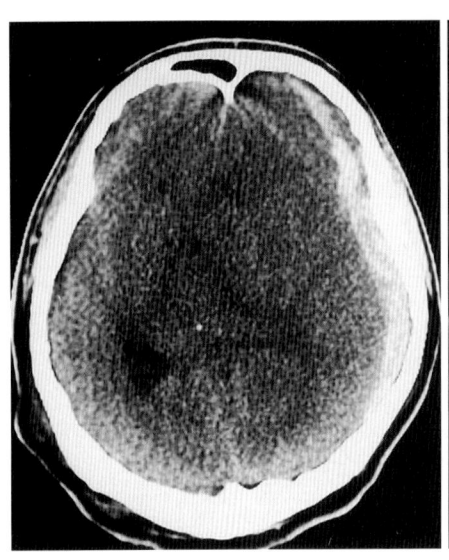

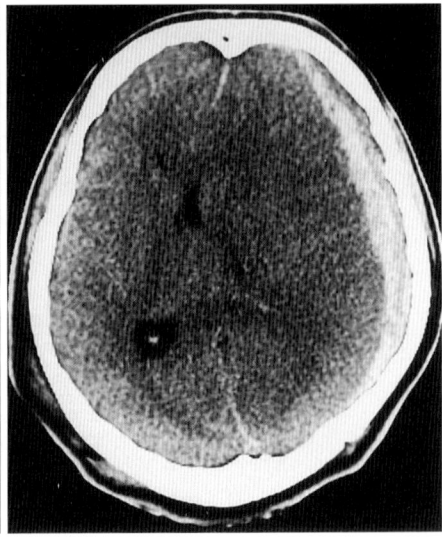

左図の単純CTでは，左大脳表面硬膜下に3日月状の広範な高吸収域を認める．血腫によって左側脳室の圧排および正中構造の著明な偏位がみられる．

■診断上のポイント

1．画像所見の要点

- CTによって診断される．CTでは脳穹窿面に沿って脳表の広い範囲にわたって三日月状，または凹の鎌状の高吸収域として血腫が描出される．
- 血腫が血漿と血球に分離したり，クモ膜の損傷で髄液が硬膜下腔へ混入することにより，低吸収域と高吸収域が混在することがある．
- 通常，急性期の血腫では高吸収域であるが，亜急性期には等～低吸収域となる．

2．出血源は，架橋静脈の損傷や挫傷脳の小血管からの出血による．
3．通常，急性硬膜下血腫は脳挫傷を合併し，挫傷部からの出血によって硬膜下血腫を形成する．
4．反衝による脳損傷から硬膜下血腫を形成することがある．したがって，打撃の反対側に硬膜下血腫をみることも多い．また，大脳鎌や小脳テントに沿ってみられることもある．

外傷性脳内血腫

Traumatic intracerebral hematoma

(51) 症例：35歳，男性．挫傷性脳出血（外傷性脳内血腫）．
スカイダイビング中に着地に失敗して左前頭部を強打した．受傷直後は意識は軽度混濁状態であったが，受傷後9時間後頃より右片麻痺が出現し，意識レベルはさらに低下した．

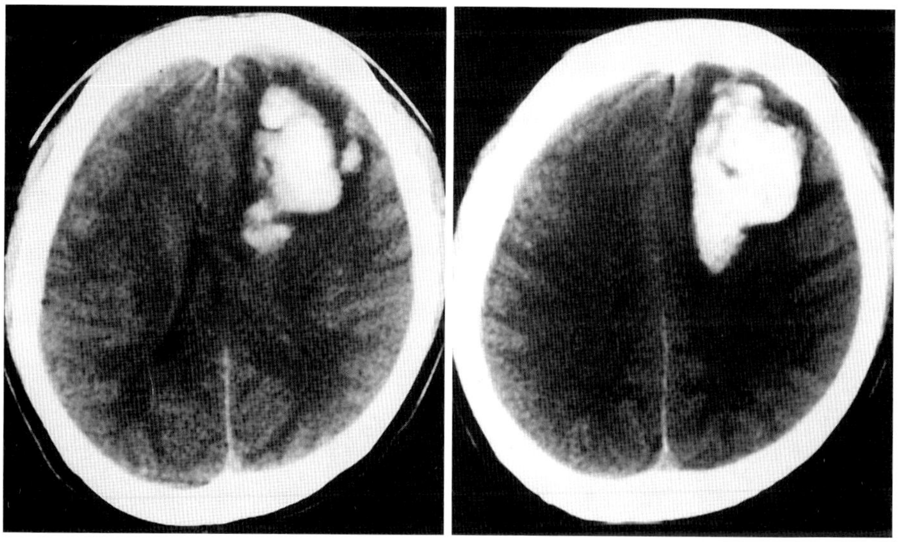

左の2枚の写真は，受傷後16時間後の単純CTである．左前頭葉皮質下に辺縁不規則な高吸収域を認める．血腫の大きさは6×5×4 cm大で，左側脳室への圧排をみる．

■診断上のポイント

1．画像所見の要点

- 通常，脳内血腫は脳の皮質下にほぼ均一な高吸収域としてみられる．
- 脳挫傷との鑑別は，脳内血腫はmass effectを示す約3 cm以上の大きさで，均一な高吸収域を示す．脳挫傷では不均一な高吸収域を示す．

2．発生機序は，①脳実質内の動脈損傷による場合　②脳挫傷部の小出血が癒合して血腫を形成する場合の2つが考えられるが後者が多い．

3．脳挫傷の好発部位である前頭葉，側頭葉に外傷性脳内血腫も多い．

慢性硬膜下血腫
Chronic subdural hematoma

㊷ 症例：73歳，女性．右慢性硬膜下血腫（低吸収型）．
階段で転倒して頭部を打撲した．受傷約1ヵ月後頃より軽度歩行障害がみられ，徐々に増悪したため来院した．

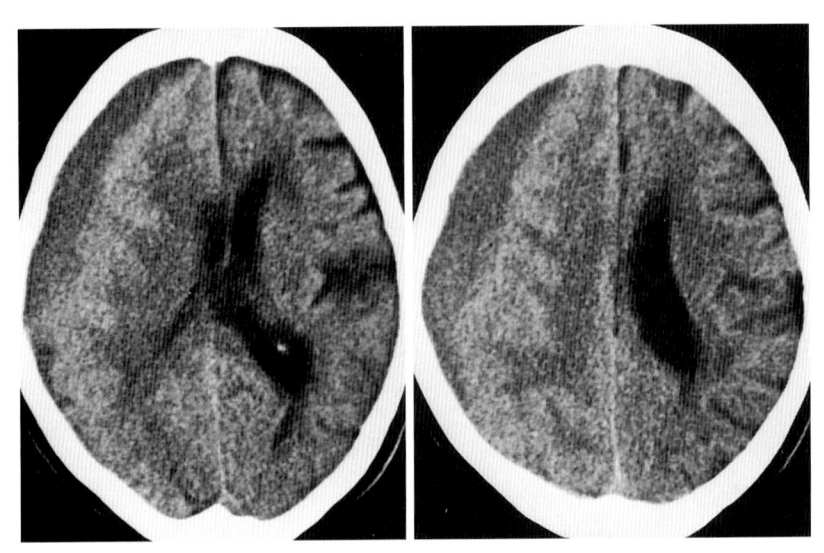

左図の単純CTは，受傷後約2ヵ月後来院した際の写真である．右前頭頭頂部脳穹窿面に沿った硬膜下に三日月状の低吸収域を認める．硬膜下血腫の圧排により右大脳の脳溝は消失し，右側脳室の圧排と正中構造の左方への偏位がみられる．

㊸ 症例：80歳，女性．右慢性硬膜下血腫（鏡面形成型）．
最近話の内容につじつまのあわないことがあったり，見当識障害がみられ，ときどき転倒することがあり受診した．約1ヵ月前に転倒して後頭部を打撲している．

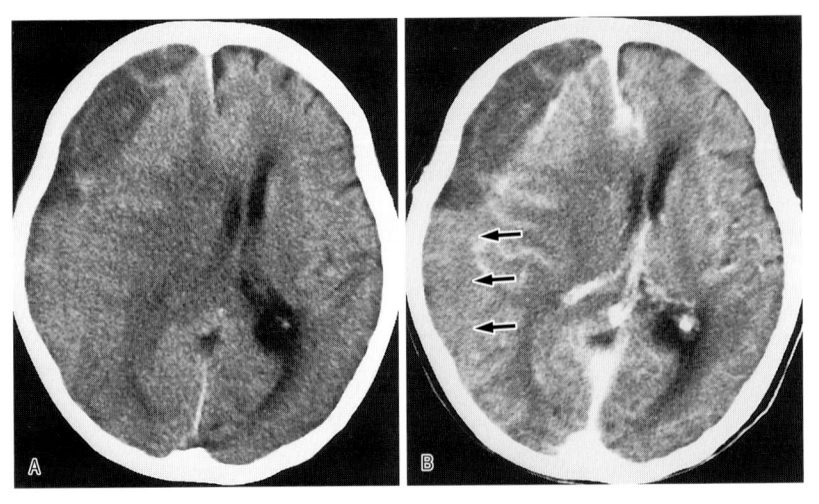

A：単純CT　B：造影CT
左右のCTは受傷約1ヵ月後の写真である．左図（A）の単純CTでは，右前頭頭頂側頭部の脳穹窿面に沿って，三日月状の異常陰影を認める．異常陰影は前方の低吸収域を主とした部と後方の等吸収域との混合像で，それらの境界は鏡面（ニボー）形成をしている．右図（B）の造影CTでは，単純CTで等吸収域と正常脳表面との境界が明らかでなかったが，造影CTにより硬膜下血腫と正常脳との境界が判明した（→）．

54 症例3：72歳，女性．両側性慢性硬膜下血腫．
右側頭部をなぐられたが，意識消失や頭痛はなかった．受傷3〜4日後の頭部CTで軽度の硬膜下水腫を認めたが，とくに症状もなく経過観察をしていた．受傷1ヵ月半後のCT，MRIで血腫の増大が明らかになったため入院となった．

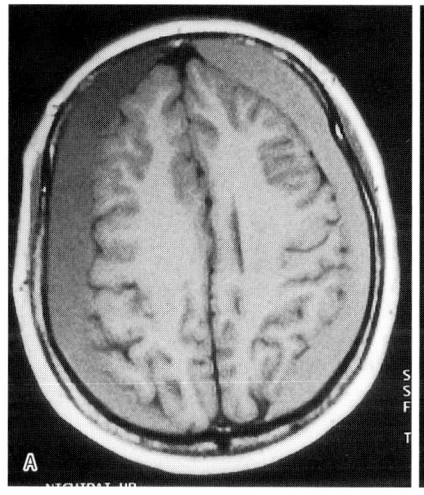

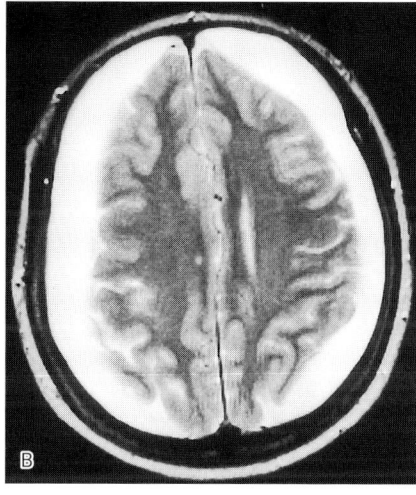

A：T1強調画像
B：T2強調画像

A，Bは受傷1ヵ月半後のMRIである．AのMRI T1強調像では，両側性の脳穹窿面に沿って硬膜下に軽度低信号域がみられる．BのMRI T2強調像では高信号域を示す．T1，T2強調像ともに境界明瞭に硬膜下血腫がみられ，CTに比較しその広がり（範囲）が明瞭に判定可能となる．脳溝は血腫の圧排によりはっきりしなくなる．

■診断上のポイント

1．画像所見の要点

> **CT**
> - 脳表の穹窿面に沿って三日月状〜半月状，ときに凸レンズ型の硬膜下血腫を認める．
> - 血腫のX線吸収値は出血の時期や液状化の状態によって低吸収〜高吸収値を示す．X線吸収値により低吸収型，等吸収型，高吸収型，混合型，鏡面形成型(層形成型)の5型に分類される．
> - 血腫の圧排により脳溝の不明瞭化（脳溝消失徴候）や脳室の変形，正中構造の偏位を示す．
> - 血腫が等吸収値の場合，脳実質との境界が不明瞭である．この場合，造影CTによって血腫被膜が増強されたり，脳表の血管が増強されることにより血腫の境界が明らかとなる．
>
> **MRI**
> - MRIはCTより有用である．等吸収型の血腫や小さな血腫でもMRIによって明瞭に検出され，脳実質との境界が明らかとなる．
> - 一般に，正常灰白質に対しT1強調像で高信号域，T2強調像でも高信号域を示す．これは血腫内の遊離メトヘモグロビンのT1短縮効果によると考えられている．しかし，T1強調像で低〜等信号を示したり，T2強調像で低信号を示すこともある．

2．60歳以上の高齢者，男性に多い．
3．軽微な外傷後1〜3ヵ月後に発症することが多い．
4．頭痛，歩行障害（軽度の片麻痺），精神症状で発症する．
5．アルコール多飲者や糖尿病，出血傾向（抗凝固療法，肝機能障害など）を持っている人に多い．

脳挫傷 Cerebral contusion

(55)

症例：62歳，男性．脳挫傷＋外傷性クモ膜下出血．

駅の階段で倒れているところを発見され救急車で搬入された．左前頭部に頭皮挫創あり．頭痛を訴え，意識レベルはJCS 3点であった．

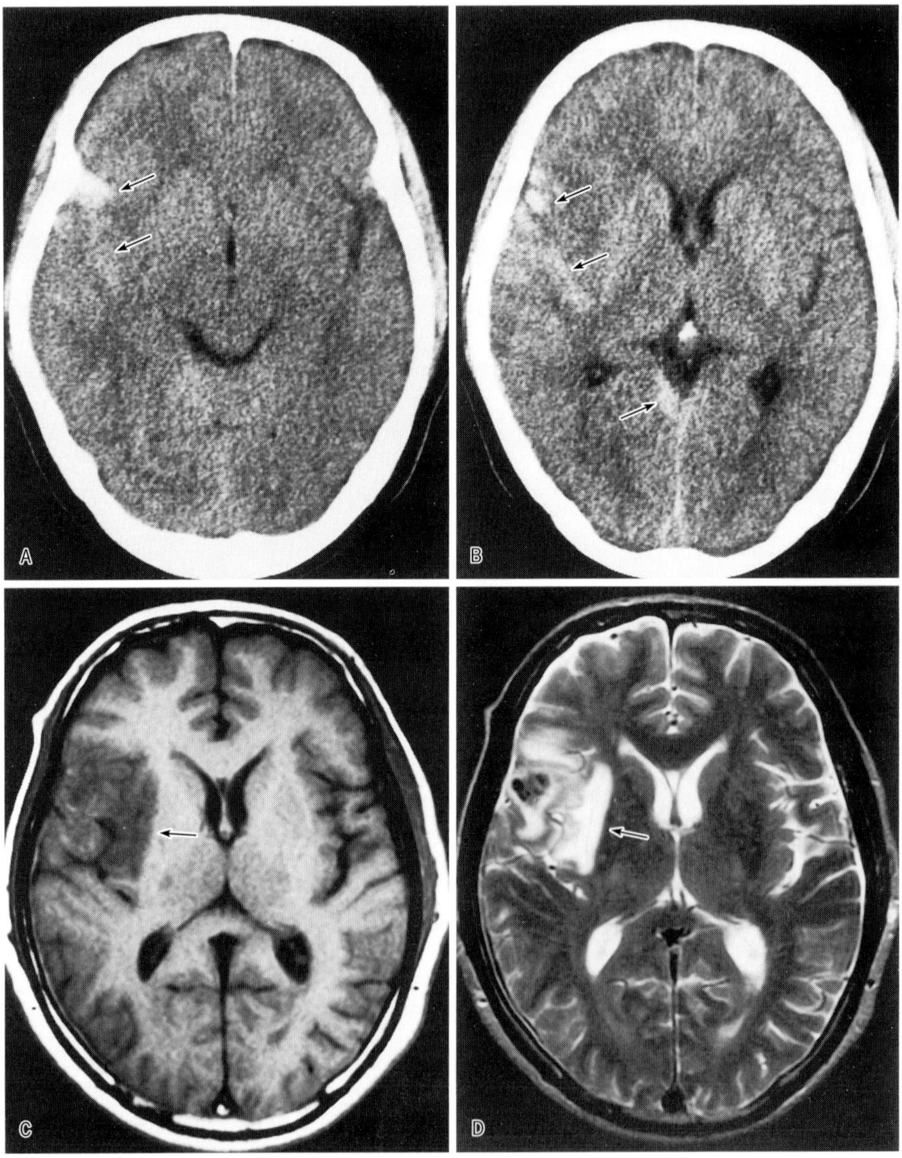

A：単純CT
B：単純CT
C：T1強調画像
D：T2強調画像

A，Bは受傷当日の単純CTである．単純CTでは，矢印に示すごとく右シルビウス裂とテント辺縁部にクモ膜下出血による高吸収域を認めるが，脳実質内には明らかな異常所見を認めない．C，Dは受傷2日後に撮ったMRIである．MRI T1強調像（C）では，右シルビウス裂周辺の前頭葉，島に不規則な低信号像を示した．T2強調像（D）では不規則な高信号像を呈し，CTでは不明瞭であった脳実質内の脳挫傷所見がMRIによって診断できた（→）．

JCLS 88002-632，2004

㊱ 症例：66歳，男性．脳挫傷＋急性硬膜下血腫．
　路上で交通外傷のため倒れているところを発見され救急車で搬入された．意識レベルはJCS 10～20点，不全右片麻痺を認めた．入院後血腫の増大と症状の増悪を認めたため手術を行った．

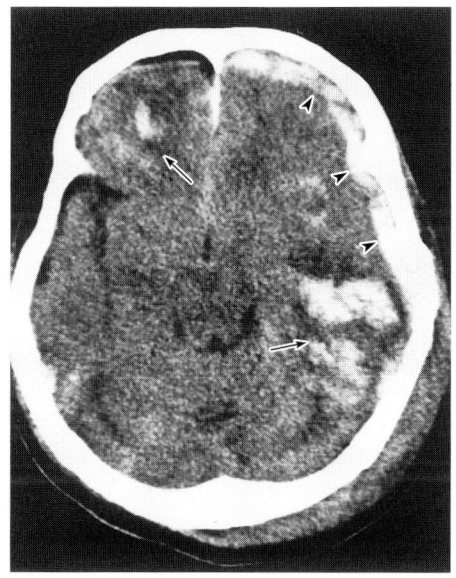

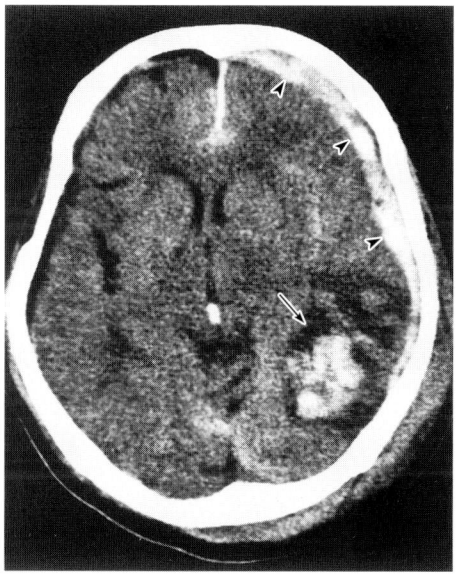

左右の単純CTは受傷後12時間後のCTである．左側頭葉後部から後頭葉にかけて出血による不均一な高吸収域と低吸収域の混在がみられ（→），右前頭葉にも高吸収と低吸収の混在した所見（→）がみられ，いずれも脳挫傷と考えられる．さらに，左脳表の穹窿面に沿って広範な高吸収域の急性硬膜下血腫（▶）がみられた．

㊲ 症例：21歳，男性．外傷性クモ膜下出血（脳挫傷）＋薄い急性硬膜下出血．
　オートバイで高速道路を走行中側壁に激突し右後頭部を強打した．受傷直後より意識障害，右不全片麻痺を認めた．

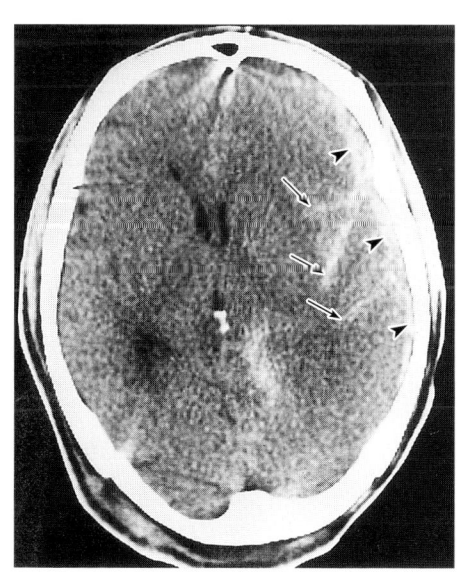

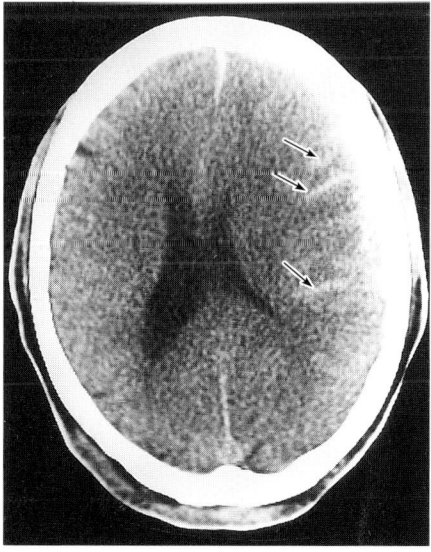

写真左右の単純CTでは，左大脳半球の脳溝に一致した高吸収域陰影がみられ（→），クモ膜下出血である．薄い急性硬膜下出血の合併もある（▶）．これらの出血性病変により左側脳室の圧排，偏位および正中構造の右への偏位を認める．

■診断上のポイント

1. 画像所見の要点

> **CT**
> - 脳挫傷は点状出血，壊死，浮腫や正常脳との混在によって構成されることから，CT所見では，一般に高吸収域と低吸収域との混在からなり，ゴマ塩状（pepper and salt 霜降り状），またはまだら状の混合吸収域を示す．出血の合併は，約50%に認める．
> - 脳挫傷のCT所見は，挫傷部の形態学的所見から明らかな出血をともなわなければ，脳実質内の低吸収域として認められる．さらに，脳表の挫傷であればクモ膜下出血のみの所見のこともある．
>
> **MRI**
> - 外傷急性期はCTのほうがMRIに比し診断上有用な場合が多いが，非出血性の脳実質内病変の検出には，MRIがより有用である．
> - 脳幹部や頭蓋底部の脳挫傷の診断にはMRIがより有用である．病巣発見にはT2強調像がT1強調像より有用である．
> - 急性期脳挫傷（受傷3日以内）で出血をともなう場合，T2強調像は出血による低信号と挫傷や浮腫の高信号とが混在する不均一な信号を呈する．受傷後3日以降では，出血はメトヘモグロビンになることにより，T1強調像では高信号となる．受傷3日以内では，出血はT1強調像で等信号を示し判定しにくい．

2. 脳挫傷の好発部位は，前頭葉底部，側頭葉前部．
3. 脳挫傷は打撃を受けた部位の脳実質（直撃損傷）のみでなく，対側にも起こる（反衝）．
4. 臨床的には，受傷直後から意識障害を起こすことが多い．
5. 脳挫傷は挫傷性出血が増大して脳内血腫に移行することもある．

外傷性気腫（気脳症）

Traumatic pneumocephalus

(58)

症例：60歳，男性．外傷性気腫＋脳挫傷．
交通外傷により受傷．頭蓋骨骨折，両側前頭葉に脳挫傷を認めた．

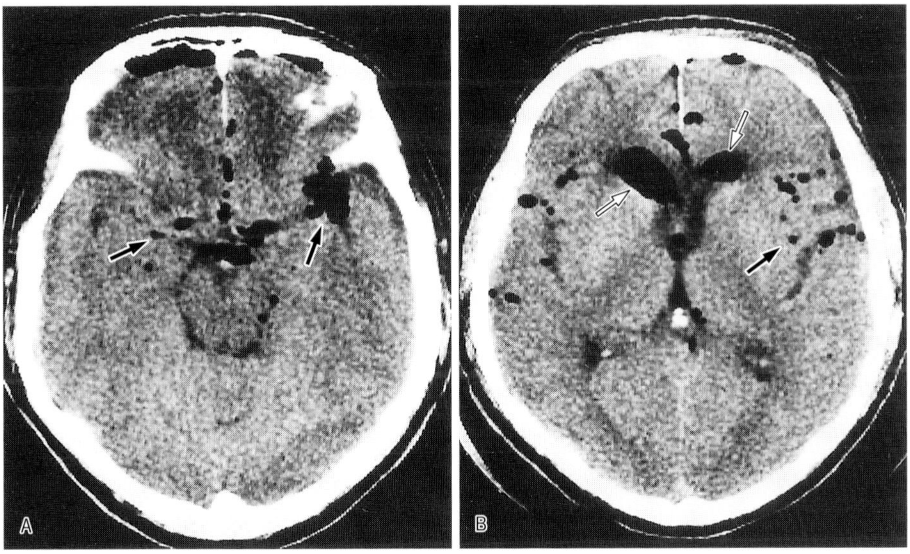

左右図（A，B）のCTでは，大脳半球間裂，シルビウス裂，前頭葉前端の脳表に多数の不規則な斑状の空気による著明な低吸収域像（➡）を認めた．Bでは側脳室内にも空気の存在により，髄液より強い低吸収域像（⇦）がみられた．AのCTでは両側前頭葉底部に脳挫傷による低吸収域がみられる．

■診断上のポイント

1．画像所見の特徴

- 頭蓋内に空気を認めたら気脳症（気腫）と診断できる．CTでは，空気は水や脂肪よりさらにX線吸収値が低く，著明な低吸収域を示す．X線吸収値は髄液が0に対し，空気は−1000である．
- MRIでは，空気はT1強調像で低信号，T2強調像では高信号を示す．
- 通常，空気が脳底部のクモ膜下腔に入り，髄液中に混入して移動するため，CT，MRI上では斑状，帯状の多発散在性に空気像が広範囲に認められる．

2．外傷によって頭蓋内に空気を認めたら，頭蓋底骨折の合併が考えられる．通常，頭蓋内気腫があれば髄液漏を合併することが多い．

3．頭蓋内気腫は前頭蓋底骨折に合併して副鼻腔と交通することによって発生することが多い．

広範性（びまん性）脳損傷
Diffuse brain injury

59 症例：59歳，男性．広範性（びまん性）脳損傷．
バイクで走行中，交通事故で受傷．受傷直後よりGCS 7以下の著明な意識障害が継続した．左大腿骨骨折，左肩甲骨骨折を合併した．受傷後3日後よりやや意識の改善を認めたが，意識障害が続いた．

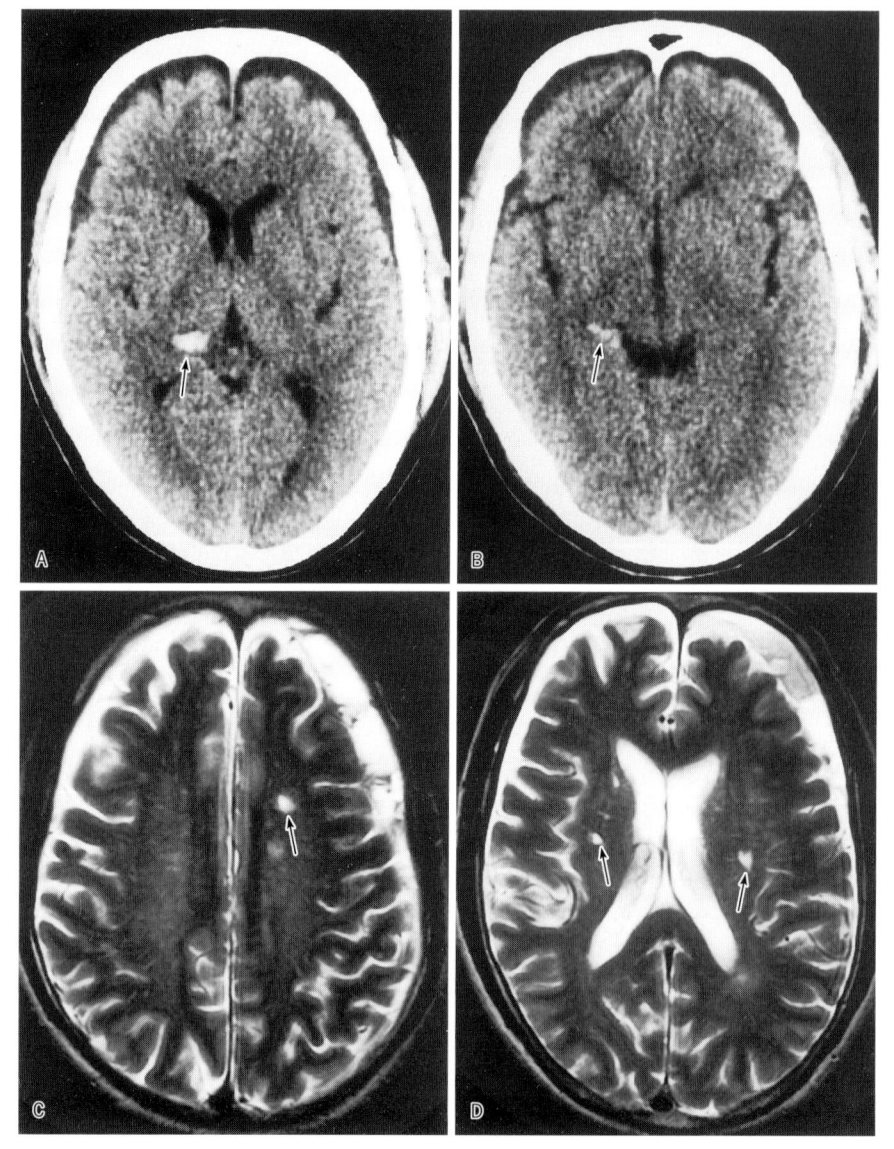

A：単純CT
B：単純CT
C：T2強調画像
D：T2強調画像

A, Bは受傷後2日めの単純CTである．右視床の小出血，脳底槽の小出血と前頭部硬膜下に薄い出血を認めるのみであった．C, Dは受傷40日めのMRI T2強調像であるが，大脳深部白質に小円形の高信号像を多発性に認めた．左前頭部に軽度の硬膜下血腫がみられた．

■診断上のポイント

1. 画像所見の要点

> **CT**
> - 大脳半球の皮質白質の境界部，脳梁（とくに後部，膨大部），上位脳幹，基底核部などに多発性の低吸収域や小出血による高吸収域を示す．しかし，CTでは検出困難なことが多い．
>
> **MRI**
> - CTよりMRI，とくにT2強調像が病巣の検出能にすぐれている．
> - MRIでは，T2強調像で好発部位に斑状の高信号域として認められる．T2強調像の高信号域は，受傷後24時間以降にみられることが多い．24時間以内の急性期の検出は，MRIの拡散強調像（DWI）で高信号を示す．
> - 点状出血のある場合はそれによるMRI所見をともなう．
> - 広範なびまん性脳損傷では，慢性期にはびまん性脳萎縮を示す．

2. 広範性（びまん性）脳損傷とは，頭部に回転性の外力が加わり，脳深部の白質と灰白質との間に回転加速度の違いによる歪みが生じて，びまん性に脳損傷が発生することをいう．
3. 臨床的には，受傷直後より意識障害が6時間以上持続するが，その障害を説明できるような頭蓋内占拠性病変をともなわない病態を広範性（びまん性）脳損傷という．病理学的にはびまん性軸索損傷である．
4. 若年の交通外傷によるものが多く，頭蓋骨骨折をともなわないことが多い．
5. 好発部位は，前頭葉，側頭葉の皮質白質境界部から皮質下白質，脳梁（体部後部，膨大部），内包，中脳，橋の背外側部．

MEMO

びまん性軸索損傷 diffuse axonal injury（DAI）とは

◇Gennarelliら（1982）は，頭蓋内占拠性病変がみられないのに頭部外傷直後よりずっと意識消失状態が続くような頭部外傷をびまん性軸策損傷と提唱した．
◇病理学的には，大脳白質，小脳，脳幹全般にわたって神経線維の変性，断裂がみられる．脳幹では吻側脳幹の中脳，上位橋部の背外側に限局することが多い．
◇臨床的にはびまん性脳損傷と同義語である．Gennarelliらはびまん性軸策損傷をその程度によって3段階（軽度，中等度，重度）に分類した．軽度は24時間以内に意識障害が回復し，重度は数日以上の意識障害がみられ，脳幹障害をともなう．

脂肪塞栓症 Cerebral fat embolism

⑥ 症例：23歳，男性．脳脂肪塞栓症．
オートバイで走行中，車と接触して転倒して受傷．右下腿骨骨折を認めたが，意識は清明であった．翌日になって全身けいれん発作を起こしたため紹介入院となった．入院後も意識レベル30点（JCS）の状態が続いた．保存的治療により第8病日には意識は3点に改善し，第18病日には意識清明となった．初診日（第2病日）の頭部CTは正常であったが，受傷第6病日のMRIでは下図（A, B）のごとく異常を示した．

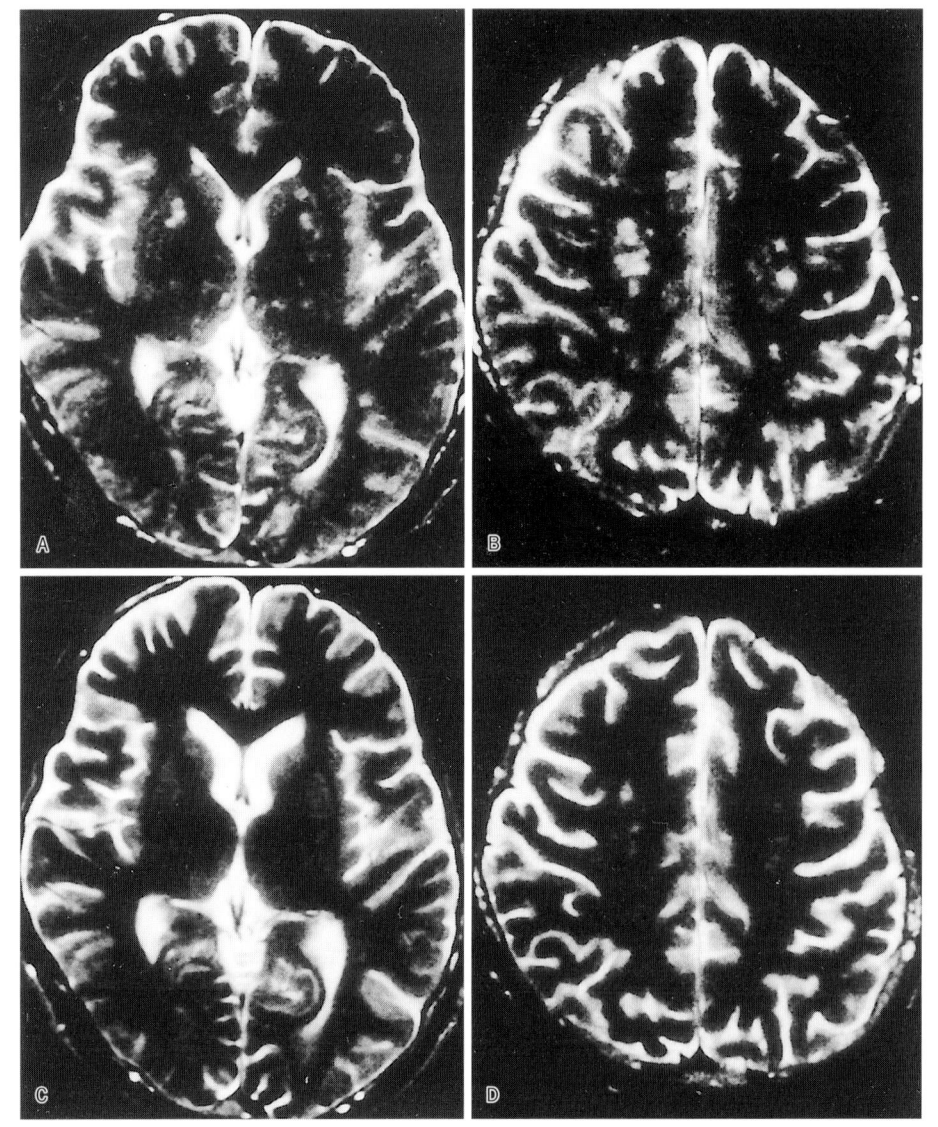

A, B：T2強調画像
（受傷6日め）
C, D：T2強調画像
（受傷26日め）

A, Bは受傷第6病日のMRI T2強調像である．大脳基底核，視床，半卵円中心などに脂肪塞栓による多発性の斑状の高信号像を示す．
C, Dは受傷第26病日のMRI T2強調像では改善がみられ，第6病日めのMRIで認めた異常な斑状の陰影はほとんど消退している．

■診断上のポイント

1. 画像所見の特徴

> 本症の場合，MRIがCTに比較して病変の検出にすぐれている．
> - MRIではT2強調像で，大脳，小脳，脳幹部に多数の散在性小斑状の高信号像を示す．とくに，大脳半卵円中心部の斑状陰影が特徴的所見である．
> - ときに，びまん性脳損傷との鑑別が困難であるが，本疾患では，びまん性脳損傷と異なり深部白質や小脳などにもしばしば斑状陰影を認める．
> - 本疾患では，追跡していくと斑状陰影は消退し，軽度の脳萎縮を残す．

2. 四肢，とくに下腿骨または大腿骨骨折にともなって脂肪塞栓症を合併することが多い．一般に，受傷後12〜72時間後に突然発症する．
3. 症状は，発熱，急性呼吸不全，神経症状などを訴える．

MEMO

脳脂肪塞栓症 cerebral fat embolism

◇脂肪塞栓症候群は長管骨の外傷後に起こるまれな合併症で，脂肪小滴の全身への血管内播種によって起こる症候群である．外傷後に一定時間，通常約24時間後に乏酸素血症をともなう呼吸不全，点状出血，神経障害が発生する．骨折を起こした時点で骨髄の脂肪が静脈系血流へ入り，重篤な呼吸障害を起こし，神経脱落障害は約80％に起こるといわれている．

◇脂肪塞栓による神経脱落障害の発生機序については，①呼吸障害による低酸素血症，②微小脳梗塞による脳浮腫により頭蓋内圧亢進，③骨折部から脂肪小滴が循環系に入り込み，これによる多発性の脳梗塞の発生によるなどがある．最近のMR画像解析の進歩により，最近では発生機序として③の意見が多い．

◇Kamenar & Burgerらによれば，脳脂肪塞栓症のMRの脂肪塞栓の範囲は，深部大脳白質を含め，深部灰白質，脳幹（橋，延髄）にわたり広範に広がっており，これらの所見は剖検による病理学的所見に一致したと報告している．MR所見としては，脳脂肪塞栓はT2強調像での高信号像，拡散強調像での高信号像として認められ，MRの検索は，脳脂肪塞栓症の診断ならびに重症度判定上有用性が高い．

頭蓋骨骨折, 頭蓋陥没骨折
Skull fracture, Depressed fracture

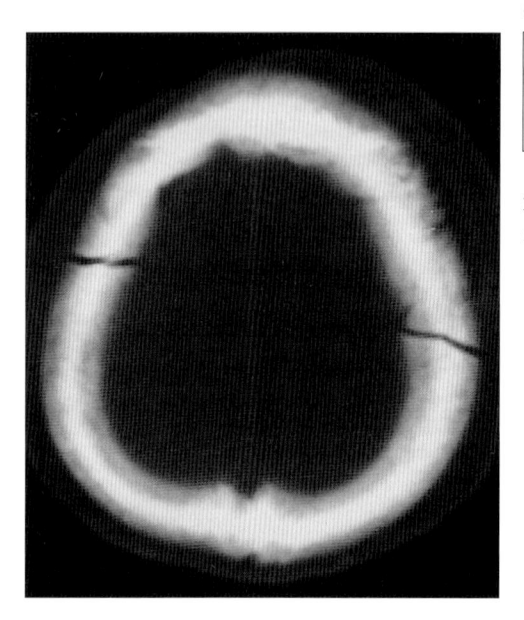

❻❶

症例1：33歳, 男性. 頭蓋骨骨折+脳挫傷.
交通外傷で受傷. 入院時意識レベルはJCS 100点, 瞳孔不同(−), 対光反射(+).

左の図は症例1の入院時の骨条件CTである. CTでは線状骨折が明らかである.

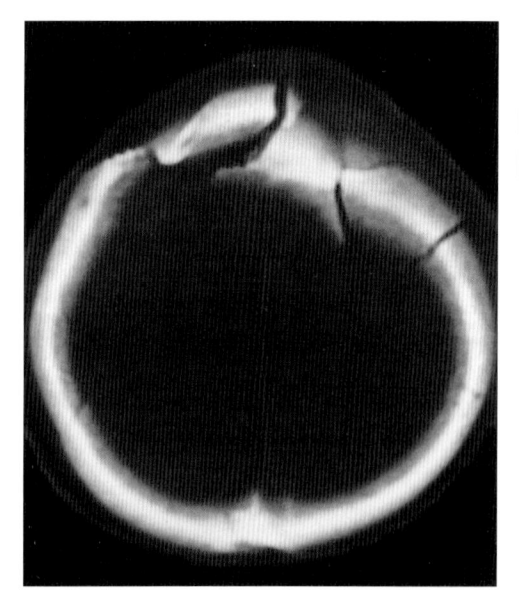

❻❷

症例2：46歳, 男性. 開放性頭蓋骨粉砕骨折+脳挫傷+脳室内出血.
駅のホームで入ってきた電車と接触して頭部を受傷. 意識状態は昏睡.

左の図は症例2の入院時の骨条件CTである. CTでは粉砕骨折の詳細が明瞭になっている.

❻❸

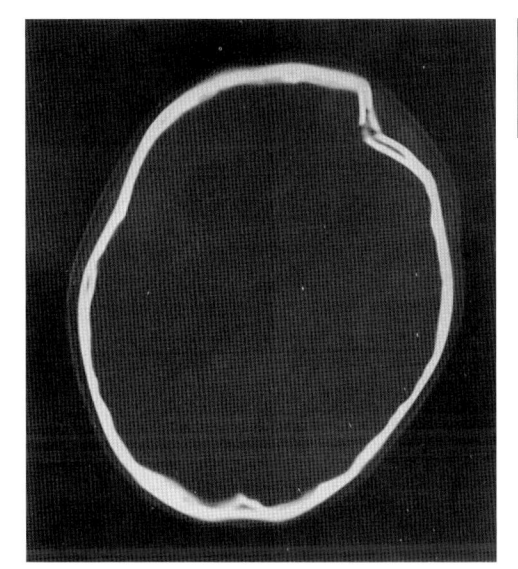

症例3：8歳，女性．頭蓋陥没骨折＋急性硬膜外血腫．
首都高速道路を走行中交通事故で受傷．入院時の意識
レベルは JCS 10～20 点．

左の図は症例3の入院時単純骨条件の CT である．右前頭骨にピンポンボール型の陥没骨折を認める．通常の条件による CT では骨折周辺に硬膜外血腫を認める．

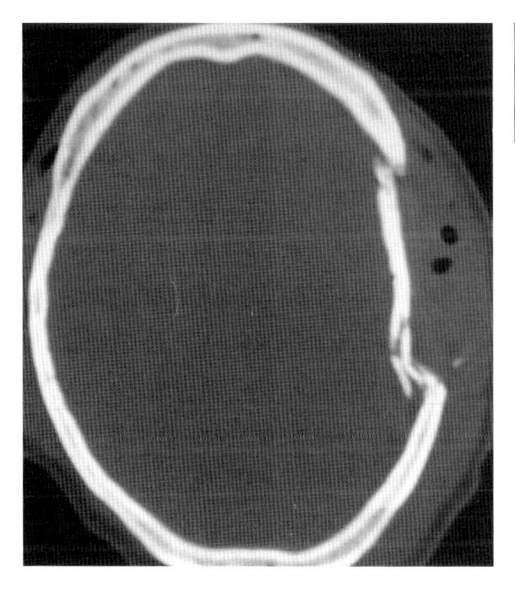

❻❹

症例4：48歳，男性．頭蓋陥没骨折＋脳挫傷．
床とイスとの間に頭部をはさまれて受傷．入院時意識
レベルは JCS 200 点．

左の図は症例4の入院時単純骨条件の CT である．骨条件の CT では明らかな頭蓋骨の陥没と骨折線を示す．

■診断上のポイント

1．頭蓋骨骨折は頭部単純 XP によっても診断できることも多いが，骨折の部位や程度などにより判定困難な場合もある．
2．骨条件の CT によって線状骨折や陥没骨折の有無，形状の判定が容易に可能となる．
3．骨折の有無や形状，部位の判定は，外傷の衝撃の強さを知ることや中硬膜動脈，静脈洞にかかっているかどうかを知るうえで重要である．

頭蓋内異物（開放性脳損傷）
Open brain injury

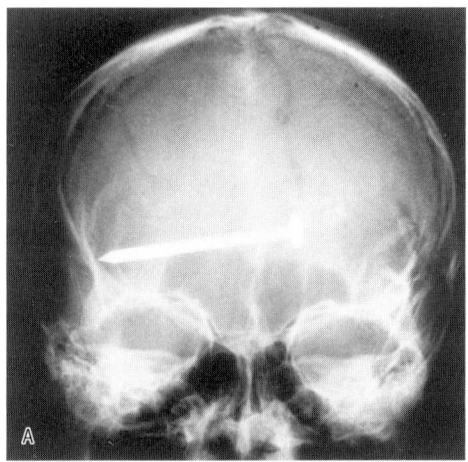

症例：24歳，男性．頭蓋内異物（釘）．
建築現場で誤ってNail gunで頭部に釘をうちつけて，ぐったりしているところを発見され救急車で来院．意識レベルは軽度混濁，左前頭側頭部の頭皮に小さな開放創を認めた．

A：頭部単純X線写真
B，C：単純CT
D，E：単純CT（骨条件）

Aの頭部単純XPでは，頭蓋骨を貫通し主として対側大脳内に約7cmの釘がみられる．B，Cの通常の頭部単純CTでは，Bで前頭葉の脳内血腫は診断できたが，異物の釘の位置や脳内血腫との関連などについては不明である．D，Eはウインドウ幅を変えた骨条件のCTであるが，これによって釘（→）の位置が確認され，血腫との位置関係や血腫内に骨片（➡）のあることが明らかとなった．

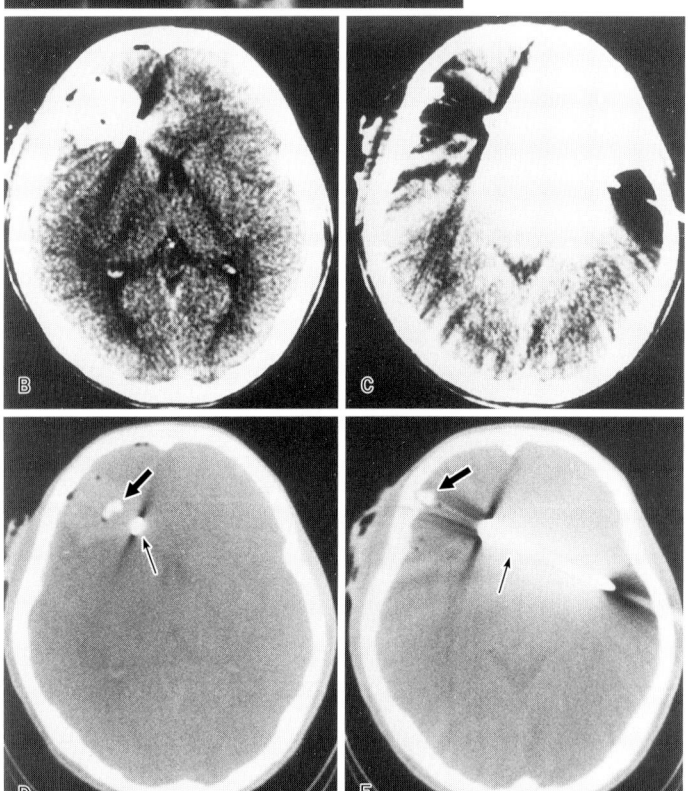

■診断上のポイント

1. 開放創があり，外界と交通して硬膜を貫いて，脳に到達する脳損傷を開放性脳損傷という．頭蓋内異物はその代表例である．
2. 画像所見の要点

> 通常，急性期頭部外傷でもあり，CTによって診断される．
> ● 頭皮に開放創があることに加えて
>   1) 頭蓋陥没骨折や粉砕骨折がある．
>   2) 金属片，ガラス片，岩石，針，弾丸などの頭蓋内異物を認める．
>   3) 異物の脳内刺入による脳挫傷，脳内出血の合併を認める．
> ● 頭蓋内異物は，物質の性状によってX線吸収値が異なりCT所見が異なる．木片やプラスチックはCT上低吸収域を示す．金属片などでは放射状のアーチファクトをともなうが，CT値のウインド幅を変えることにより，それらの正確な位置や周辺の合併病態が判定可能となる．

MEMO

頭蓋内異物 Intracranial foreign body の要点

◇開放性頭蓋骨骨折をともない，頭蓋内に異物が入った場合を言う．異物としては，鋭利な刃物，ガラス片，銃弾，木片，石や自己の組織である骨片，頭髪，軟部組織などが頭蓋内に入り込む．

◇頭蓋内異物による障害として，異物の進入路にある脳組織の局所神経症状の出現，髄膜炎，脳膿瘍や外傷性てんかんの発生などがある．

◇治療は，緊急手術により開放創および貫通部の脳挫滅創部のdebridmentが必須である．深く頭蓋内へ刺さっている異物の場合は，できるだけ手術室に患者が入るまで突き出た異物を除去すべきでない．

◇予後は，意識レベルがもっとも重要で，入院時昏睡状態では死亡率が高い．異物が頭蓋の中心線を横断する例，脳の中心を通過する例，脳室内に入ったり，横切ったりする例，血腫をともなう例などでは予後不良である．

視神経管骨折をともなう視神経損傷
Fracture of optic canal

⑥ 症例：20歳，男性．左視神経管骨折＋左頰骨骨折＋気脳症，脳挫傷．
野球をしている最中に誤って左顔面を鉄棒に強打した．受傷直後より左視力は光覚弁で著明な視力障害を認めた．

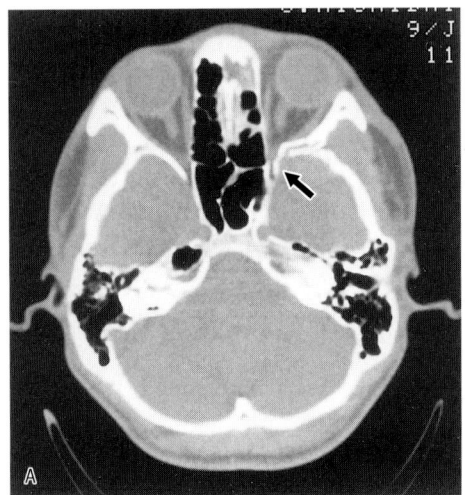

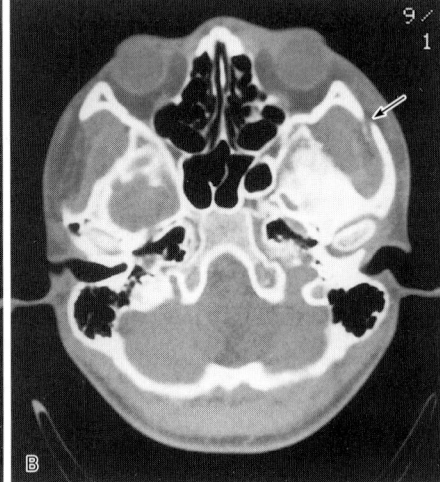

A，B：単純CT

単純CTではAの大矢印（➡）に示すごとく，左視神経管の骨折がみられる．Bでは左頰骨骨折（→）を示す．

■診断上のポイント

1. 視神経管骨折により視神経管内を走る視神経が損傷される．
2. 視神経管骨折の診断は，

   - 一般には視神経管撮影（単純XP）における骨折線の判定による．
   - CT（骨条件）により視神経管周辺の骨折が容易に判定されることもある．また，3次元CTによる立体構造から視神経管周辺の前頭蓋底骨折やCT（骨条件）により眼窩先端部骨折が明らかになることもある．
   - MRIによって視神経損傷が直接描出されることがある．視神経の断裂，出血，浮腫などをみることがある．

3. 臨床的には受傷直後より患側視力の低下，患側対光反射の消失（遅鈍），Marcus Gunn瞳孔の存在がみられる．

顔面骨（頬骨体部）骨折
Tripod fracture

> ㊻ 症例：46歳，男性．頬骨体部骨折 Tripod fracture.
> 路上で倒れているところを警察に保護され来院した．右眼窩部の打撲を受け，眉毛の上部に挫創を認めた．

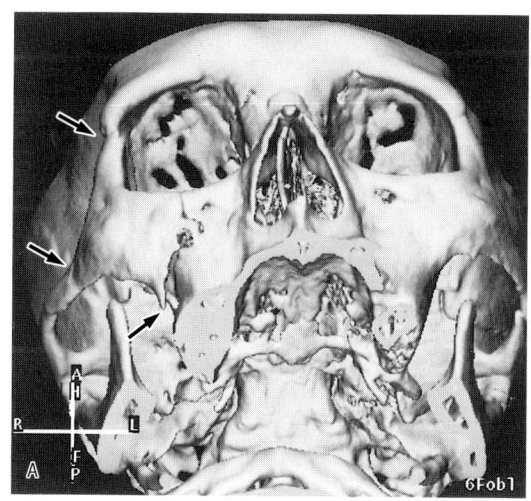

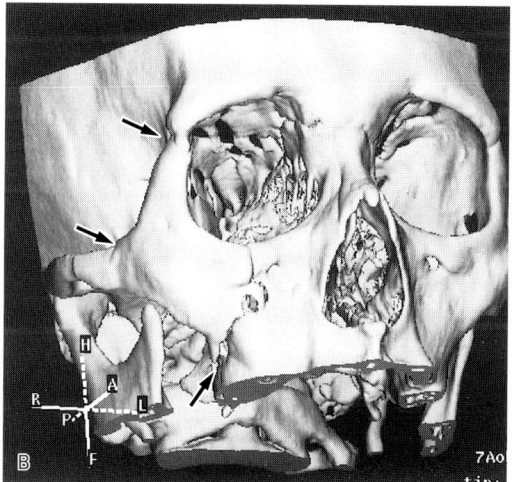

左右図の3次元 CT では，矢印に示すごとく右上顎骨骨折，右前頭頬骨縫合離解骨折，右頬骨弓部骨折の tripod fracture を認めた．

■診断上のポイント

1. 頬骨骨折は頬骨体部骨折，頬骨弓骨折，眼窩内骨折をともなった頬骨骨折に大きく分類されるが，大部分は頬骨体部骨折（tripod fracture）である．頬骨体部骨折は，上顎骨側，前頭頬骨縫合部，頬骨弓部の3ヵ所で骨折がみられる．

2. 画像所見の要点

   - 骨条件 CT により上顎洞前壁の骨折，頬骨弓の骨折，または陥没，前頭頬骨縫合部の離開骨折をとらえる．骨折側の上顎洞内に出血をともなうことが多い．
   - 3D-CT の画像構成により骨折の形状，ひろがりなどが立体的に明らかになる．

3. 臨床症状としては，側頭筋の運動障害などのため開口障害，眼周囲の腫脹，結膜下出血，眼球運動障害，三叉神経2枝の障害による顔面知覚障害，鼻出血，上顎洞内出血による血痰などを認める．

感染性疾患，脱髄性疾患ほか
一般的事項

■感染性疾患

　中枢神経系感染症の診断には，画像所見以前にまず病歴，臨床症状，血液・生化学検査所見が重要である．

　感染症は原因により，細菌性，ウイルス性，真菌性，寄生虫性に分類され，病態としては，①髄膜炎，②膿瘍，③脳炎，④肉芽腫がある．

　病変の検出には，CTよりMRIが優れており，早期の診断，治療のためには早急なMRI検査が必要である．

■脱髄性疾患

　脱髄性疾患とは，軸策に異常を伴わず髄鞘のみが脱落をきたすものをいう．いったん正常に形成された髄鞘が破壊される髄鞘破壊性疾患と髄鞘の形成自体が傷害される髄鞘形成不全性疾患とに分類される．

　髄鞘破壊性疾患には，代表的疾患として多発性硬化症のほか，その近縁疾患(Schilder病，Devic病など)，側感染性疾患(急性散在性脳脊髄炎，急性出血性脳脊髄炎)，ウイルス性疾患(進行性多巣性白質脳症など)，栄養性疾患がある．髄鞘形成不全性疾患には各種の白質ジストロフィーがある．

高齢者におけるMR所見

　高齢者（65歳以上）では，神経学的に異常を認めない脳のT2強調像またはFLAIR画像で20～30%の高頻度に脳室周囲高信号域や大脳白質に斑状の高信号がみられる．

　1) 脳室周囲高信号—これは高齢により生理的に脳室周囲に水分が増加しているためと考えられている．
　2) 白質内斑状病変—病理学的に血管周囲腔拡張，ラクナ梗塞，髄鞘の淡明化（不全軟化），グリオーシスなどが含まれる．

■発生障害

　中枢神経系の形成不全疾患，または先天性奇形は多岐にわたり，成分，分類もいろいろな意見あり．

■神経皮膚症候群

　母斑症とも呼ばれ，神経外胚葉由来組織（皮膚，神経組織，骨，血管，内臓）の異常を呈する全身疾患である．腫瘍性疾患を合併することもある．

脳膿瘍 Brain abscess

68 症例：45歳，男性．脳膿瘍．
数週間前から頭痛，発熱が持続していたが，3日前からけいれん，右不全片麻痺が出現した．

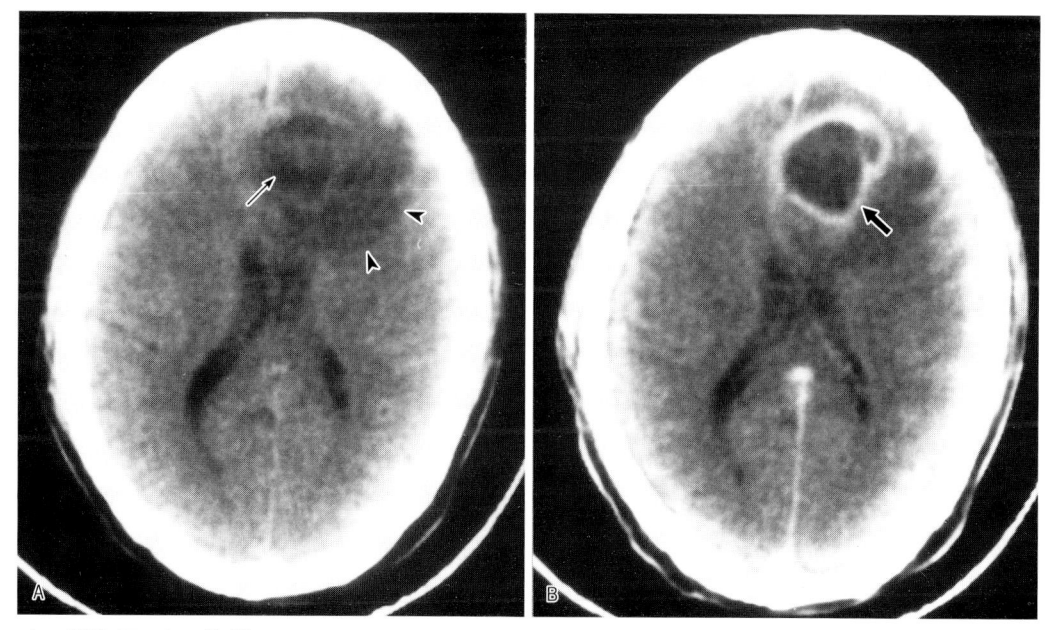

A：単純CT，B：造影CT

単純CT（A）では左前頭葉内側部に脳膿瘍を認め，膿瘍内部は低吸収域を示し，膿瘍被膜は等，またはやや高吸収帯を示した（→）．膿瘍周辺は脳浮腫，または脳炎により広範な低吸収域を示した（▶）．
造影CT（B）では膿瘍被膜がほぼ均一で，リング状の造影増強を示す（➡）．

㊿ 症例：29歳，女性．脳膿瘍，化膿性脳炎＋硬膜下膿瘍．
頭痛，発熱，嘔吐などの感冒様症状が持続し，近医の髄液検査で細胞増多（3632/3，単：多＝40：60）がみられ紹介入院．著明な副鼻腔炎を認めた．写真上段は入院7日後のMRI，写真下段は入院19日後のMRIである．

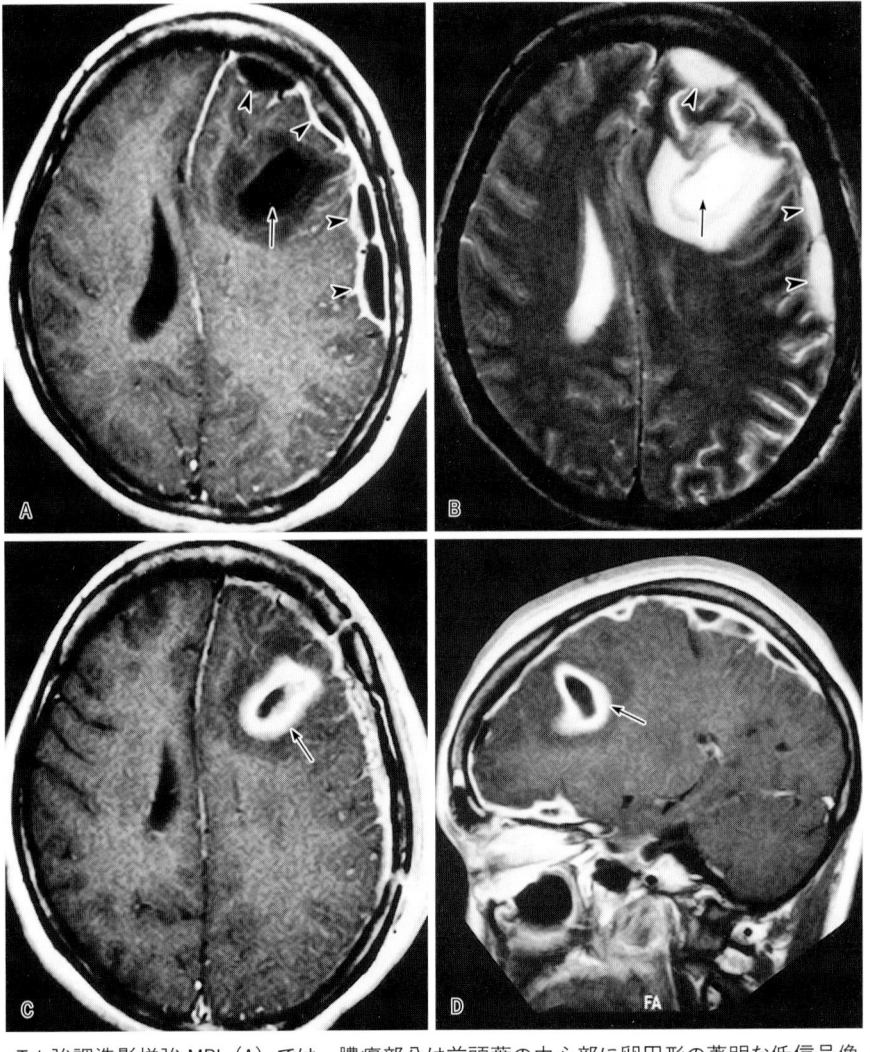

脳炎（脳膿瘍合併），髄膜炎，硬膜下膿瘍所見

（入院7日め）
A：T1強調造影増強像
B：T2強調画像
（入院19日め）
C，D：T1強調造影増強像

T1強調造影増強MRI（A）では，膿瘍部分は前頭葉の中心部に卵円形の著明な低信号像（→）とその辺縁部に一部軽度造影増強による薄いリング状の増強所見を示した．著明な低信号部の周辺には脳炎または脳浮腫所見による低信号像がみられた．脳表では，穹窿面に沿って硬膜下膿瘍（▶）がみられ，低信号域をはさんで硬膜と脳表が多発性の分葉状の造影増強所見を示した．なお，髄膜炎の合併のため左大脳半球の脳溝に一致して一部造影増強を認めた．
T2強調像（B）では，膿瘍部分は卵円形の高信号像（→）とその辺縁部は薄い等，または低信号帯を示した．膿瘍周辺では脳炎，または脳浮腫による高信号像を示した．硬膜下膿瘍部分（▶）は高信号像を示し，脳溝に一致した部分も高信号を示した．
C，Dは入院19日後のT1強調造影MRIである．膿瘍部分は低信号で，辺縁部は膿瘍被膜による帯状の増強像を示し，リング状の造影増強像（→）が明らかとなった．リング状の造影増強像の周辺には脳浮腫，脳炎による低信号像を認めた．硬膜下膿瘍はやや改善し縮小している．

■診断上のポイント

　脳膿瘍は炎症の経過，時期によって画像所見が異なる．脳炎早期（3～5日），脳炎後期（5～14日）から，しだいに内部が液化し被膜が形成され，被膜形成早期（2週以降），被膜形成後期（数週～数ヵ月）の4期に分類されている．

1．画像所見の要点

> **MRI**
>
> 脳炎期：
> ● 化膿性脳炎期のMRIでは，T1強調像では低信号，T2強調像では高信号を示し，造影MRIでは増強される場合とされない場合とある．造影される場合は辺縁不明瞭な斑状，または環状の造影増強効果を示した．
>
> 膿瘍被膜形成期：
> ● 被膜形成期になると，T1強調像では膿瘍内部は低信号を示し（髄液よりは高信号），膿瘍被膜は高～低信号像を示す．被膜はリング状増強効果をもつ腫瘤として描出されるのが特徴である．周辺は著明な脳浮腫をともなう．
> ● 膿瘍壁は辺縁平滑で，通常厚さ1～3mmの均一なリング状増強効果を示すことが特徴である．不規則なリング状増強効果を示す神経膠芽腫，転移性脳腫瘍との鑑別が必要である．
> ● 被膜は血流が豊富な皮質側で厚く，血流の少ない脳室側では薄い傾向である．もっとも被膜の薄い部分では，小さな多房性のリング状増強効果を示す娘病変をしばしばともなう．
> ● T2強調像では，膿瘍内部は高信号を示し，膿瘍被膜はコラーゲン成分が多く，主として低信号を示す．
>
> **CT**
> ● 脳炎期では，単純CTは不規則広範な低吸収域を示す．造影CTは増強効果のある場合とない場合とある．増強効果があれば結節状，斑状，またはリング状を示す．
> ● 被膜形成期では，単純CTは内部が低吸収域であるが，辺縁部の被膜はリング状に軽度高吸収域をみることが多い．造影CTは辺縁部の被膜が均一で，著明なリング状増強効果を示す．内部の低吸収域は悪性脳腫瘍の壊死巣より低吸収を示すことが多い．

2．感染原因となる病態を発見する．感染経路としては，1）遠隔臓器の感染巣（肺感染症，心内膜炎，骨髄炎など）や菌血症からの血行感染，2）副鼻腔や中耳の炎症からの直接波及，3）穿通性頭部外傷に合併，4）手術後などがある．起炎菌としては，連鎖球菌がもっとも多く，その他ブドウ球菌，大腸菌などがある．

3．好発部位は，前頭葉，側頭葉に多い．血行感染では皮質下の皮質髄質境界部に多い．

4．脳膿瘍の主要な症状として，ほぼ全例に頭痛がみられ，精神症状，けいれん発作，巣症状が高率に出現する．半数以上の例になんらかの炎症性反応を示すが，髄液検査は腰椎穿刺が危険なため通常行われない．

単純ヘルペス脳炎
Herpes simplex encephalitis

⑩ 症例：54歳，女性．単純ヘルペス脳炎．
38.5℃の発熱とけいれんで発症した．神経学的に失見当識，記銘力障害を認め，CRP陽性であった．

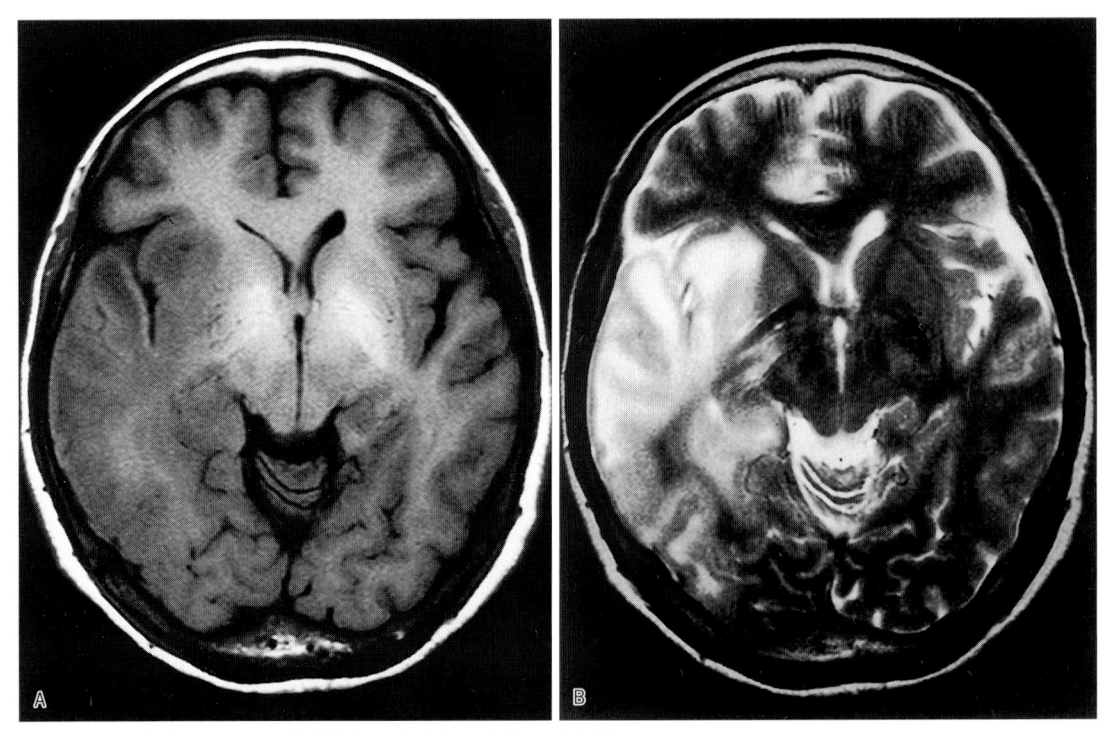

A：T1強調画像，B：T2強調画像（苑田第一病院内科症例）

発症後3週めのMRIである．写真AのT1強調画像では，右側頭葉，島皮質に低信号域がみられ，T2強調画像（写真B）では高信号域を示し，いずれも境界はやや不明瞭である．右側脳室への軽度圧排，第3脳室の軽度偏位を認めた．

■診断上のポイント

　脳炎の大部分はウイルスが原因であり，そのうち単純ヘルペスによるものがもっとも多い．単純ヘルペス脳炎は，急性劇症型の壊死性髄膜脳炎として特徴づけられる．病巣部は浮腫，壊死，うっ血，出血が広範にみられる．

1．画像所見の要点

> **MRI**
> - 病巣内の水分含有量の増加のため，T1強調像では脳皮質に比較し軽度の低信号域を示し，T2強調像では高信号域の境界不明瞭な病変としてみられる．MRIはCTに比較して病変の早期より検出が可能で有用性が高い．特に，T2画像では側頭葉底部でCTでは判別しにくい部分でも敏感に高信号域として描出される．
> - これらの病変はmass effectとしてみられ，脳室への圧排，正中構造の偏位がみられる．
> - ときには，散在性に境界不鮮明な出血巣がみられる．
> - 造影MRIでは，発症後5～7日ごろから病巣内，または脳回に一致して斑状または帯状の増強効果を認めることが多い（50%以上）．しかし，増強効果は1～2ヵ月以内に消失する．
>
> **CT**
> - mass effectをともなう辺縁不明瞭な低吸収域を示す．内部に小出血による高吸収域をともなうことがある．
> - 造影CTでは，斑状，線状の不規則な増強効果をみることが多い．

2．発熱，意識障害，けいれん，片麻痺，失語症などの症状で発症．
3．髄液の細胞増多（単核球増多），蛋白増多をみることが多いが，ウイルス抗体価の上昇を検出できることは少ない．
4．好発部位は，側頭葉，島回などに好発し，そのあと前頭葉にひろがるが，基底核におよぶことは少ない．

硬膜下膿瘍 Subdural abscess

㉛ 症例：日齢 28 日の新生児，男児．硬膜下膿瘍．
生後 3 週目頃より 38.0℃の発熱があり，日齢 27 日および 28 日に左上下肢にけいれん発作がみられ，近医の小児科で髄液中の細胞増多（2800/3）と細菌培養で大腸菌を検出．CT 上異常を指摘され紹介入院となった．

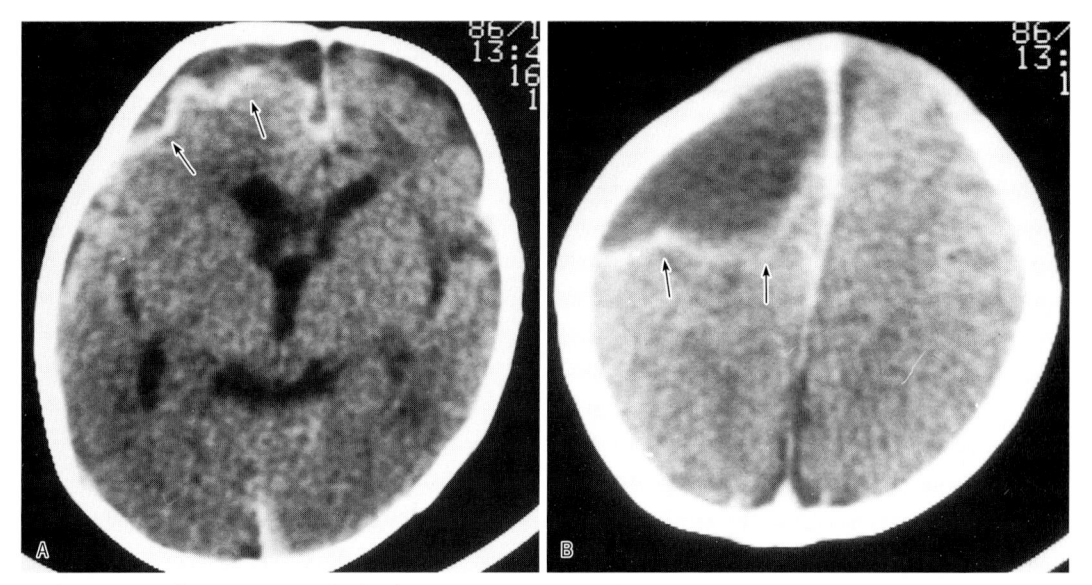

写真：左右図（日齢 35 日めの造影 CT）では，硬膜下膿瘍の内部は低吸収域で，辺縁部の脳皮質に接した部位に被膜がみられる．被膜部は均一な帯状の増強効果を示した（→）．硬膜下膿瘍の形は不規則なドーム状を呈した（→）．

■診断上のポイント

硬膜とクモ膜の間に膿が貯留した状態をいう．硬膜下蓄膿 subdural empyema ともいう．

1．画像所見の要点

> **MRI**
> - 硬膜下膿瘍の内容は，T1強調像では低信号であるが，髄液よりはやや高信号である．T2強調像では高信号である．
> - 膿瘍周囲に被膜が形成されれば，造影MRIで硬膜側の外側壁，および脳側の内側壁の被膜はともに造影増強される（rim enhancement）．しかし，硬膜側の外側壁の被膜がより増強効果が著明である．一般に亜急性期になると被膜を形成しはじめ，慢性期になるにしたがって被膜が厚くなる．
> - 脳実質への炎症の波及により，CTより早期から異常がとらえられるので，MRIはCTと比較してより診断的有用性が高い．MRIは頭蓋骨の影響で診断が困難になることはなく，コントラスト分解能が高いため小さい膿瘍でも描出可能である．
>
> **CT**
> - 大脳円蓋部や半球間裂の脳表に接した三日月型，または凸レンズ型の低吸収域の陰影を示す．
> - 造影CTで膿瘍の被膜が著明に造影増強される．
> - 膿瘍に近接する脳表に静脈うっ滞や血栓症による充血，小出血をみることがあり，白質では浮腫による低吸収域を認めることがある．

2．頭蓋内感染症の13～20％の頻度で，しばしば硬膜外膿瘍を合併する．
  硬膜下膿瘍の原因は，多くは前頭洞炎に代表される副鼻腔炎，中耳炎や乳突洞炎，骨髄炎，血栓性静脈炎，外傷後，術後合併症などにより発生する．
3．好発部位は，原則として感染源に近接し，鼻性感染では前頭部，耳性感染では側頭部に好発するが，大脳半球間裂にも発生する．
4．症状は，頭痛，嘔吐，発熱，意識障害，けいれんなどが主である．臨床的には重篤で，死亡率は約10％である．

硬膜外膿瘍 Epidural abscess

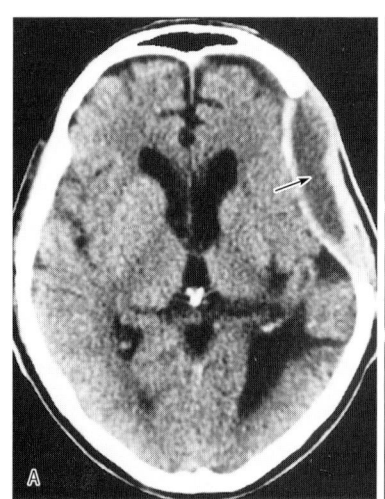

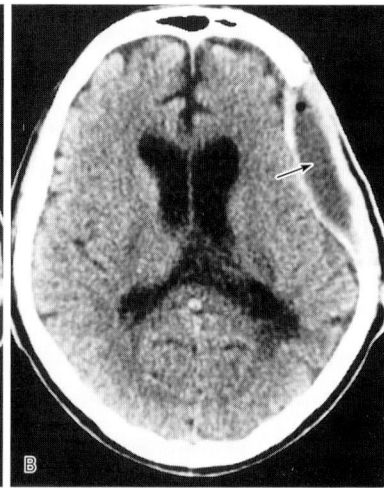

症例：56歳，男性．硬膜外膿瘍．

自転車で走行中，電柱に衝突して頭部を受傷し救急車で搬入された．脳挫傷，急性硬膜下血腫のため開頭血腫除去術，および外減圧開頭術を行った．手術後約3週めごろから発熱が持続した．

写真は開頭血腫除去術，および外減圧開頭術（骨片除去）の手術後，4週めの頭部単純CTである．CTでは，頭皮および帽状腱膜と硬膜との間に硬膜外膿瘍貯留によるほぼ均一な低吸収域の異常陰影がみられる（→）．

■診断上のポイント

頭蓋骨と硬膜との間に膿が貯留した状態をいう．

1．画像所見の要点

> **MRI**
> - T1，T2強調像ともに髄液と比べて信号強度は高く，肥厚した硬膜が低信号域として内側へ圧排されているのが観察される．
> - 造影MRIでは，炎症の存在する硬膜は強い増強効果を示す．
> - T2強調像で硬膜が大脳と膿瘍との間に低信号域の構造としてみられ，硬膜下膿瘍との鑑別が可能である．
>
> **CT**
> - 頭蓋内板に接して凸レンズ型の限局性の低吸収域を示す．
> - 造影CTでは，境界面に沿って硬膜および肉芽組織に起因する円弧状の増強効果を示す．

2．感染経路（原因）と好発部位は，硬膜下膿瘍と同様である．
3．硬膜が防護膜として働くため，硬膜下膿瘍に比較し限局性で，脳表に対する障害が少ない．したがって，臨床症状は軽度で頭痛を訴える程度である．

急性散在性脳脊髄炎
Acute disseminated encephalomyelitis (ADEM)

症例：14歳，男子．急性散在性脳脊髄炎．

頭痛にひきつづき微熱が約1ヵ月つづいた．その後39℃の発熱と鼻汁，咳を認めたため，近医を受診し感冒の診断で投薬を受けた．その後も軽快せず，その約2週間後から頭痛が増強したため近医の脳外科医を受診し，頭部CT検査の結果異常を指摘された．白血球数9300，CRP 0.03，髄液検査では，細胞数 154/3（多核：単核＝1.10），蛋白46 mg/d*l*，糖62 mg/d*l*．

神経学的には，意識は傾眠傾向，視力障害，左上1/4同名半盲，左握力低下，構語障害，動揺性歩行を認めた．

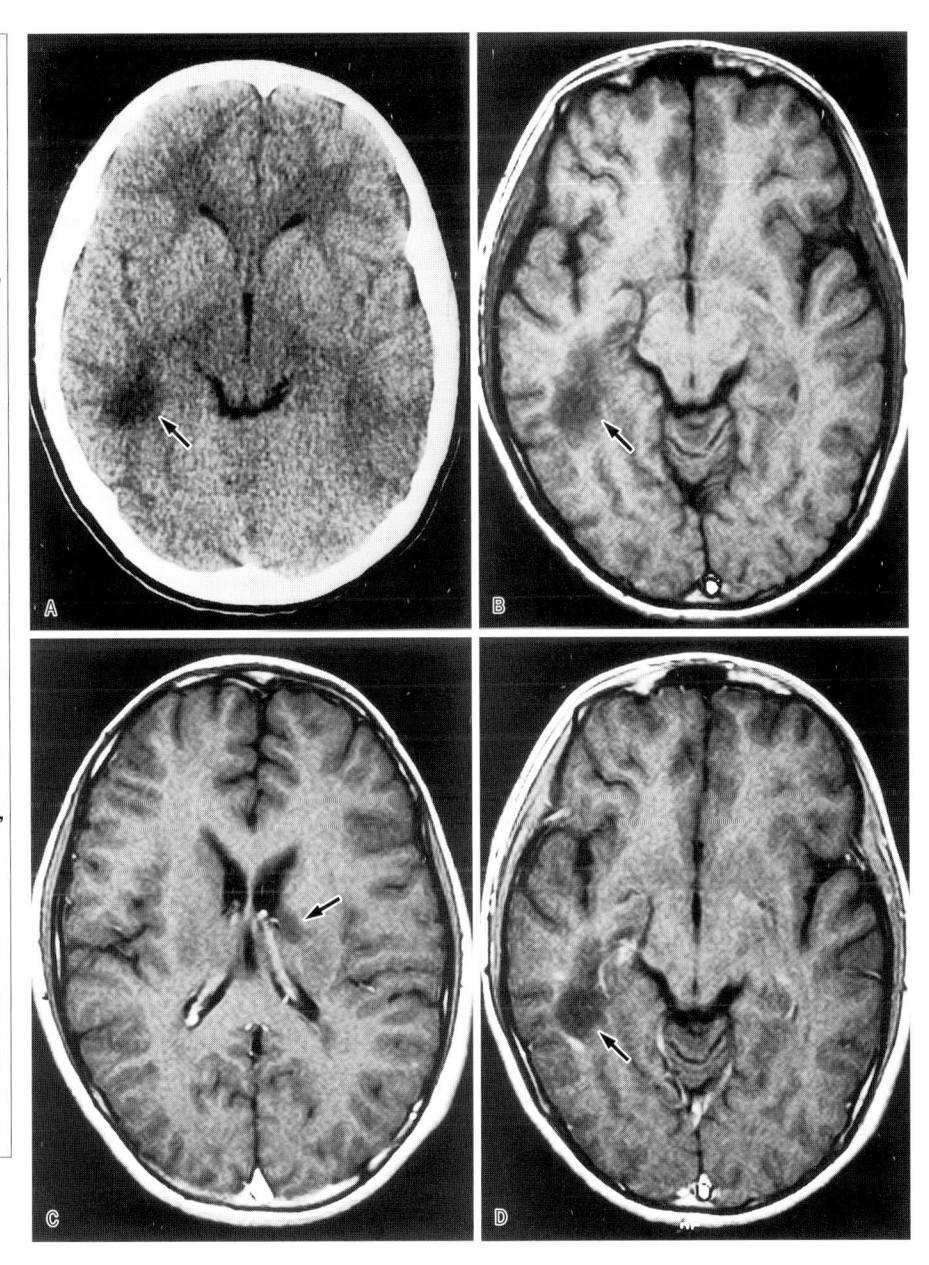

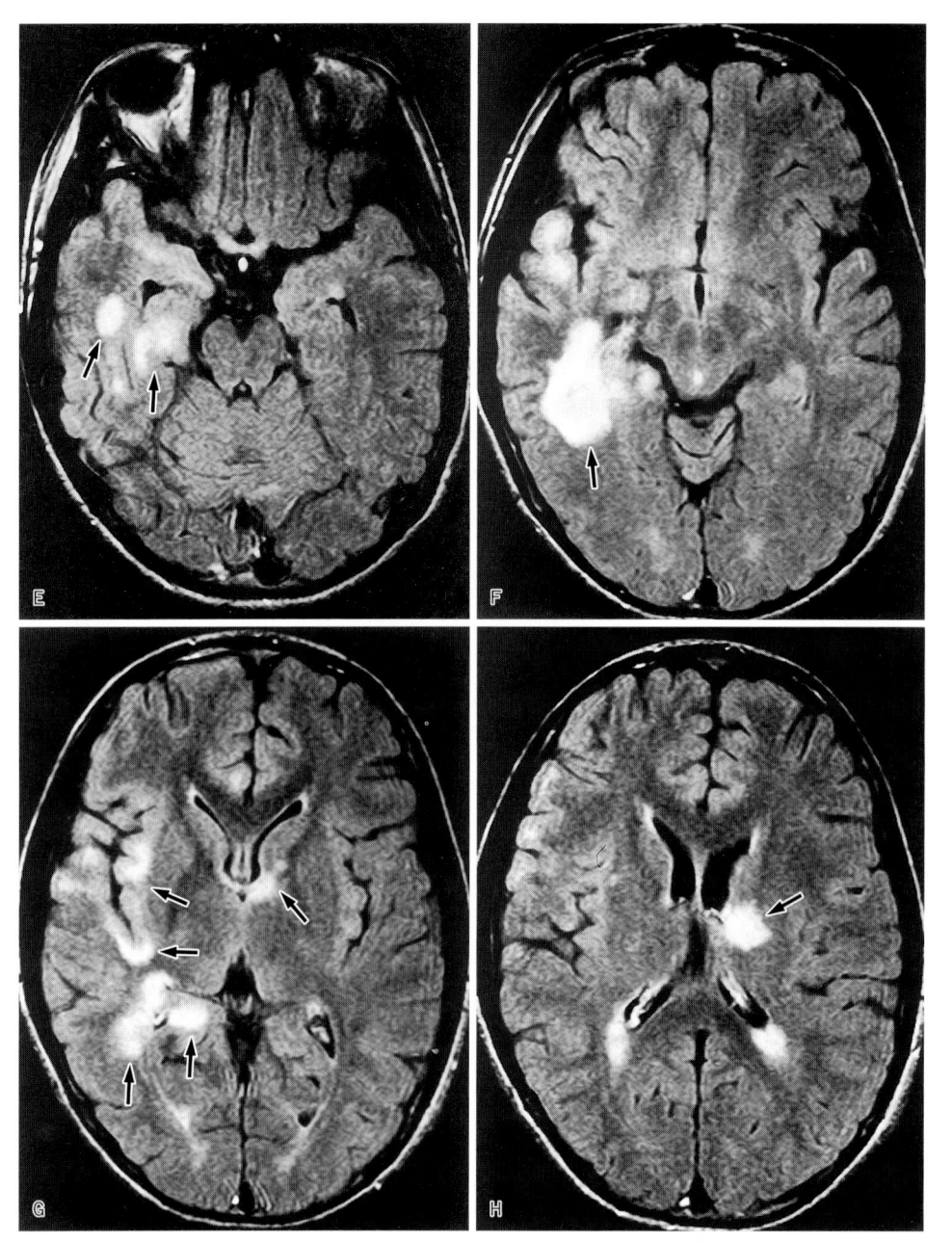

(左頁) A：単純CT, B：TI強調画像, C・D：造影TI強調画像
(本頁) E〜H：FLAIR画像 (駿河台日本大学病院小児科症例)

単純CT (A) では，右側頭葉後部白質に境界やや不明瞭な低吸収域 (→) を認めるが，周辺への圧排所見はみられない．
MRI TI強調像 (B) では，右側頭葉後部白質のCTと同部位に不均一な低信号像 (→) があり，境界はやや不明瞭だが，とくに内側が不鮮明で低信号域は，側頭葉内側の皮質まで到達していた．
造影TI強調像 (C, D) では，Dの傍側脳室の大脳基底核部にも低吸収域の病変 (→) を認めたが，いずれの病変も明らかな造影増強はみられなかった．
MRI FLAIR画像 (E, F, G, H) では，ほぼ均一な多発性の高信号像 (→) を示した．T2画像でも同様の高信号像を示した．

■診断上のポイント

脳脊髄の急性炎症による脱髄性疾患で，自己免疫性脳脊髄炎と考えられている．

1．画像所見の要点

> **MRI**
> - 病変はT1強調像で低信号，T2強調像で高信号像を示す．出血やmass effectは少ない．
> - 大きさ，数はさまざまで，左右非対称のことが多い．
> - 脳室周囲白質，脳幹，小脳脚，内包，視神経，脊髄などに発生．
>   大脳，小脳白質の広範で比較的対称的な病変や，基底核の病変は比較的特徴的である．
> - 造影MRIでは通常造影増強されないが，リング状に造影増強されることもある．
>
> **CT**
> - 大脳半球白質に散在性，あるいはびまん性の非対称性の低吸収域を示す．慢性期では脳萎縮を示す．
> - 造影CTでは，MRIと同様でときに造影効果を示す．

2．病因として，何らかのウイルス感染症，溶連菌感染，マイコプラズマ感染やワクチン接種後に発生するものや，誘因のはっきりしない特発性のものもある．

3．通常，急性発症し，単相性の経過をたどる．

4．初発症状は，発熱（38〜40℃）からしばらくして起こる頭痛，嘔吐とそのあと意識障害を起こす．臨床症候はさまざまである．

5．一般にステロイドに反応し予後良好だが，後遺症を残したり死亡する例もある．

6．多発性硬化症との鑑別が必要である．多発性硬化症では，同様に病変はT1で低信号，T2で高信号であるが，多発性硬化症の病変は直径数mm〜数十mmの円形，楕円形で散在性である．造影MRIでは急性期では均一に造影増強され，古い病巣はリング状に増強される．非活動病巣は増強されない．

感染性疾患，脱髄性疾患他その7

多発性硬化症 Multiple sclerosis

74 症例：23歳，女性．多発性硬化症．
左半身のしびれと筋力低下で発症したが，約2週間で改善した．その後3ヵ月後に注視方向性眼振が出現したが副腎皮質ホルモンの投与により約10日で改善した．

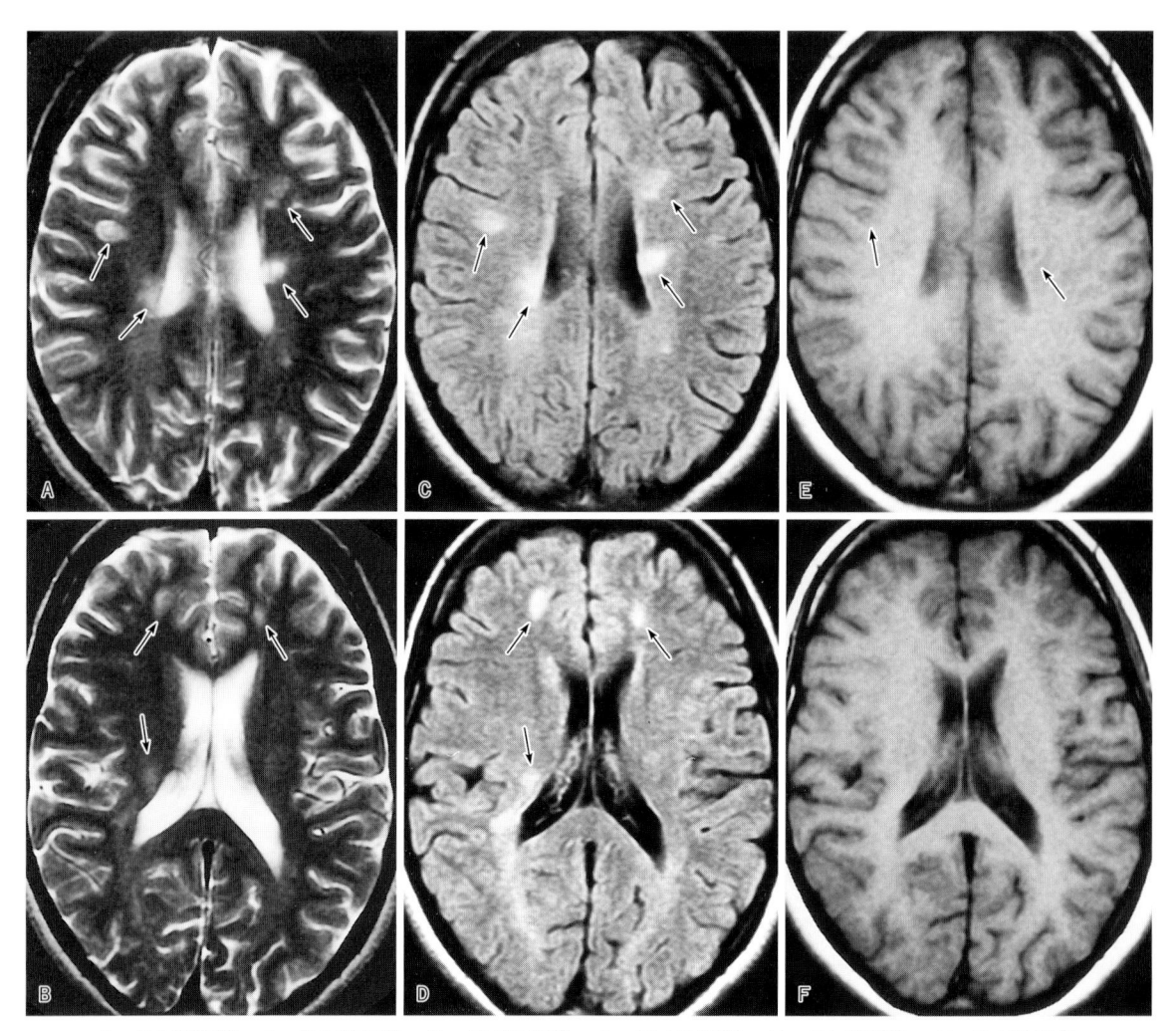

A：T2強調像，B：T2強調像，C：FLAIR画像，D：FLAIR画像，E：T1強調像，F：T1強調像
（駿河台日本大学病院神経内科症例）

FLAIR画像（C，D）およびT2強調像（A，B）では，両側大脳深部白質や側脳室周囲白質に楕円形または円形の高信号病変が多発している（→）．側脳室壁から垂直方向に長い楕円形病変も認める．T1強調像（E，F）では，FLAIR画像，T2強調像で高信号像を示した一部が低信号を示し（→），他は等信号であった．

■診断上のポイント

　多発性硬化症は脱髄疾患の中でもっとも代表的疾患である．多発性硬化症は一旦正常に形成された髄鞘がのちに障害を受ける髄鞘破壊性疾患である．病理学的には白質の血管周囲の炎症性細胞浸潤と脱髄を特徴とする．病変が空間的，時間的に多発することと，発症初期から寛解と憎悪を繰り返すことが診断上重要である．

1．画像所見の要点

> **MRI**
> ● 両側側脳室周囲白質，半卵円中心に多発性，非対称性に小楕円形または小円形の脱髄病変を認める．FLAIR 画像，T2 強調像では，脱髄巣は高信号像としてみられる．
> ● T1 強調像では，通常等信号で検出されないことが多いが，脱髄巣内の軸策の消失が著明であると低信号を示す．
> ● 罹病期間が長くなると脳萎縮がみられる．
> ● T1 強調造影 MR では，活動性の高い病変において造影効果がみられる．
>
> **CT**
> ● 側脳室周囲白質，半卵円中心部に小円形の低吸収〜等吸収を示す．CT における脱髄巣の検出率は約 30％で，MRI がより診断上有用性が高い．
> ● 2 次的変化として脳萎縮所見を約 40％にみられる．
> ● 造影 CT では，脱髄が進行した活動性の高い病変では結節状に増強される．

2．20〜40 歳の女性に好発する．
3．初発症状は視力障害，歩行障害，知覚障害が多く，診断は臨床症状，画像所見，神経生理学的所見，髄液所見などの総合所見からなされる．
4．脱髄病変は，脳室近傍白質や灰白質と白質の境界部に多いが，視神経，脳幹，脊髄もしばしばおかされる．脊髄では頸髄にもっとも多い．
5．鑑別診断として多発性ラクナ梗塞，転移性脳腫瘍，急性散在性脳脊髄炎などとの鑑別を要する．病変の分布が血管支配領域と一致せず，脳室周囲に好発し，経時的に変化すれば多発性硬化症であり，脳梗塞と鑑別できる．さらに，多発性硬化症は mass effect を示さず，縮小することもあることから腫瘍と区別できる．

放射線壊死 Radiation necrosis

症例：54歳，男性．左側頭葉放射線壊死．
耳鼻科で左上顎洞癌と診断され，上顎洞癌の部分摘出術とともに，左眼窩を含め左上顎洞部に放射線照射50 Gy，化学療法（カルボプラチン，ペプレオマイシン）を施行した．照射後，約5年後から構語障害，嚥下障害が出現した．CTでは，照射野に一致する左眼窩後部の左側頭葉に異常陰影がみられ脳神経外科へ紹介となった．

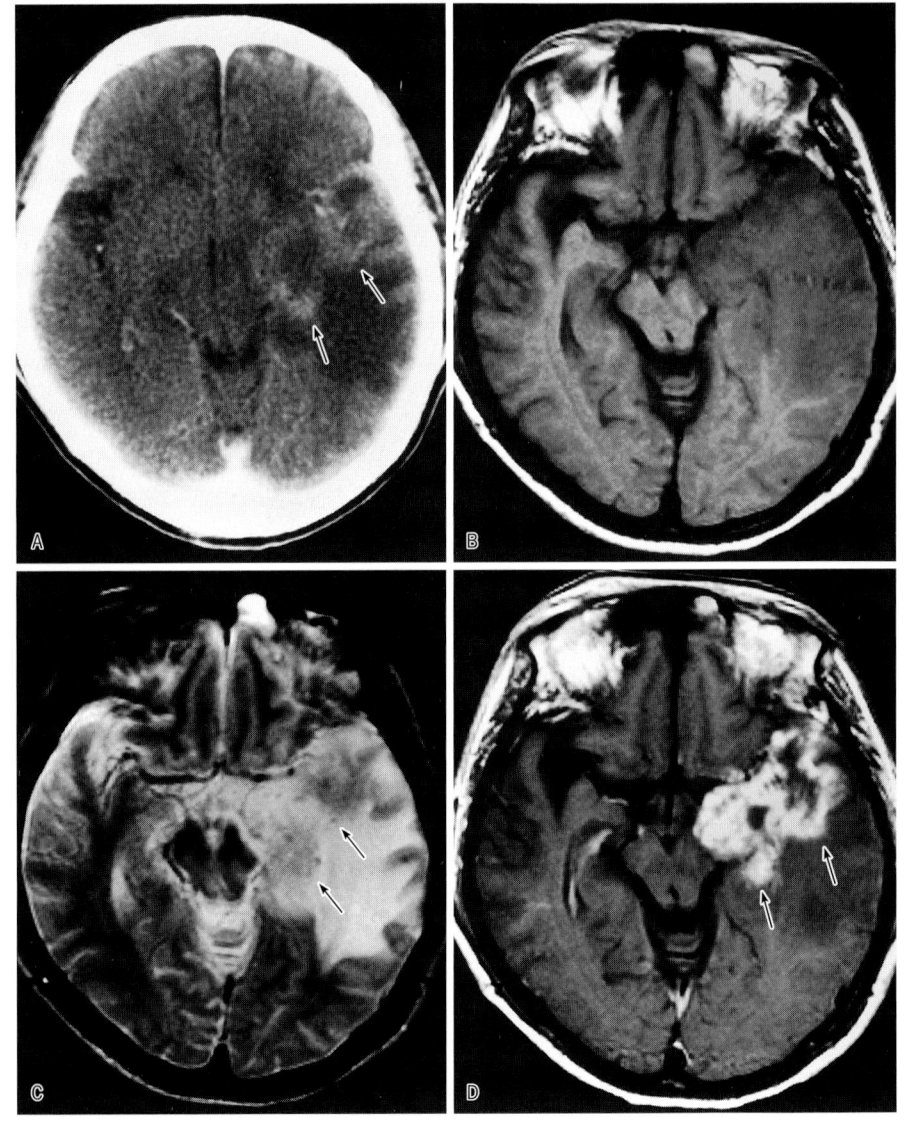

A：造影CT
B：T1強調画像
C：T2強調画像
D：T1造影MRI

造影CT（A）では，単純CTで左側頭葉が白質を主体に広範な低吸収域を示し，側頭葉前部を中心に不規則なリング状の造影増強（→）を認めた．軽度のmass effectがみられ正中構造の軽度偏移がみられた．
MRI T1強調像（B）では，左側頭葉が広範囲にわたり境界不鮮明な低信号域がみられ，皮髄境界は不明，中脳への圧排を認める．
T2強調像（C）では，T1強調像で低信号域に一致した部位に不均一な高信号域を示した．特にリング状に造影増強される部位の内部に一致する部では，T2像では低〜等信号であった（→）．
T1造影MRI（D）では，造影CTと同様の所見を示し，左前内側部の側頭葉に不規則なリング状の造影増強所見（→）を示した．

■診断上のポイント

　放射線治療後の数ヵ月〜数年後に照射野の白質部を中心に脳壊死を起こす．60 Gy 以上の線量で起こりやすく，組織学的には主として血管壁の変性と内膜肥厚による凝固壊死である．

1．画像所見の要点

> MRI
> ● 照射野に一致する部位の白質に T1 強調像で低信号，T2 強調像で高信号域の異常陰影を示す．異常陰影の境界は不明瞭である．
> ● T1 強調造影 MRI では，リング状または不規則な造影増強所見を示すことが多い．
> ● mass effect を示すことが多いが，周辺への圧排所見を認めないこともある．
>
> CT
> ● 辺縁の不規則な低吸収陰影を示し，mass effect をともなうことが多い．
> ● 造影 CT では，造影 MRI と同様，不規則な環状，あるいは結節状の増強効果を認める．

2．白質のほうが灰白質に比較し放射線感受性が高いため，白質領域に慢性進行性の変性壊死を起こす．
3．病変の局在は放射線照射野に一致する．
4．放射線治療後数年を経て，大脳基底核や大脳皮質下付近の灰白質に石灰化をきたすことも知られている．
5．臨床上問題になるのは，脳腫瘍，とくに悪性グリオーマの再発と放射線壊死との鑑別で，両者の鑑別診断は困難な場合が多い．放射線壊死では，18 F-fluorodeoxyglucose（FDG）や 11 C L-methionine を用いた PET で取り込みの低下による低代謝を示すのに対し，腫瘍再発ではいずれも取り込みが上昇する．タリウム SPECT でも放射線壊死では集積の低下を示すことが多いが，逆にタリウムの取り込みが上昇する例がしばしばみられ，鑑別は容易ではない．

感染性疾患，脱髄性疾患他その9

びまん性白質病変 Leukoaraiosis

76 症例：51歳，女性．白質内斑状病変，脳室周囲高信号．
脳ドック検診者．無症状で高血圧もない．

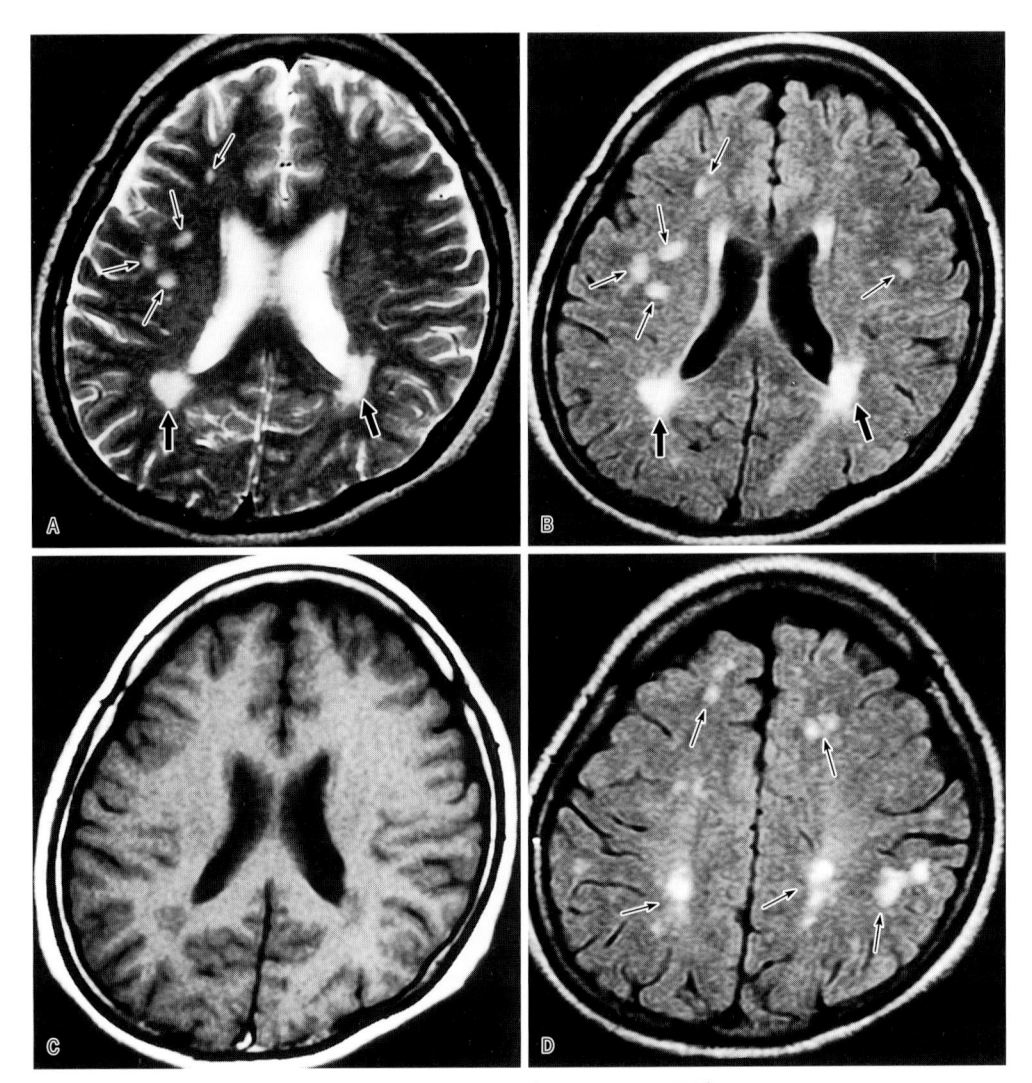

A：T2強調画像，B：FLAIR画像，C：T1強調画像，D：FLAIR画像

T2強調画像（A）およびFLAIR画像（B，D）では，小矢印（→）のごとく大脳白質内に斑状の高信号像が散在性に認められる（unidentified bright objects）が，T1強調像（C）では等信号で明らかでない．さらに，両側の後角周囲にT2，FLAIR像で高信号（➡）がみられ，periventricular capsの所見と考えられる．

■診断上のポイント

　びまん性白質病変は画像上の非特異的所見で，梗塞とは区別される．CT において側脳室周囲および大脳深部白質に低吸収域としてみられる変化を Leukoaraiosis と定義された（1987, Hachinski）．MRI では T2 強調像では白質の高信号域としてみられる．分類として白質内斑状病変と脳室周囲高信号に大別できる．

1）白質内斑状病変（patchy white matter lesion）
　　unidentified bright objects（UBO）（皮質下白質の斑状高信号域）
　　● etat crible（血管周囲腔拡張，小動脈の動脈硬化所見）
　　● lacunar infarction（ラクナ梗塞）
　　● その他（髄鞘の淡明化，gliosis）
2）脳室周囲高信号（periventricular hyperintensity, PVH）
　　● periventricular cap（側脳室前・後角周囲の高信号域）
　　● periventricular rim（側脳室体部周囲の高信号域）

1．画像診断の要点

> **MRI**
>
> 1）白質内斑状病変
> ● T2強調像，FLAIR像で大脳白質深部に数mm大の点状，または斑状の高信号域がみられる．T1強調像では等信号で不明である．
> ● 前頭葉，後頭葉の深部白質に好発する．
> ● 高齢者で，とくに高血圧の人に多く，65歳以上の正常と考えられる人の20～30％にみられるといわれる．
> ● 原因病態についての剖検所見は，血管周囲腔の拡張，小動脈の動脈硬化，髄鞘の淡明化，脱髄，グリオーシス，小梗塞などが含まれる．
> ● 無症状の高齢者の斑状の陰影の場合，小梗塞との鑑別は困難であるが，梗塞と診断しないほうがよいとの意見が多い．
>
> 2）脳室周囲高信号
> ● 側脳室の前角や後角周囲に認められる高信号域は periventricular cap と呼ばれている．
> ● 側脳室体部に沿ってみられる高信号域を periventricular rim と呼ばれている．
> ● cap も rim も加齢とともに増加し高齢者に多くみられる．
> ● 原因病態については，病理学的に脳室上衣の部分的欠損，脳室上衣下のグリオーシス，有髄線維の減少がみられ，髄液の漏出が考えられている．

結節性硬化症 Tuberous sclerosis

77　症例：40歳，男性．結節性硬化症．
　　17歳時よりてんかん発作あり，抗けいれん剤によりコントロールされている．顔面皮脂腺腫を認めたが，知能障害は明らかではない．脳腫瘍の合併はない．

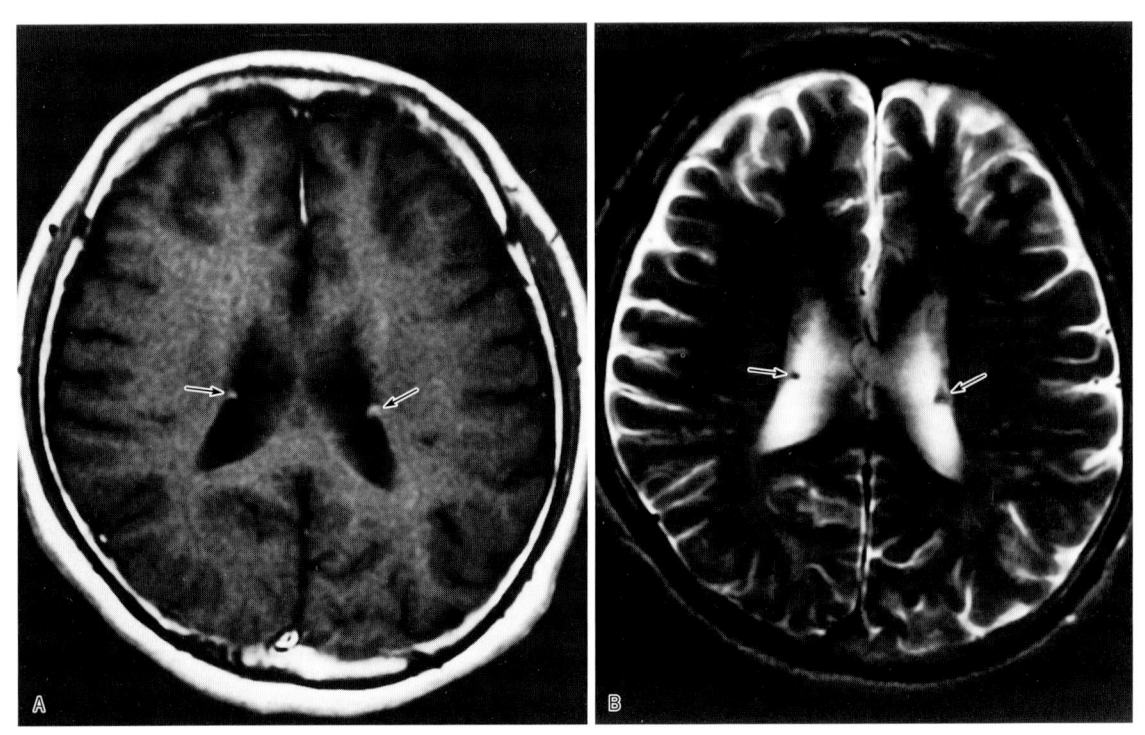

A：T1強調画像，B：T2強調画像

両側の側脳室壁に対称性に小結節状の異常陰影を示す（→）．T1強調像（A）で軽度高信号，T2強調像（B）で低信号を示した．頭部単純CTで同一部位に石灰化を確認した．

■診断上のポイント

　結節性硬化症はてんかん発作，知能障害，顔面皮脂腺腫を3主徴とする疾患．原因は常染色体優性遺伝によるが，弧発性も多い．本態は，多臓器に多発する過誤腫症である．

1．画像所見の要点

> **MRI**
> - 上衣下結節所見：側脳室壁・基底核から脳室内に突出する形をとり，多発性で，石灰化することが多い．T1強調像で低信号，T2強調像では高信号像を示すことが多いが，逆に，T1強調像で高信号，T2強調像で低信号のこともある．
> - モンロー孔近傍の上衣下結節は約10％に腫瘍性変化を起こし，上衣下巨細胞性星細胞腫を合併する．
> - 皮質・皮質下白質のtuber所見：前頭葉に好発し，石灰化がなければT1強調像で低〜高信号，T2強調像では高信号を示す．脳回の腫大を認めることがある．
> - 脳室拡大，脳萎縮をともなう特徴がある．
>
> **CT**
> - 上衣下脳室壁のtuberは，石灰化をともなうことが多く，側脳室壁に多発性の結節状の高吸収域としてみられる．
> - tuberが石灰化をともなわない場合は，等吸収域として認められる．脳室壁の不整としてみられることもある．
> - 造影CTでは，通常造影増強されない．しかし，上衣下巨細胞性星細胞腫を合併した場合は造影増強される．

2．小児期にみられるてんかん発作，知能障害，顔面皮脂腺腫がみられる場合は本症を疑う．

感染性疾患，脱髄性疾患他その11

スタージ・ウェーバー症候群
Sturge-Weber syndrome

❼❽ 症例：27歳，女性．スタージ・ウェーバー症候群．
生下時より右顔面三叉神経第Ⅰ枝領域にポートワイン色の血管腫がみられた．23歳時より一過性の左同名半盲，左半身知覚鈍麻，左不全片麻痺の発作を1年に5～6回起こしている．脳血管撮影では，深部静脈系の発達不良，架橋静脈の減少と異常走行，循環時間の遅延を認めた．

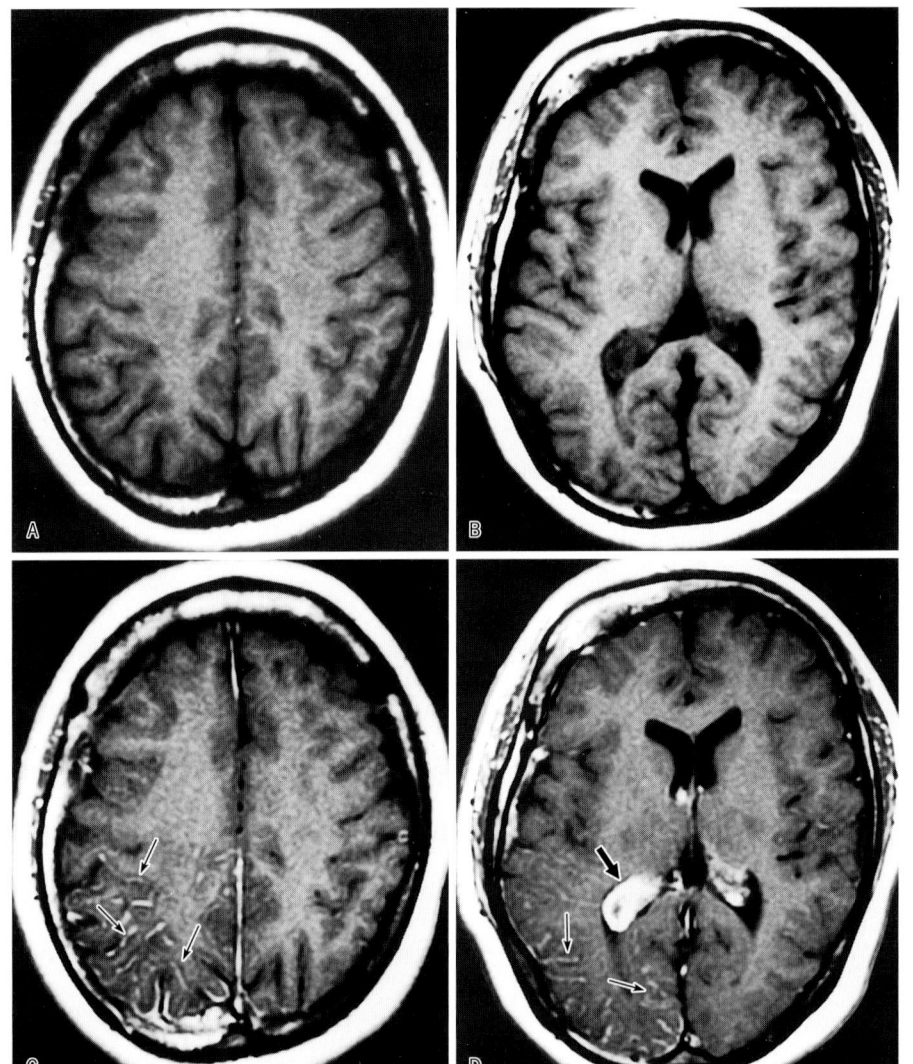

（本頁）
A：TⅠ強調画像
B：TⅠ強調画像
C：TⅠ強調造影 MR
D：TⅠ強調造影 MR
（右頁）
E：単純 CT
F：単純 CT

MRI TⅠ強調像（A, B）では右大脳半球は軽度脳溝の拡大があり，萎縮がみられた．TⅠ強調造影 MR（C, D）では，右頭頂・後頭葉の脳回に一致して線状の増強効果を示した（→）．脈絡叢は異常に拡張し，造影 MRI で造影増強され腫大した所見を示した（➡）．
頭部 CT（E, F）では，右頭頂・後頭葉の脳回，脳溝に一致して線状または斑状の不規則な石灰化がみられた（→）．脈絡叢にも石灰化による高吸収域がみられる（➡）．

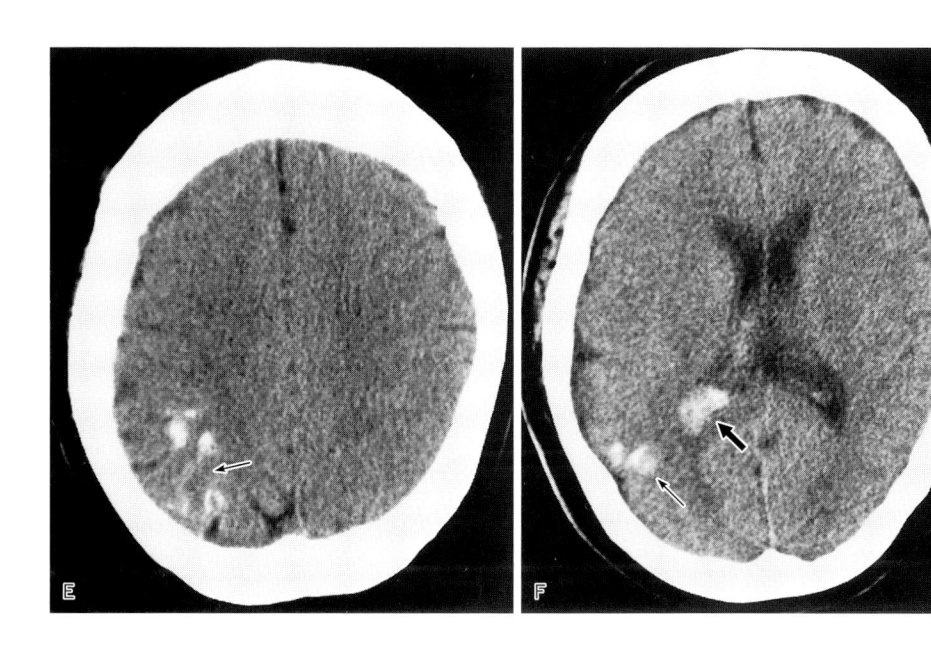

■診断上のポイント

三叉神経支配領域の顔面血管腫と同側の脳軟膜血管腫の合併を特徴とする．

1．画像所見の要点

> **MRI**
> - 頭頂・後頭・側頭葉の片側脳萎縮と脳回の石灰化に一致して，T2強調像で低信号域を認める．
> - 脳表静脈形成障害にともなう深部静脈の異常発達や拡張を示す．
> - 小脳病変を認めたり，脳軟膜直下の厚脳回や小多脳回を示すことがある．
> - 造影T1強調像では，脳回に沿って増強効果を示す．これは脳軟膜血管腫の影響とその直下の皮質の慢性低酸素状態などの影響と考えられている．
> - 患側，または両側の脈絡叢はしばしば異常に拡張し，造影T1強調像で著明に増強効果を示す．
>
> **CT**
> - MRIと同様所見であるが，CTでは頭頂・後頭・側頭葉の脳回に沿った石灰化を示すことが特徴である．加齢とともに明らかとなる．
> - 造影CTでは，脳回に沿った増強効果と脈絡叢の腫大による増強効果を示す．
> - 三叉神経，とくに第1枝領域のポートワイン血管腫，てんかん，片麻痺，精神発達遅延や緑内障，牛眼などの眼症状を示す．

感染性疾患, 脱髄性疾患他その12

キアリ奇形 Chiari malformation

㊴ 症例:23歳, 男性. キアリ奇形Ⅰ型.
頭痛あり. 神経学的には注視方向性眼振を認めた.

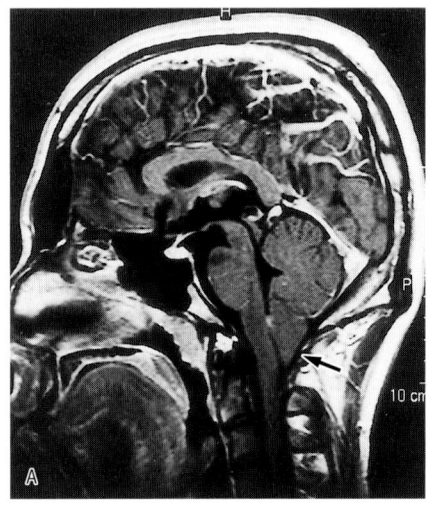

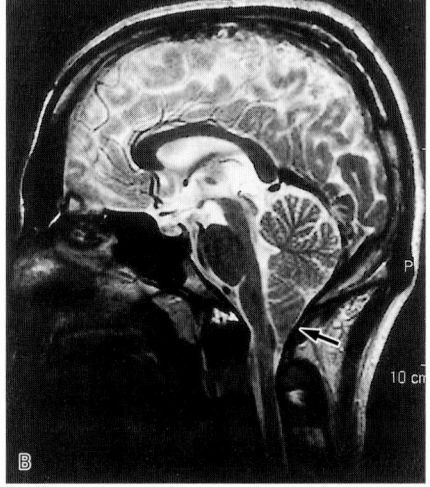

A:T1強調造影像
B:T2強調像

AおよびB両者の矢状断MRI画像において, 小脳扁桃の下端は大後頭孔の前後を結ぶ基準線より明らかに下方に下垂している (→).

㊵ 症例:44歳, 女性. キアリ奇形Ⅰ型に脊髄空洞症を合併.
両上肢の温痛覚障害 (右>左), 右下肢の解離性知覚障害, 右上肢の粗大力低下を認めた. 既往歴に頸椎椎間板ヘルニアで頸椎前方固定術を受けている.

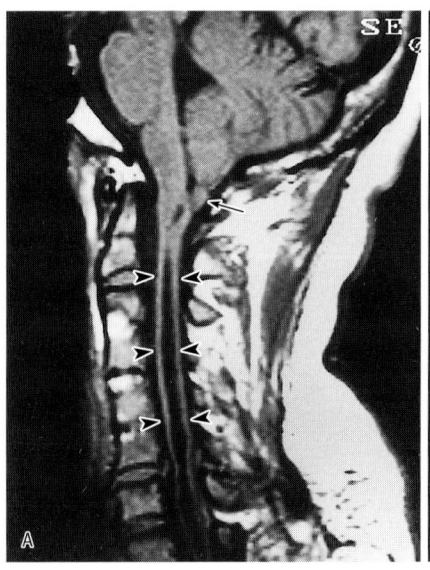

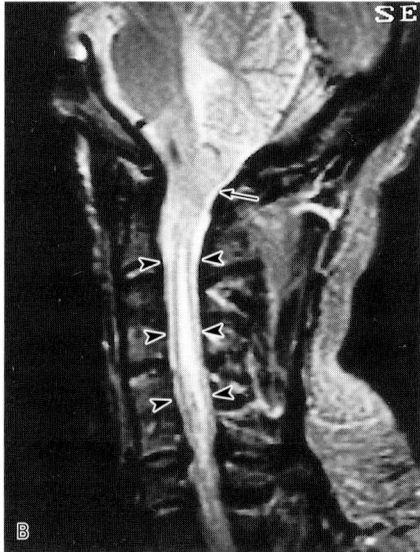

A:T1強調像
B:T2強調像

小脳扁桃の下端は大後頭孔より明らかに下方に下垂している (→). 頸髄の広範囲に脊髄空洞症によるT1強調像 (A) で低信号, T2強調像 (B) で高信号を示す異常陰影がみられる (▶).

■診断上のポイント

　キアリ奇形は後頭蓋窩に存在する組織が下方に偏位し，大後頭孔を通って頸椎管内に嵌入した奇形である．Ⅰ型からⅣ型に分類されるが，Ⅰ型とⅡ型が多く臨床的にも重要である．Ⅰ型は小脳扁桃のみが大後頭孔を通って頸椎管内へ下方偏位したものをいう．Ⅱ型は，後頭蓋窩が低形成で小さいため，小脳扁桃，小脳虫部の下部，延髄および第4脳室が大後頭孔を通って頸椎管内へ下方偏位したものである．キアリ奇形のⅡ型は，いわゆるアーノルド・キアリ奇形と呼ばれている．

1．画像所見の要点

> **MRI**
> - MRI診断がもっとも重要で，CTでは確定診断は困難である．
> - MRI矢状断像で，大後頭孔に嵌入した小脳扁桃を確認する．すなわち，小脳扁桃の下端の形が，正常では球状にみえるのが，とがった形，または木くぎ棒の形を示す特徴がある．
> - キアリ奇形では，小脳扁桃下端の位置が，大後頭孔前縁と後縁とを結ぶ基準線より5mm以上，下垂している（Aboulezzら）．
> - 脊髄空洞症，頭蓋頸椎移行部骨奇形（頭蓋底嵌入症，扁平頭蓋，環軸椎脱臼）などを合併することが多い．
> - MRI横断像では，下記のCT所見と同様の所見を認める．
>
> **CT**
> - キアリⅠ型ではCT上異常を指摘できないことが多い．
> - キアリⅡ型では，合併する形態学的変化として，テント下所見として，テント切痕の開大と小脳のテント上への突出する所見を示す．小脳橋角槽の狭小化と小脳の脳幹周囲を取り巻くように前方へ進展する．中脳蓋の後方突出，第4脳室の狭小化を示す．
> - テント上所見として，水頭症による脳室の拡大と大脳鎌の低形成・窓形成にともなう左右大脳半球内側部の脳回の嵌入を示す．

2．キアリⅠ型では，多くは成人，女性でみつかり，約40％で脊髄空洞症を合併する．症状は頭痛，頸部痛などを訴えることもあるが，無症状も多い．まれに，四肢の筋力低下，小脳失調などをみることがある．

3．キアリⅡ型では，生下時から幼児期にかけて発見される．水頭症や二分脊椎（脊髄髄膜瘤）を合併することが多い．

感染性疾患，脱髄性疾患他その13

水頭症 hydrocephalus

⑧ 症例：50歳，女性．交通性水頭症．
約1年前より不安定な小きざみ歩行となった．記銘力，計算はほぼ正常．失禁なし．
腱反射は軽度亢進．

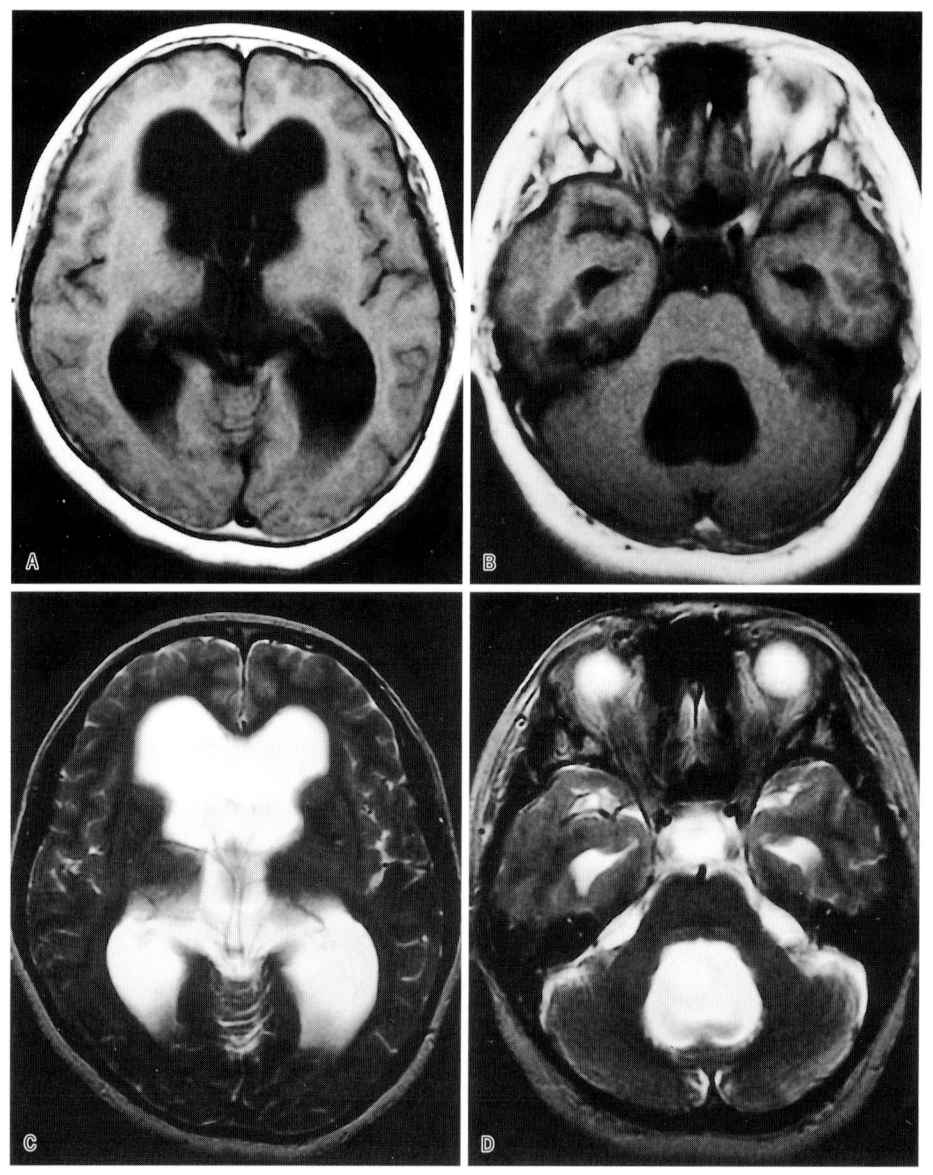

A：T1強調画像
B：T1強調画像
C：T2強調画像
D：T2強調画像

T1およびT2強調像では，両側側脳室，第3脳室，第4脳室が全般に両側対称性に著明に拡大している．脳室の陰影はT1で低信号，T2は高信号の均一な陰影を示す．しかし，脳溝の拡大は認めない．

■診断上のポイント

　脳室，ないしクモ膜下腔に異常に多量の髄液が貯留し，これらの腔が拡大した状態を水頭症といい，通常頭蓋内圧亢進をともなうが，正常圧のこともある．

　脳室系に閉塞，または狭窄を起こして発生する水頭症を非交通性水頭症とし，これに対し，脳室系に閉塞，狭窄がなく，クモ膜下腔との間に交通性が保たれているが，脳室系以外の吸収経路の通過障害，または髄液吸収能の低下による場合を交通性水頭症といっている．

1．画像診断の要点

> **MRI**
> - 交通性水頭症では全脳室系の拡大を示すが，非交通性水頭症では髄液の流れのため，脳室の閉塞，狭窄部位より近位の脳室が拡大する．
> - 脳萎縮でも両側脳室の拡大を示すが，萎縮では脳溝の拡大をともなう．
> - Ｔ１強調矢状断像において，乳頭体と橋上縁との距離が短縮し，１cm以下となる．
> - 第３脳室前半部の拡大を高率に認めるが，脳萎縮では認めない．
> - 脳梁の厚さが薄くなり，脳梁が弧状に挙上する．
> - Ｔ２強調像，FLAIR画像で脳室辺縁に沿って傍側脳室部に高率に高信号域を示す(periventricle hypersignal intensity, PVH)．これは脳室上衣を通過し滲出した髄液の影響と考えられている．
>
> **CT**
> - CTよりMRIのほうが情報量が多く，有用性が高い．CTでもMRIと類似した所見で，脳溝の拡大のない脳室系の拡大を示す．

MEMO

正常圧水頭症 Normal pressure hydrocephalus（NPH）

　1965年，HakimとAdamsらによって提唱された症候群である．彼らはその特徴として次の4つをあげている．①臨床的特徴として精神症状（記憶障害，思考，行動の緩慢），歩行障害，尿失禁がみられる．②髄液圧は正常圧である．③交通性水頭症（全脳室系の拡大）を示す．④シャント手術を行い髄液圧を下げることにより症状が劇的に改善する．NPHのうち原因不明のものを特発性，病因のはっきりしているものを症候性として区別している．病因としてはクモ膜下出血後，外傷後，髄膜炎後，癌性髄膜炎を含む腫瘍，後頭蓋窩腫瘍術後などがある．NPHの手術適応決定のための診断や特発性NPHの手術適応のための決定的検査法はない．特徴的臨床症状の存在とCT，MRIで脳溝の拡大のない全脳室系の拡大および脳室周囲低吸収域（PVH）がみられ，RIまたはメトリザマイド脳槽造影による髄液循環障害（特に腰椎穿刺による注入後48時間後も脳室内残存）などのみられる例では，シャント手術によって臨床症状の改善が得られることが多い．

脳梁欠損症
Agenesis of corpus callosum

㉒ 症例：12歳，女性．脳梁欠損症．
口蓋裂，知能発達遅延（IQ 49）あり．CT上異常を指摘され紹介された．

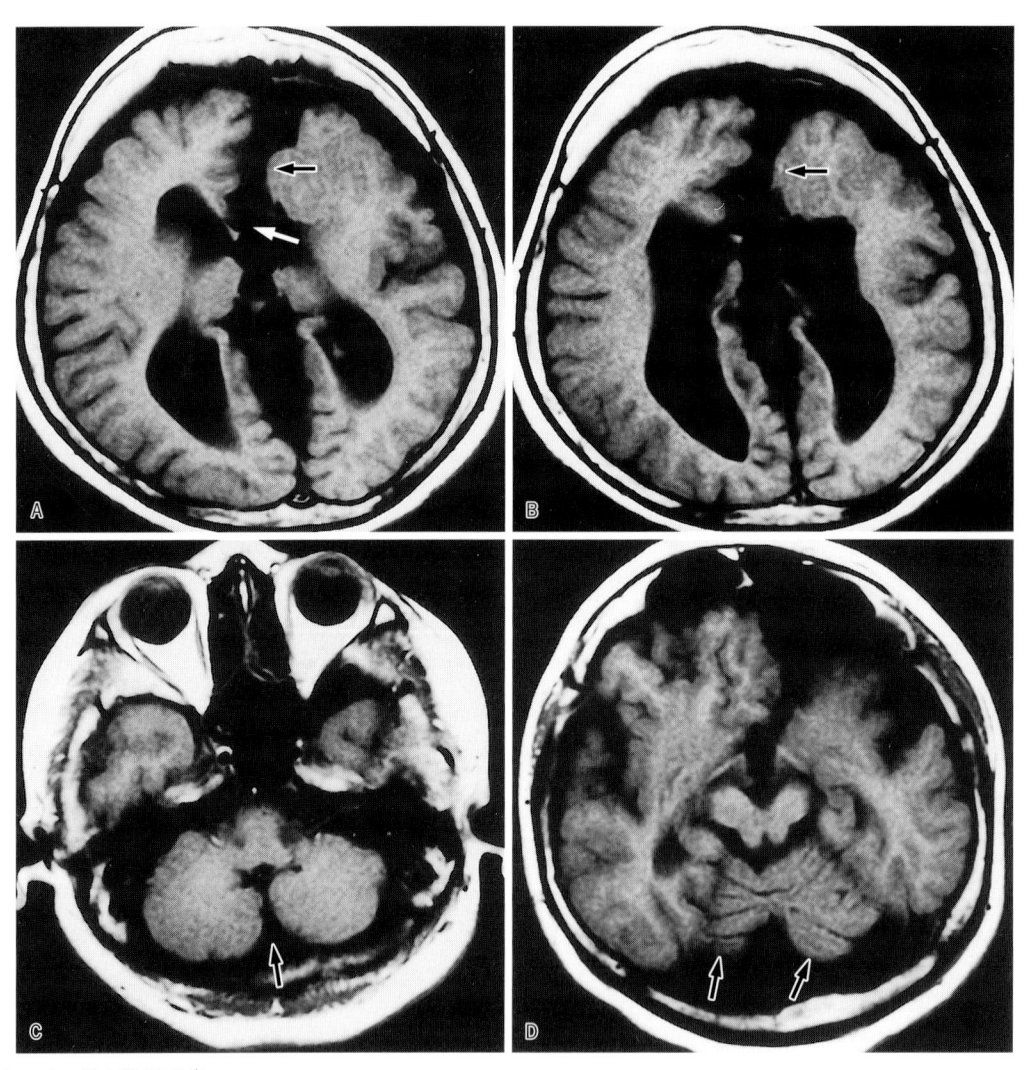

A～D：TⅠ強調画像

TⅠ強調像（A，B）で左右の大脳半球を連結する脳梁は欠損している（⇨）．両側脳室は拡張し平行に位置し，両側脳室間は開大している．左前頭葉内側部の脳溝，脳回は明らかでなくなり，帯状回の消失が考慮される（→）．後頭蓋窩のTⅠ強調像（C，D）では，小脳半球，虫部の形成不全の合併を認めた（→）．

■診断上のポイント

左右の大脳半球を連結する脳梁の先天性の形成不全をいう．脳梁の欠損と低形成がある．

1．画像所見の要点

> **MRI**
> - 側脳室体部間の距離の開大を示し，前後方向に平行に位置する．部分欠損では，脳梁膨大部のみの欠損が多く，側脳室三角部から後角にかけて拡大する傾向を示す．
> - 第3脳室が挙上し，囊胞状拡張を示すことがある（interhemispheric cyst）．
> - 大脳半球内側では，帯状回が形成されないため矢状断像で脳回は放射状に配列して見える．

2．けいれんや知能発育不全をともなうことが多い．
3．約10％に脳梁脂肪腫を合併，その他 Dandy-Walker 奇形，キアリ奇形を合併することがある．

MEMO

神経管欠損 neural tube defect と脳梁無形成（または形成不全）

脳梁無形成（または形成不全）は胎生期の発生段階で神経管欠損によって発生する．

脳梁は，高レベルの連合野からの多くの線維を含み，すべての主要な脳皮質と連絡している．脳梁は加齢により変化し，知的活動が広がっている場合は 20 歳代中頃まで脳梁の大きさは増加し，20 歳以降では加齢とともにその厚さおよび広さは有意に減少するという．

◇脳梁無形成（形成不全）

脳梁は，胎生期 12～13 週で将来，脳梁膝部となる交連線維の集合体が形成されることが始まりで，その後 5～7 週の間に大脳新皮質の急速な成長にともない頭側から尾側へと発達する．脳梁無形成（脳梁欠損）は，8～15 週の脳梁原基の形成障害で，脳梁形成不全は，11～20 週の脳梁線維の発達障害で発生すると考えられている．

脳梁無形成（脳梁欠損）は各種の奇形を合併する．合併奇形として比較的頻度の多いものは，帯状溝欠損，放射状帯状回，側脳室後角拡大，側頭角の拡大などがある．

感染性疾患，脱髄性疾患他その15

クモ膜嚢胞 Arachnoid cyst

⑧ 症例：25歳，男性．クモ膜嚢胞（中頭蓋窩）．
頭痛が持続するため CT 施行し，異常を指摘され入院．

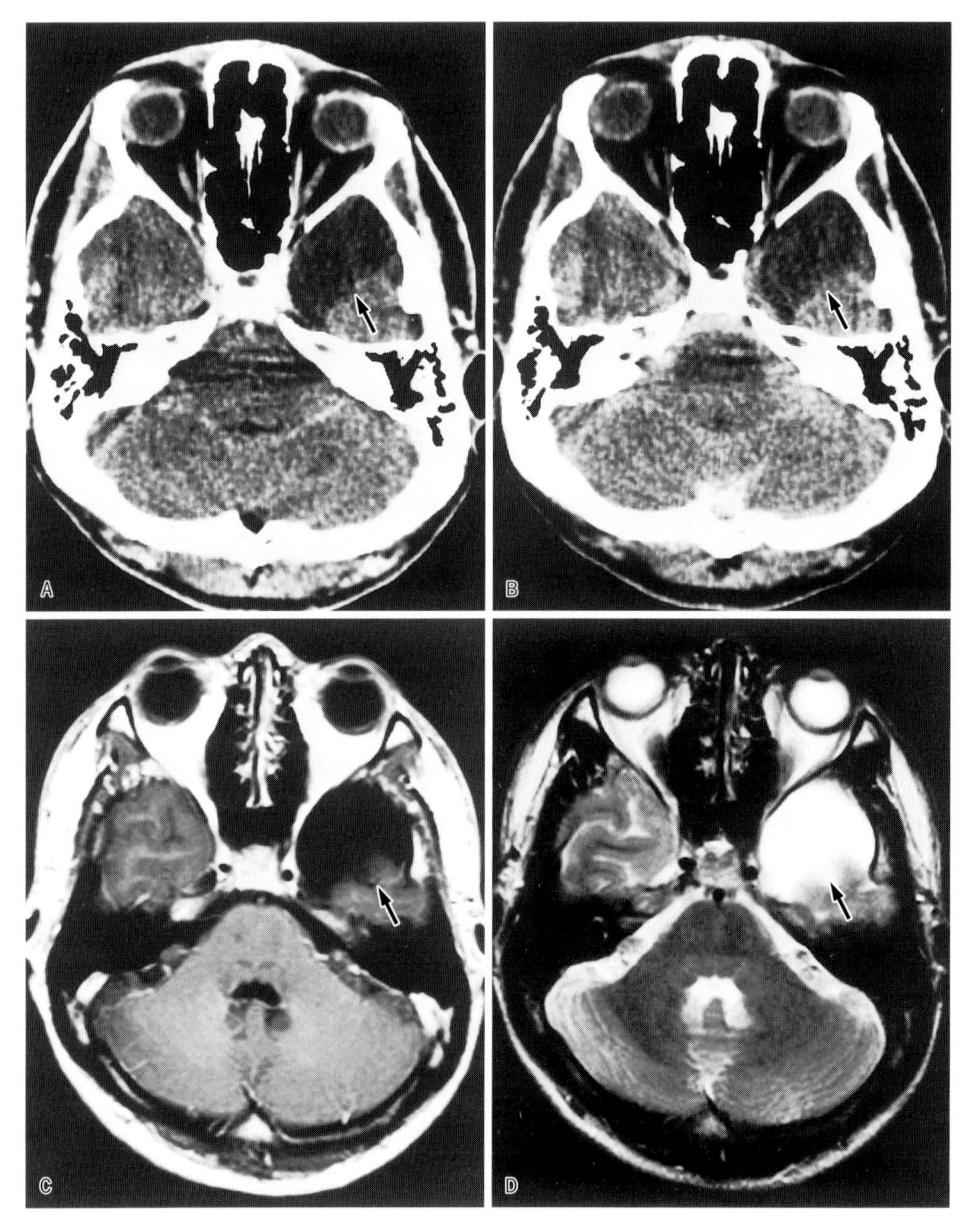

A：造影 CT
B：メトリザマイドCT脳槽造影
C：T1強調画像
D：T2強調画像

CT では左中頭蓋窩前方部に境界明瞭な低吸収域がみられ，造影 CT (A) では増強効果を認めない (→)．メトリザマイドCT脳槽造影 (B) でも低吸収域内への造影剤の流入はみられない (→)．T1強調像 (C) では境界明瞭で，均一な低信号域 (→) を示し，T2強調像 (D) では均一な高信号域 (→) を示した．

84 症例：28歳，男性．クモ膜嚢胞（前，中頭蓋窩）
5～6年前から頭痛があり，最近，思考力の低下を認めた．

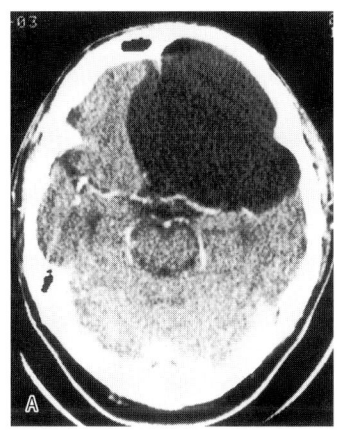

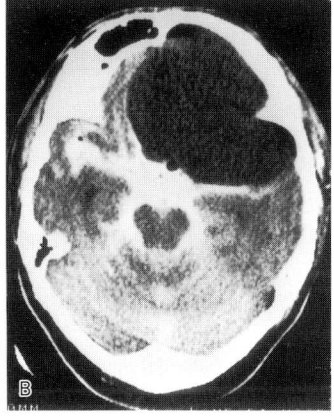

A：造影CT
B：メトリザマイドCT脳槽造影

造影CT（A）では，前頭蓋窩から中頭蓋窩にわたって大きな嚢胞がみられ，嚢胞は均一な低吸収域を示し，辺縁は増強効果を示さない．Bはメトリザマイド CT 脳槽造影であるが，脳槽やクモ膜下腔にみられる高吸収域のメトリザマイドは嚢胞内に入り込まず，非交通性である．

■診断上のポイント

クモ膜嚢胞は脳表に存在し薄い膜（クモ膜）で覆われ，水様透明の髄液が充満した単一嚢胞である．

1．画像所見の要点

> **MRI**
> - T1，T2強調像ともに髄液と類似の信号像で，嚢胞構造を示す．すなわち，T1強調像で境界明瞭な低信号，T2強調像では均一な高信号として描出される．
> - 中頭蓋窩からシルビウス裂にかけてみられることが多い．この他，鞍上部，後頭蓋窩，四丘体槽部，大脳縦裂，前頭蓋窩などに発生する．
> - mass effect のない場合とある場合とある．
>
> **CT**
> - 単純CTでは，境界鮮明で，髄液に一致する均一な低吸収域を示す．
> - 造影CTでは，造影増強されない．
> - メトリザマイドCT脳槽造影法の検索により，クモ膜下腔とクモ膜嚢胞内との交通性が判定され，これは手術適応の決定上参考となる．

2．頭部単純X線撮影では，嚢胞存在部位の頭蓋骨の膨隆，骨の非薄化などをともなうことがある．
3．小児，若年に好発する．男児に多い．左大脳半球に多い．
4．クモ膜嚢胞の発生原因は，クモ膜の形成異常による先天性のものが多いが，外傷，炎症，出血などによる後天性のものもある．
5．症状は，無症状のこともあるが，頭痛，てんかん発作，巣症状などがみられることもあり，発生部位によって異なる．
6．中頭蓋窩以外では，孔脳症，類上皮腫，髄外に増殖した星細胞腫などとの鑑別が必要である．

上皮性嚢胞 Epithelial cyst

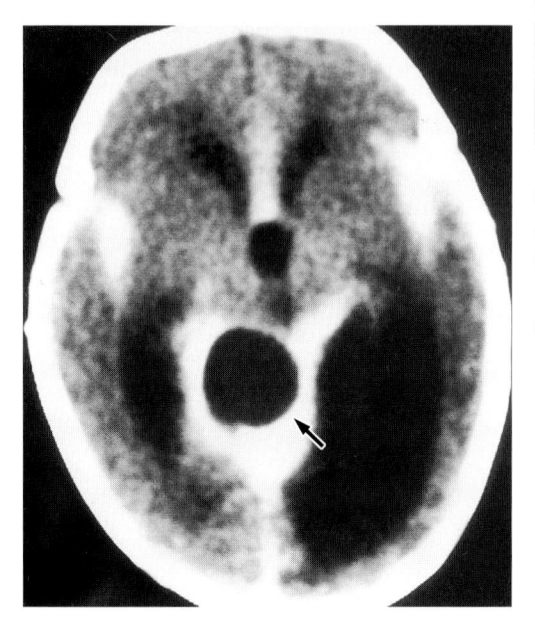

㊤

症例：日齢10日の女児．上皮性嚢胞（四丘体槽）．在胎41週，正常分娩で出生．頭囲拡大と大泉門の拡大を認めた．

CT（単純）では，第3脳室後部の四丘体槽に境界鮮明な円形の均一な低吸収域を認めた（→）．CT値は3〜6で，脳室内の髄液と同一であった．造影CTでは嚢胞壁の増強効果はなく，メトリザマイドCT脳槽造影（左図）では嚢胞（→）内への造影剤の流入はなく，非交通性であった．

松果体嚢胞 Pineal cyst

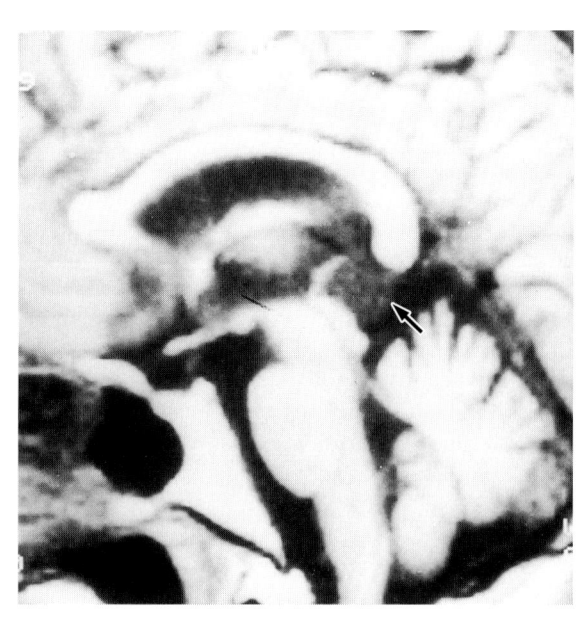

㊅

症例：42歳，女性．松果体嚢胞．頭痛，複視を訴えて来院．

T1強調像矢状断面（左図）では松果体部に低信号の嚢胞所見がみられた（→）．T2強調像では高信号を示した．なお，CT（単純）では均一な低吸収域を示し，メトリザマイドCT脳槽造影でも非交通性である．

■診断上のポイント

上皮性嚢胞：

良性頭蓋内嚢胞のうち画像所見からはクモ膜嚢胞との鑑別が困難なものとして上皮性嚢胞がある．これらの鑑別は病理組織学的，電子顕微鏡的検索による．

松果体嚢胞：

松果体にみられる良性の嚢胞である．incidental に約25％，剖検では約40％にみられる．

1．画像所見の要点

> **MRI**
> ● 通常，T1強調像では，嚢胞部は低信号，T2強調像で高信号を示すが，ときにT1，T2強調像ともに高信号になることもある．
> ● T1強調造影 MRI では，増強効果を示すことも多い．
>
> **CT**
> ● 通常，嚢胞は等吸収域を示す．実質性の場合は石灰化をともなうことが多い．

2．無症状で偶然発見されることが多いが，症候性では頭痛，悪心，嘔吐，視力障害が多い．

3．15〜46歳の女性に多い．

MEMO

クモ膜嚢胞 Arachnoid cyst と良性頭蓋内嚢胞 Benign intracranial cyst

中枢神経系の非腫瘍性良性嚢胞には，クモ膜嚢胞，上皮性嚢胞，上衣性嚢胞，松果体嚢胞などがあるが，CT または MR による画像解析では，必ずしもそれらの鑑別は困難である．後頭蓋窩嚢胞ではクモ膜嚢胞，巨大大槽，Dandy-Walker 嚢胞，類上皮腫などとの鑑別を要する．その確定診断には病理学的所見，場合によっては電子顕微鏡的検索を要する．

◇**クモ膜嚢胞の発生機序：**

いまだ議論が多いが，次の 2 つが提唱されている．①クモ膜内に発生した嚢胞で，クモ膜下腔と交通していない先天奇形であるとする説（Starkman ら1958，Martuza ら1981）．②脳組織にまず形成不全があって，結果的にその部位に髄液が貯留し嚢胞を形成する（Robinson 1955）．

◇**クモ膜嚢胞の手術適応：**

メトリザマイド CT 脳槽造影法，または RI 脳槽造影法によるクモ膜下腔と嚢胞内との交通の有無が手術適応を決定する上で重要である．手術適応は，クモ膜下腔と交通がなく，頭蓋内圧亢進のある例や嚢胞による周辺組織への圧排所見のある例に限られる．

孔脳症 Porencephaly

(87)

症例：24歳，女性．右頭頂後頭葉の孔脳症．
小児期より全身けいれん，または数秒間の意識消失発作を認めた．脳波では，右後頭葉に局在性を持つ鋭波を認める．抗けいれん薬によってけいれんはほぼコントロールされている．

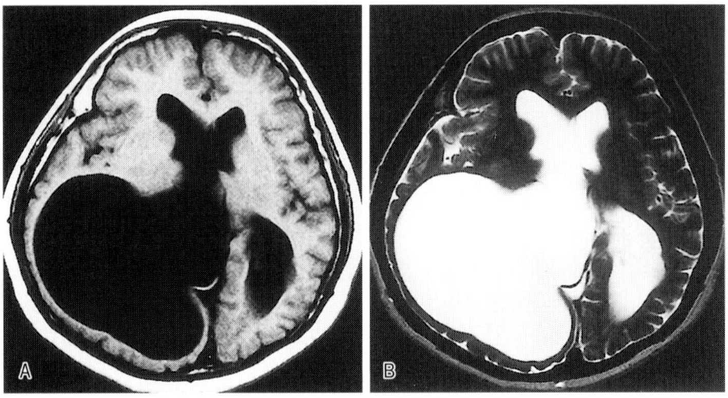

A：T1強調画像
B：T2強調画像

先天的に右頭頂後頭葉の部分的脳欠損のため，その部分が脳室拡大としてみられる．T1強調像（A）では低信号の側脳室が右三角部から後角にかけて著明に拡大している．T2強調像（B）では高信号像の側脳室の限局的著明拡大を示す．

■診断上のポイント

脳実質の欠損があり，脳室，またはクモ膜下腔と連続した空洞性病変を孔脳症という．

1．画像所見の要点

MRI

- T1およびT2強調像で髄液と等信号の空洞を認めるが，空洞周辺には異常信号域は認めない．
- 空洞壁は平滑で，片側性が多いが両側性もある．
- 一側性脳室拡大として認められることが多く，腫瘤によるモンロー孔閉塞による脳室拡大が否定されれば孔脳症が考えられる．

CT

- 脳室，あるいはクモ膜下腔と連続する境界明瞭で，髄液と同じ吸収値を示す空洞（嚢胞性構造）を示す．
- 造影CTでは増強所見を認めない．

2．原因は，先天性が多いが，後天的にも出産時外傷，血行障害，炎症，脳室穿刺後などに発生する．

3．好発部位は中大脳動脈灌流流域で，前頭，頭頂葉に多い．

4．症状はけいれん発作，片麻痺，精神発達遅延などを認める．

5．ときにクモ膜嚢胞との鑑別が困難なことがある．

JCLS 88002-632，2004

脳石症 Brain stone

88 症例：64歳，男性．組織診断は脳石症．
耳鳴で近医を受診．CTで異常を指摘される．

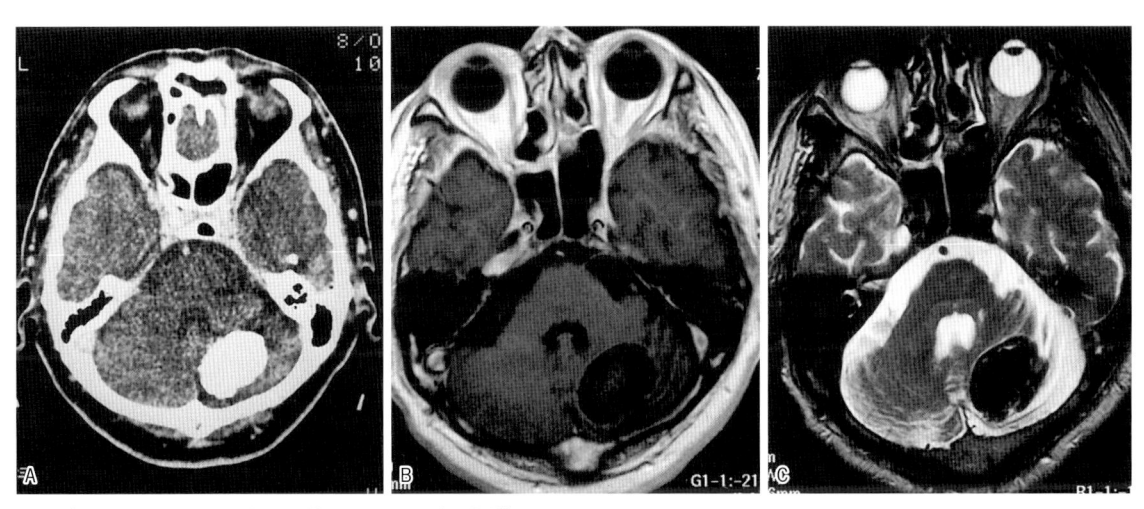

A：単純CT，B：T1強調画像，C：T2強調画像

単純CT（A）では左小脳半球部に境界明瞭な石灰化病変を示したが，周辺浮腫はなく，圧排所見はない．T1強調像（B）およびT2強調像（C）では低信号を示し，辺縁は薄い輪状の高信号像を示した．

■診断上のポイント

原因疾患の不明な頭蓋内の粗大な異常石灰化巣に対し，脳石症 brain stone と呼んでいる．

1．画像所見の要点

> **MRI，CT**
> - CTでは大きな石灰化腫瘤を認めるが，周辺への圧排がない．
> - MRIでは，石灰化病変のためT1，T2強調像ともに signal void により低信号像を示す．とくに，T2強調像で低信号像が顕著である．

脳有鉤嚢虫症 Cerebral cysticercosis

❽⁹ 症例：73歳，男性．組織型は脳有鉤嚢虫症．
豚肉の生肉を嗜好していた生活歴があり，最近，歩行障害，見当識障害が徐々に進行した．

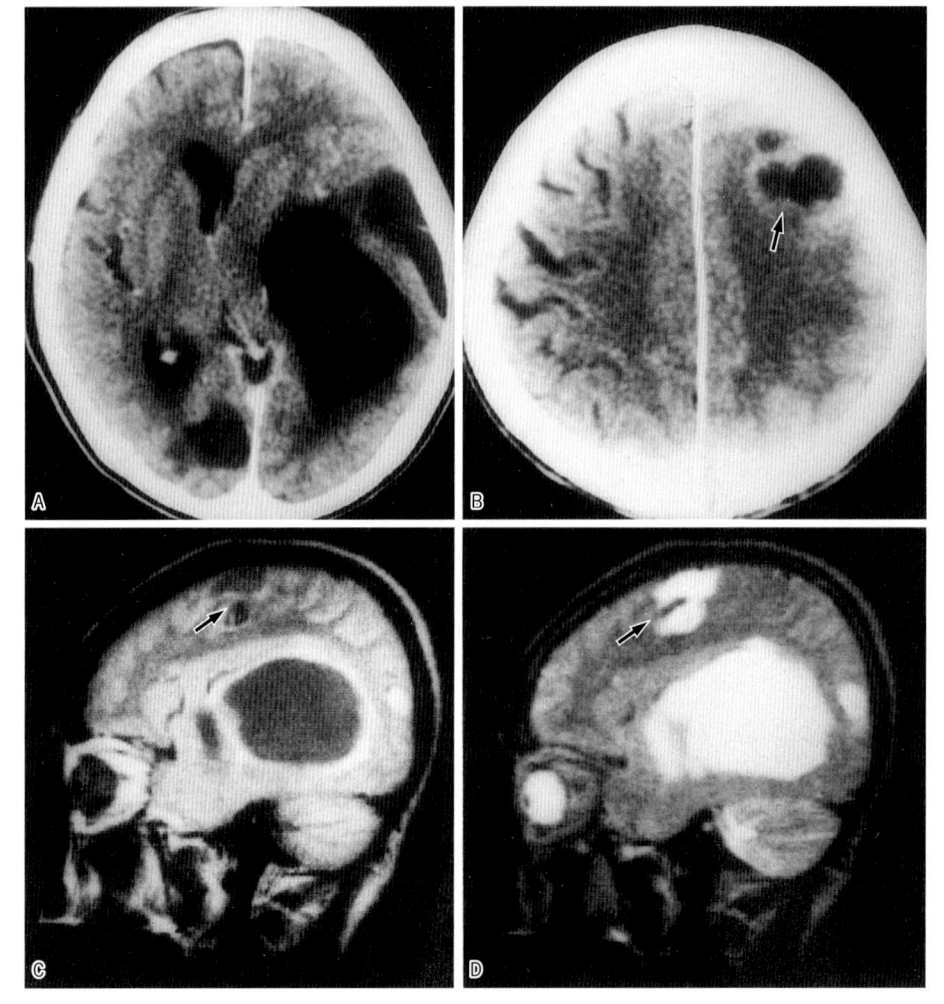

A：造影CT
B：造影CT
C：プロトン像（T1）
D：T2強調画像

造影CT（A）では右側頭葉を中心とした広範な嚢胞と左後頭葉内側に嚢胞を認め，いずれも境界明瞭な低吸収域を示したが，辺縁部の増強効果は示さなかった．B（造影CT）では右前頭葉の表在性に嚢胞を認めたが，他の部位の嚢胞と異なり辺縁部に増強効果を示した（→）．MRIプロトン像（C）では，側頭部の嚢胞は大きな低信号域の周辺に輪状の高吸収域を示した．前頭頭頂部の嚢胞も低信号域とその周辺に高信号域を示した（→）．T2強調画像（D）では，両者の嚢胞はともに高信号を示した．

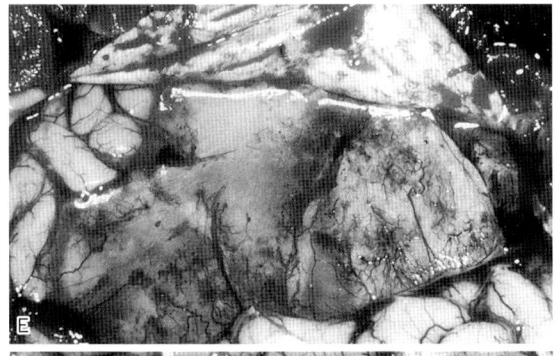

Eは，画像上側頭部にみられた増強効果のない大きな囊胞に一致する部分で，本疾患でしばしば合併するクモ膜炎による反応性クモ膜囊胞であった．Fは，前頭頭頂部にみられた辺縁増強像をともなう囊胞で，有鉤囊虫症に一致する所見であった．Gは病理組織学的所見を示す．囊胞壁は3層構造，すなわちクチクラ様物質層，細胞層，粗な網状組織層からなる特有な壁構造を認める．

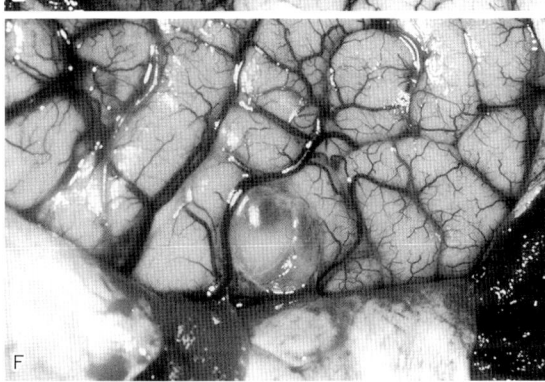

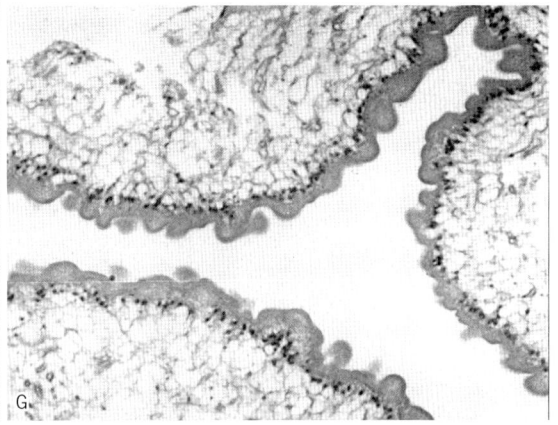

■診断上のポイント

有鉤条虫の幼虫である鉤球子が頭蓋内に寄生し有鉤囊虫となる．ブタが中間宿主となる．脳症状の発生機序は，囊虫が死滅する際にその代謝産物や抗原が放出され，囊虫周囲に細胞浸潤をともなった囊胞が形成される．

1. 画像所見の要点

   MRI
   - 囊胞部分は，T1強調像で髄液とほぼ同等の低信号域を示し，プロトン像で低信号の周囲にリング状の高信号像を示す．
   - 有鉤囊虫の頭節部分は，T1強調像で等または高信号の壁在結節として描出される．とさに石灰化をともない，T1，T2強調像ともに低信号を示す．

   CT
   - 単発，または多発性囊胞による低吸収域．
   - 点状石灰化をともなう．
   - 囊胞壁の部分的，または輪状増強効果．
   - 付随所見として，本例のごとくクモ膜炎による反応性クモ膜囊胞の合併がある．

2. 大脳灰白質，脳底部などに多発性囊胞を形成する．
3. 診断には，画像所見のほか，海外在住の生活歴，皮下，筋肉内の囊虫症の有無，検便による虫卵の検出などによる．

眼窩内病変の一般的事項

■ CT

- 眼窩の外傷，異物，石灰化病変の診断には，頭蓋内と同様 CT は，MRI より有用性が高く，第一選択である．
- 撮影は，眼窩下縁と外耳孔を結ぶ線で撮像することで眼窩の軸と平行となり，側頭骨のアーチファクトも最小限となる．厚さ 3 mm 以下の水平断像を原則とするが，最近のヘリカル CT，マルチスライス CT では，再構成により冠状断，矢状断，斜矢状断の各画像が作成できる．
- 軟部条件のみでなく，骨性病変には骨条件画像を作成する．
- 腫瘍性病変や炎症性病変を疑う場合は，造影 CT を行う．
- 眼窩吹き抜け骨折，腫瘍，炎症性病変を疑う場合は，冠状断画像が診断上有用である．

■ MRI

- 外傷，異物，石灰化病変以外のすべての病変の診断には，通常 MRI がより有用性が高い．
- MRI は，高速撮像法や脂肪抑制画像を用いることにより，アーチファクトの少ない良好な画像が得られる．3 mm 以下の厚さの画像を作成する．冠状断，水平断，矢状断の各画像により病変の診断を行う．

■眼窩の構造と読影のポイント

眼窩の骨構造

- 眼窩底部の上顎骨眼窩面と眼窩内側壁を形成する篩骨の紙様板は，吹き抜け骨折の好発部位である．吹き抜け骨折によって，眼窩内の脂肪が篩骨洞内へ突出していることがある．
- 上眼窩裂は上眼静脈，動眼神経，滑車神経，外転神経および三叉神経第 1 枝が通り，頭蓋内と連続している．
- 下眼窩裂は翼口蓋窩に通じる．視神経管は蝶形骨小翼からなり，視神経と眼動脈が通り頭蓋内と連続している．

眼窩内構造物

- 硝子体，前眼房は髄液とほぼ同様の信号を示す．水晶体は水分含有量が低く，T1強調像でやや高信号，T2強調像では低信号に描出される．強膜はT1強調像，T2強調像でともに低信号，脈絡膜と網膜は，ともにT1強調像でともにやや高信号の線状構造として描出される．造影MRによって脈絡膜と網膜が増強効果を示す．

- 視神経は，硬膜の延長である視神経鞘との間に髄液が存在する．
- 4つの直筋（上直筋，下直筋，内側直筋，外側直筋）は，薄い結合織で連絡し眼球筋膜と連続する．これらにより囲まれた部分を筋円錐という．筋円錐内には脂肪組織，血管，外眼筋を支配する神経，視神経，視神経鞘などが含まれる．筋円錐外には脂肪組織と涙腺がある．涙腺は眼窩の上外側部に位置する．外眼筋は正常でも増強効果を認めるため，増強効果の違いを確認する．外眼筋の評価には冠状断が有用である．

■眼窩内腫瘍

眼窩内部位と好発腫瘍
- 内側：mucocele，鼻腔からの悪性腫瘍，骨腫，骨軟骨腫
- 中心部：血管腫，海綿状血管腫，仮性腫瘍，横紋筋肉腫，視神経鞘髄膜腫，視神経膠腫，転移性腫瘍
- 外側：涙腺腫瘍，炎症性偽腫瘍，類皮腫，類表皮腫，骨腫，神経線維腫

眼窩内部位と症状
- 筋円錐内：初期症状は眼球突出，視力障害
- 筋円錐外：初期症状は眼球突出，眼瞼浮腫が主．
- 視神経管内：初期症状は視力障害と軽度の眼球突出，眼窩先端部症候群．

眼窩内腫瘍の頻度
- 発生頻度の多い腫瘍は，眼窩偽腫瘍，海綿状血管腫，視神経鞘およびその他の部位の眼窩内髄膜腫であるが，施設や診療科によって対象としている症例の頻度が異なっている．Maroon & Kennerdellらの多数例の報告では，眼窩内腫瘍790例中甲状腺眼症200例，転移性腫瘍135例，眼窩内偽腫瘍110例，髄膜腫161例，類皮嚢腫50例，血管腫40例などが多かった．

涙腺腫瘍 Lacrimal gland tumor

⑨ 症例：43歳，男性．組織型は多形腺腫（良性）．
　約10年前から右眼の眼球突出がみられ，徐々に進行し，最近では眼瞼による閉眼は不能となった．頭部外傷を契機に治療を受けることになる．右視力：0.08，右対光反射消失．

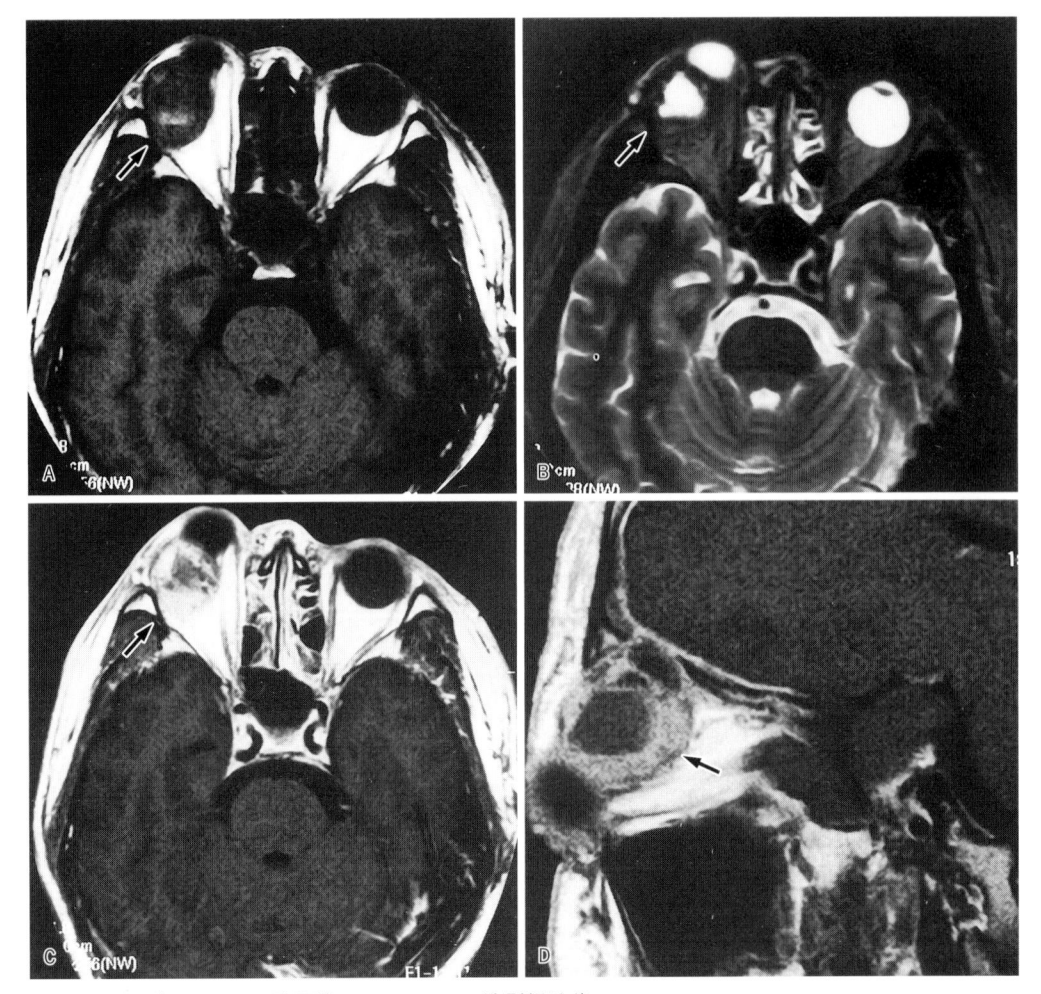

A：T1強調像，B：T2強調像，C，D：T1造影増強像

　T1強調像（A）およびT2強調像（B）では，腫瘍は右眼窩上外側に囊胞をともなう腫瘤としてみられる（→）．腫瘍実質の厚い囊胞壁は，T1強調像では低信号，T2強調像では低，またはやや高信号像を示す．腫瘍内の囊胞部分はT1強調像で低信号（一部高信号），T2強調像では高信号を示し，鏡面形成を示した．T1造影増強像（C，D）では，囊胞壁の腫瘍実質部分は著明に増強効果を示し，腫瘍の境界は明瞭であった（→）．

■診断上のポイント

1．画像診断の要点

> **MRI**
> ● 眼窩上外側部に円形，楕円形の境界明瞭な腫瘤としてみられる．
> ● MRIでは，T1強調像で外眼筋と等信号，T2強調像でやや高信号像を示すことが多い．
> ● 造影MRIでは，中等度〜高度の増強効果を示す．
> ● 内部の不均一な信号や，周囲への浸潤を認めた場合は，悪性に転化している可能性がある．

2．涙腺腫瘍の40〜50％は上皮性腫瘍で，多形腺腫や腺様嚢胞癌などが多い．臨床症状は眼球突出と眼球運動制限である．
3．多形腺腫がもっとも多く，次いで腺様嚢胞癌が多い．多形腺腫は40〜50歳台に多く，緩徐に増大する腫瘍である．
4．腺様嚢胞癌は発症年齢が多形腺腫に比較しやや若く，腫瘍は再発や悪性化し，急速な浸潤性増大を示すことが多い．骨破壊がみられ，腫瘍辺縁は境界不明瞭である．
5．その他の鑑別すべき疾患として，炎症性偽腫瘍，類皮腫，類上皮腫，涙腺炎などがある．

MEMO

眼窩内筋円錐の外側に病変の主体があるものの鑑別

眼窩内の筋円錐外には下記のごとく種々の病変があり鑑別を要する．

◇腫瘍性疾患
　①類皮嚢腫，類皮腫　　②横紋筋肉腫　　③鼻腔，副鼻腔悪性腫瘍の眼窩内への浸潤
　④悪性リンパ腫　　　　⑤転移性腫瘍

◇涙腺疾患
　①涙腺上皮性腫瘍（多形腺腫，腺様嚢胞癌）　　②涙腺炎　　③シェーグレン症候群

◇炎症性疾患
　①眼窩炎症性偽腫瘍　　②骨膜下蜂窩織炎　　③骨膜下膿瘍

血管腫 Hemangioma

91 症例I：50歳，女性．病理診断は海綿状血管腫．
3年前より右視力低下がみられた．

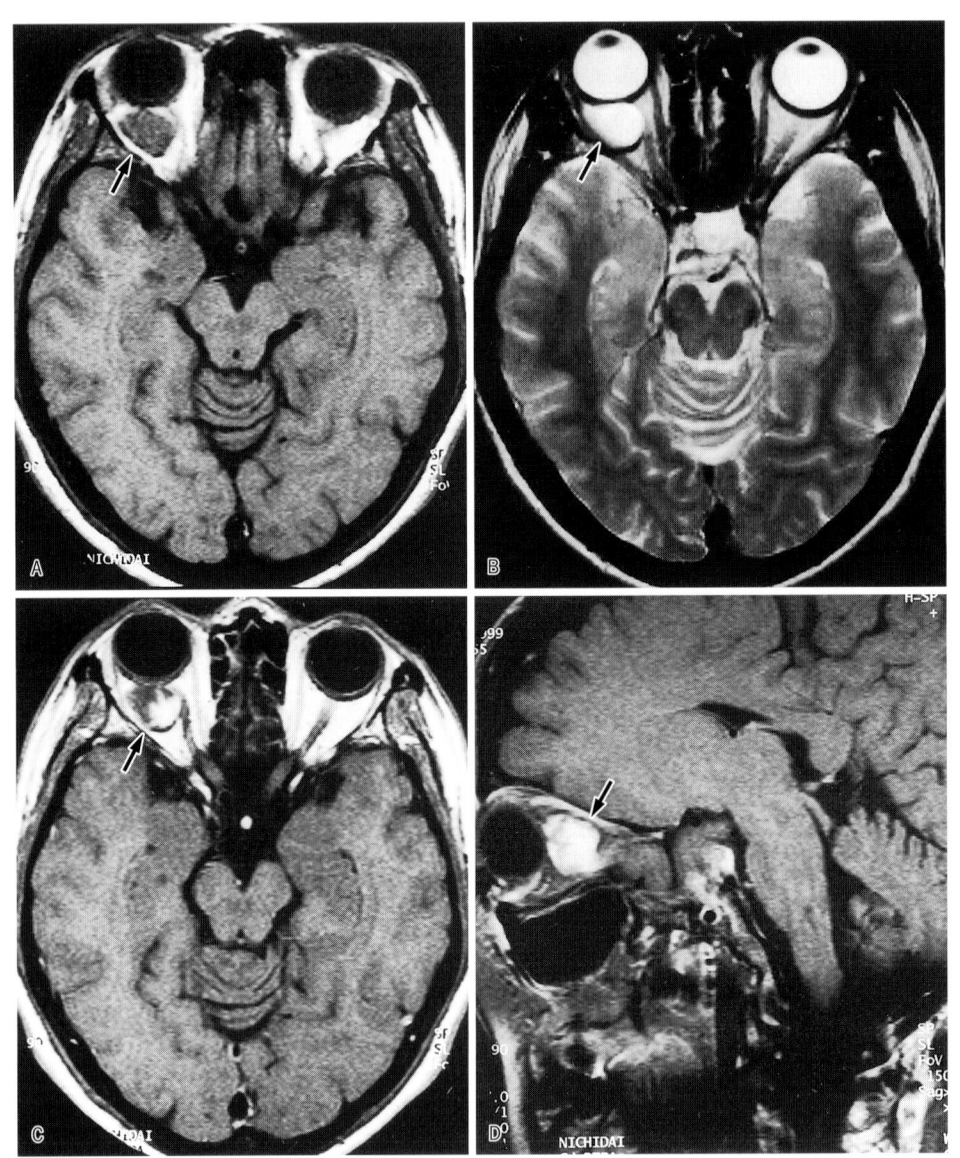

A：T1強調像
B：T2強調像
C, D：T1強調像（造影MRI）

T1強調像（A），T2強調像（B）では，右眼後部にほぼ円形の境界明瞭の腫瘤（→）がみられ，T1強調像では低信号，T2強調像では高信号を示した．T1強調造影像（C, D）では，不均一な造影増強を認めた（→）．

92 症例2：51歳，女性．診断は左眼静脈瘤．
2～3年前より顔面を下方に向けると左眼瞼が腫脹するのに気づく．

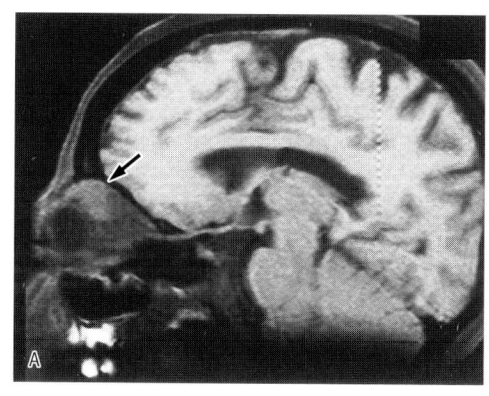

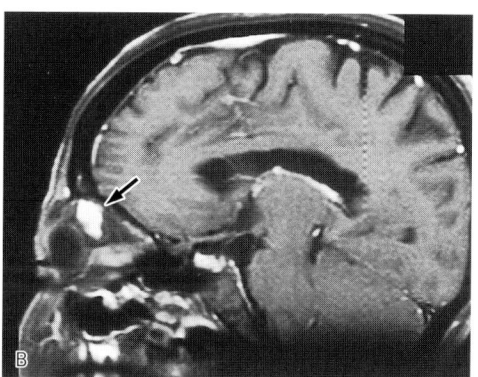

A：T1強調像矢状断，B：T1造影増強像矢状断

AのT1強調像では，左眼上眼瞼部に不正円形のほぼ等信号の腫瘤陰影（→）あり．BのT1造影増強像では均一に増強された（→）．

■診断上のポイント

海綿状血管腫：

1．画像診断の要点

> **MRI**
> ● MRI T1強調像では，筋肉と同等の低信号を示し，T2強調像では，著明な高信号像を示した．
> ● T1造影増強像では，遅い相で均一に強い増強効果を示した．

2．中年の女性に好発．大部分は筋円錐内に発生する．
3．はば円形の境界明瞭な腫瘤である．
4．神経鞘腫，髄膜腫などとの鑑別を要する．

静脈瘤：

1．画像診断の要点

> **MRI**
> ● T1強調像で低～高信号，T2強調像では，高信号の境界明瞭な腫瘤としてみられる．
> ● T1造影増強MRIでは，強い増強効果を認める．

2．病態は先天性の静脈壁形成不全による血管奇形で，局所性の静脈の拡張である．
3．MRI，CT撮影時にいきみや頭位を下げたり，バルサルバ法により腫瘤陰影の描出，増大がみられる．

眼窩内病変その4

類皮囊腫 Dermoid cyst

⑱ 症例：81歳，男性．組織型は類皮囊腫．
約3年前より右視力障害が出現し，徐々に増悪した．その後，右眼球突出，複視を認めた．

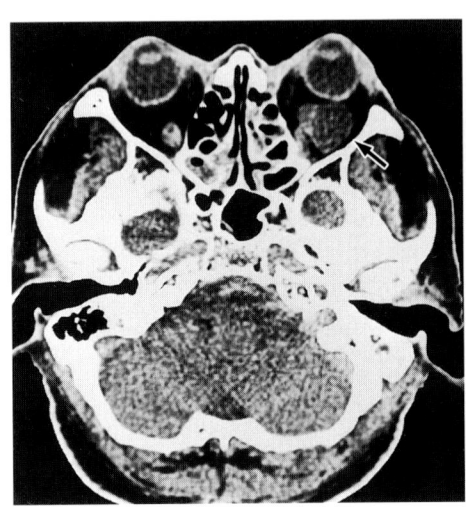

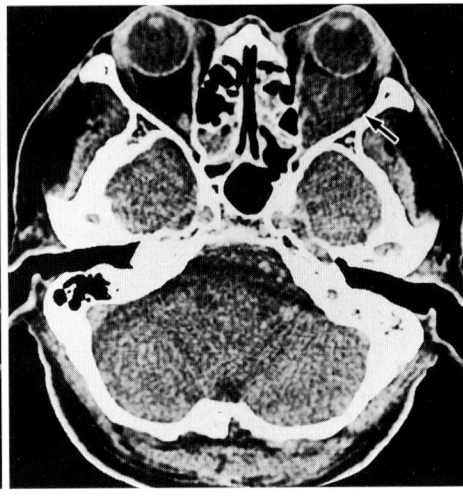

左右図の造影CTでは，眼球後部の外側を主体とした境界鮮明な腫瘤がみられ，腫瘍はやや低吸収域のほぼ均一な陰影であるが，造影増強はされなかった（→）．

■診断上のポイント

胎生期に外胚葉成分が迷入することにより腫瘍発生する．腫瘍は，表皮成分のみからなる類表皮腫と毛髪や皮脂腺を含む類皮腫の2種類がある．

1．画像上の要点

> **CT**
> - CTでは，境界明瞭で，均一な低吸収域を示す．外側部に発生した腫瘍では周囲骨への侵食所見を示すことがある．
> - 造影CTでは，囊胞壁が増強効果を示すことが多い．
>
> **MRI**
> - MRIでは，T1強調像で低信号，T2強調像では，著明な高信号を示す境界明瞭な囊胞性腫瘤である．
> - 脂肪を含む場合は，CTではより低吸収所見を示し，T1強調像では高信号を示すのが特徴である．ときには石灰化をともなうこともある．

2．発生部位は，眼窩外側部に好発する．
3．小児期に多いが，成人にもある．頻度は，眼窩内腫瘍の4～6％を占める．

炎症性偽腫瘍
Inflammatory pseudotumor

94 症例：48歳，男性．炎症性偽腫瘍（外眼筋）．
軽度眼球突出と複視を訴え眼科を受診し，MRIで眼窩内腫瘤を指摘され紹介入院．生検の結果，病理は炎症性細胞浸潤，浮腫，出血をともなう筋組織であった．

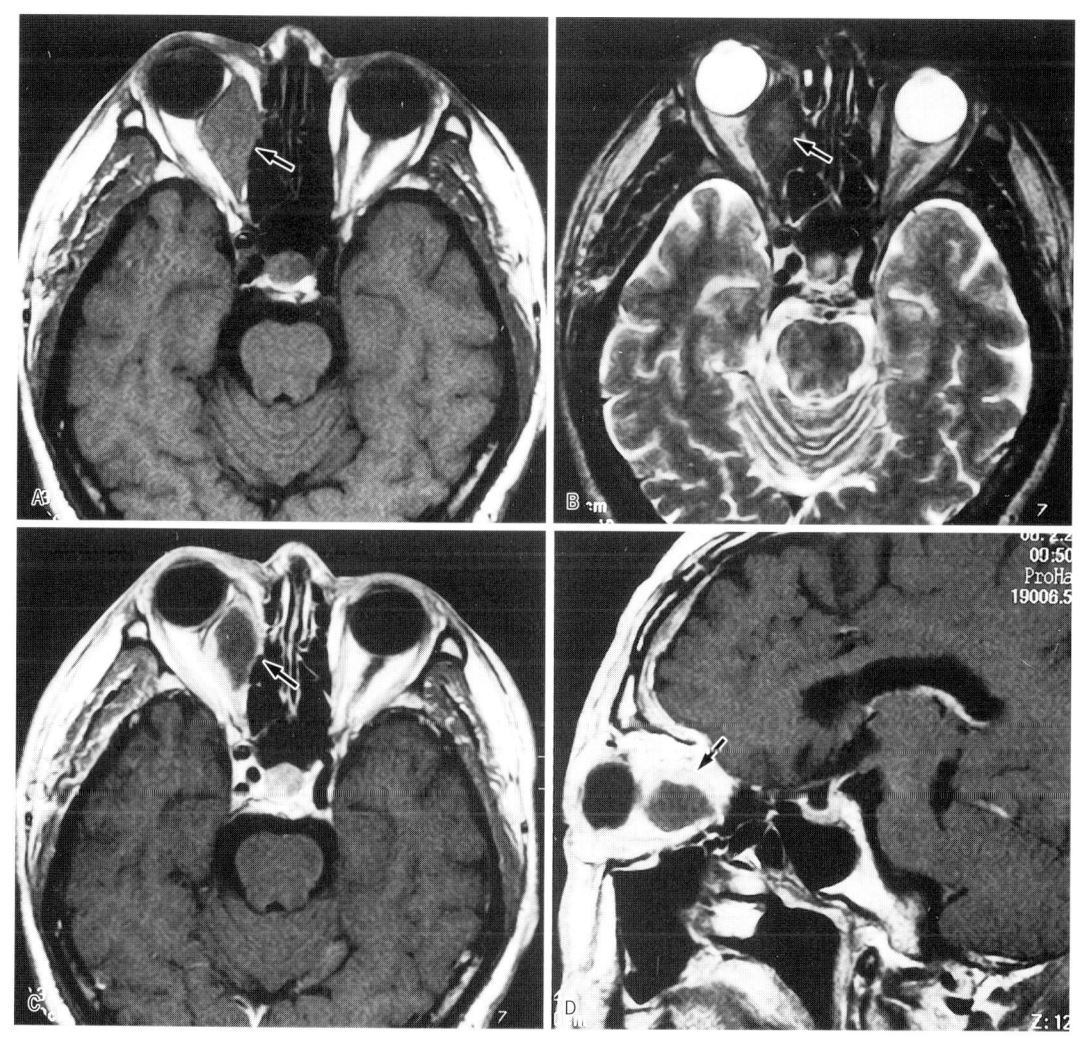

A：T1強調像，B：T2強調像，C，D：T1強調造影像

右眼窩内側部に境界明瞭な腫瘤がみられ，T1強調像（A）でやや低信号，T2強調像（B）で低信号に一部高信号を混合した所見を示した（→）．T1強調造影MRI（C，D）では，腫瘤の辺縁部が造影増強された（→）．

> ⑨⑤ 症例2：64歳，男性．炎症性偽腫瘍（外眼筋）．
> 　約2ヵ月前より左眼球突出，複視（上方視障害）を訴える．生検により炎症性偽腫瘍と診断．

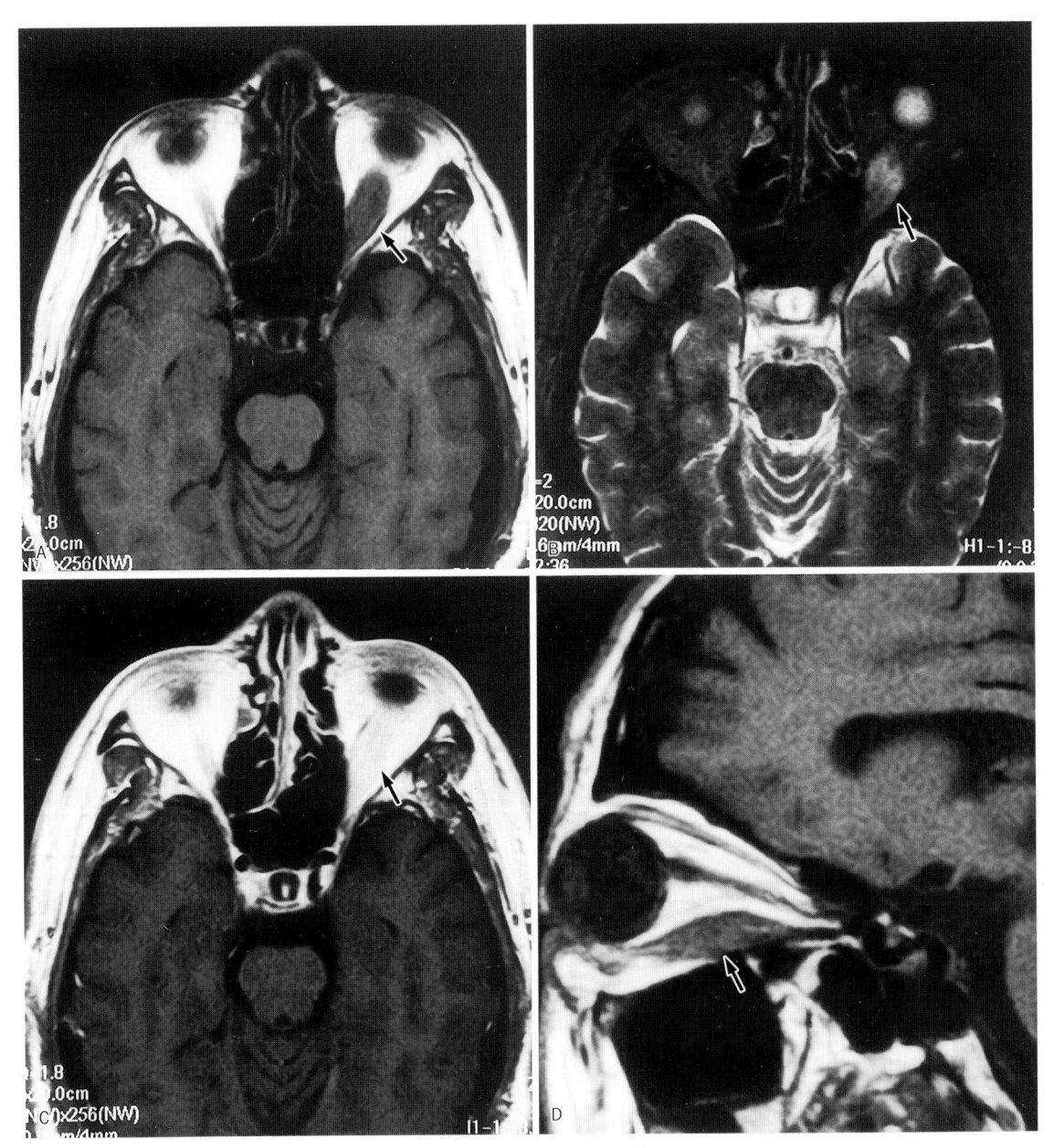

A：T1強調像，B：T2強調像，C：T1強調造影像，D：T1強調像

左眼の上直筋部は腫大し，T1強調像の水平断像（A）では低信号を示し，T2強調像（B）は高信号を示した（→）．左眼の下直筋もT1強調像の矢状断像（D）で低信号の腫大した所見を示した（→）．CはT1強調造影MRIであるが，腫大した上直筋部は均一に造影増強された（→）．

■診断上のポイント

原因不明の非特異的炎症性病変である．自己免疫異常の関与が指摘されている．

1．画像上の要点

> **MRI**
> - MRIでは，病変の細胞密度や線維化の程度により異なるが，通常T1強調像で低信号，T2強調像では低～高信号のさまざまな信号を示す．
> - 造影MRIでは，中等～高度の増強効果を示す．
> - 初期にはCT，MRIにおいて境界不鮮明な増強効果を示し，副鼻腔，涙腺などにも浸潤することも多い．慢性期には限局し他の眼窩内腫瘍との鑑別が必要となる．
> - 外眼筋に単発性，または多発性にみられ，外眼筋の肥厚と腱鞘の傷害を同時に認め，管状に腫大すれば甲状腺眼症との鑑別が可能となる．

2．症状は疼痛，眼筋麻痺，眼球突出をきたす．病変部位は，涙腺，外眼筋，眼窩内脂肪，視神経，強膜など多彩である．
3．外眼筋病変として頻度は高く，眼球突出の原因としては甲状腺眼症に次いで高頻度である．
4．侵される外眼筋は，甲状腺眼症と異なり外直筋，上直筋が多い．
5．ステロイド剤の治療に反応することが多い．放射線治療を必要とすることがある．

MEMO

眼窩炎症性偽腫瘍の分類と鑑別診断

眼窩炎症性偽腫瘍は眼窩疾患の約5%を占める．片眼性が多いが，両眼性が1/3である．中年以降にみられることが多い．

◇**涙腺炎型**：上皮性涙腺腫瘍（多形腺腫など）との鑑別を要す．

偽腫瘍では涙腺眼窩部から眼瞼部全体の腫大および眼窩内前後方向への不定形進展を示す．上皮性腫瘍では涙腺眼窩部に限局することが多く，骨への浸潤をみとめることも多い．

◇**外眼筋型**：甲状腺眼症と鑑別を要す．

甲状腺眼症では筋紡錘部の腫大を認め，偽腫瘍では筋腱部分の腫大を認める．甲状腺眼症では，下直筋，内直筋，偽腫瘍では複数の筋肉が侵されることが多い．

◇**びまん性型，または混合型**：悪性リンパ腫，転移性眼窩腫瘍と鑑別を要す．

悪性リンパ腫では骨への浸潤を認めることが多い．画像上鑑別が困難なことが多い．

眼窩内病変その6

眼窩吹き抜け骨折 Blow out fracture

96 症例：36歳，男性．眼窩吹き抜け骨折（眼窩内側壁，下壁骨折）．
オートバイの単独事故で左顔面を受傷した．受傷後より複視，左視力低下を認めた．

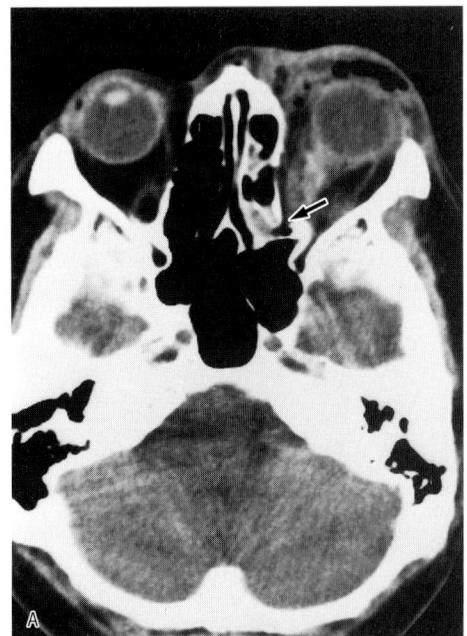

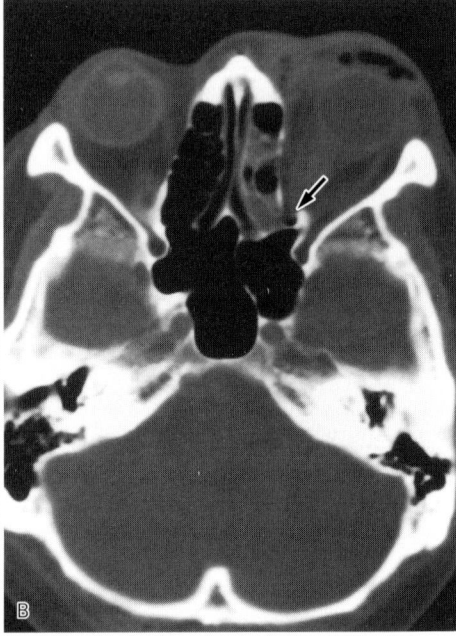

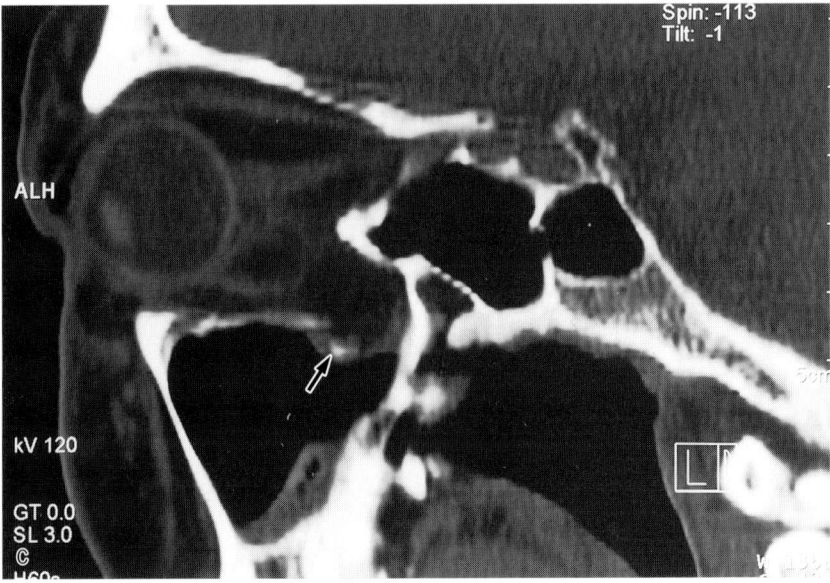

A：単純CT
B：骨レベルCT
C：MRI T1強調矢状断像

単純CT像（A）では，左眼窩内側後部壁に骨折（→）があり軽度陥凹がみられる．左眼窩および鼻腔内に出血による不規則な高吸収域像がみられ，左眼球前方に鼻腔からの空気による小円形低吸収像の集合像がみられる．CのMRI T1強調像では，眼窩下壁の骨折とともに眼窩内容物が上顎洞内に脱出している像（→）を認める．

97 症例：24歳，男性．眼窩吹き抜け骨折（眼窩下壁骨折）．
ボクシングの試合で右顔面を強打され，ノックアウトとなった．試合後より複視と右顔面の三叉神経2枝領域の知覚鈍麻を認めた．

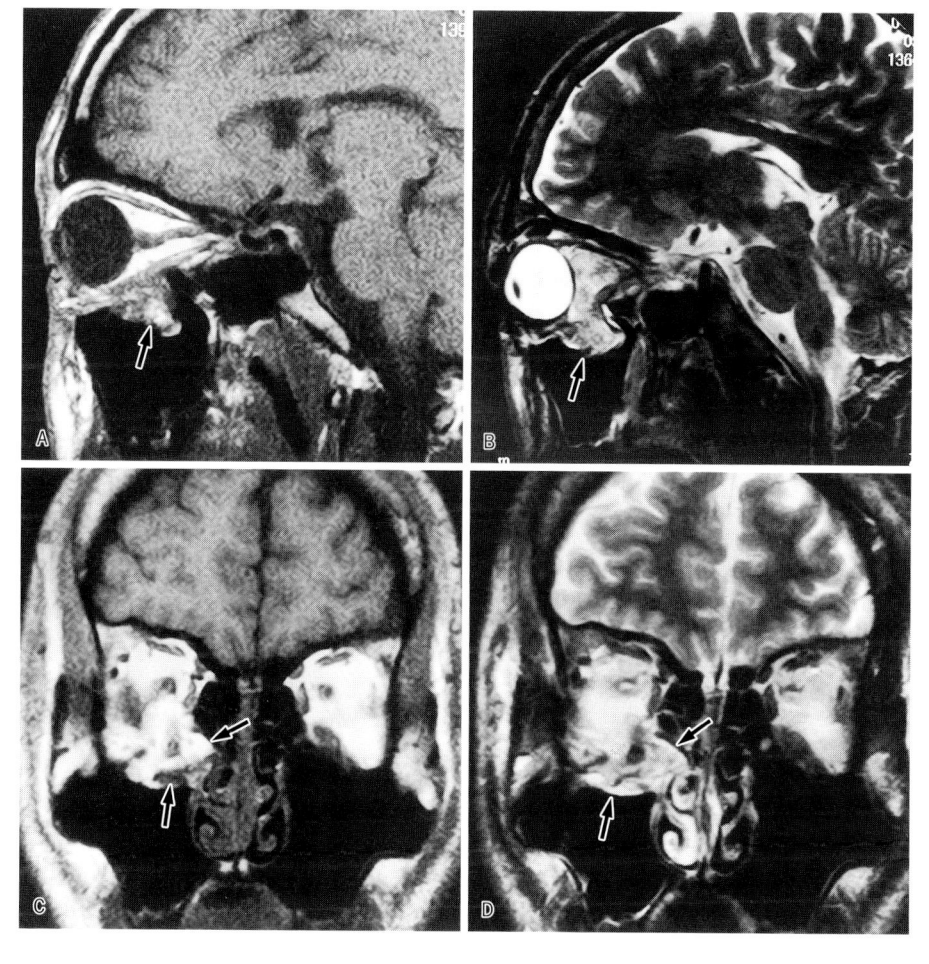

A：T1強調像
B：T2強調像
C：T1強調像
D：T2強調像

右眼窩下壁に骨折がみられ，眼窩内の脂肪を含む内容物が上顎洞内へ脱出（→）を認める．脱出部分は，T1強調像（A, C）で不規則な高信号像を示し，T2強調像（B, D）でも高信号像を示した．

■診断上のポイント

　眼窩吹き抜け骨折は，眼窩部に強い外力が加わって眼窩内圧が上昇することにより眼窩壁が破綻し，骨片が眼窩外に偏位する骨折である．眼窩縁は骨折損傷されず保たれる．もっとも頻度の多い眼窩骨折である．

1．画像診断の要点

> CT
> ● CTにより眼窩壁の骨折が診断されるが，骨レベルのCTがより診断上有用である．とくに，前額断（冠状断）CTでは眼窩下壁の診断に有用で，病態把握上重要である．
> ● 骨折にともなって，眼窩内の脂肪，筋肉が眼窩外へ脱出した所見をみることも重要である．合併病態として眼窩内や副鼻腔内に出血をともなうことも多い．

❾❽ 症例：25歳，男性．眼窩吹き抜け骨折（眼窩下壁骨折）．
柔道で投げられ，相手の腰部に左顔面を強打した．下方視の際，複視を認めた．

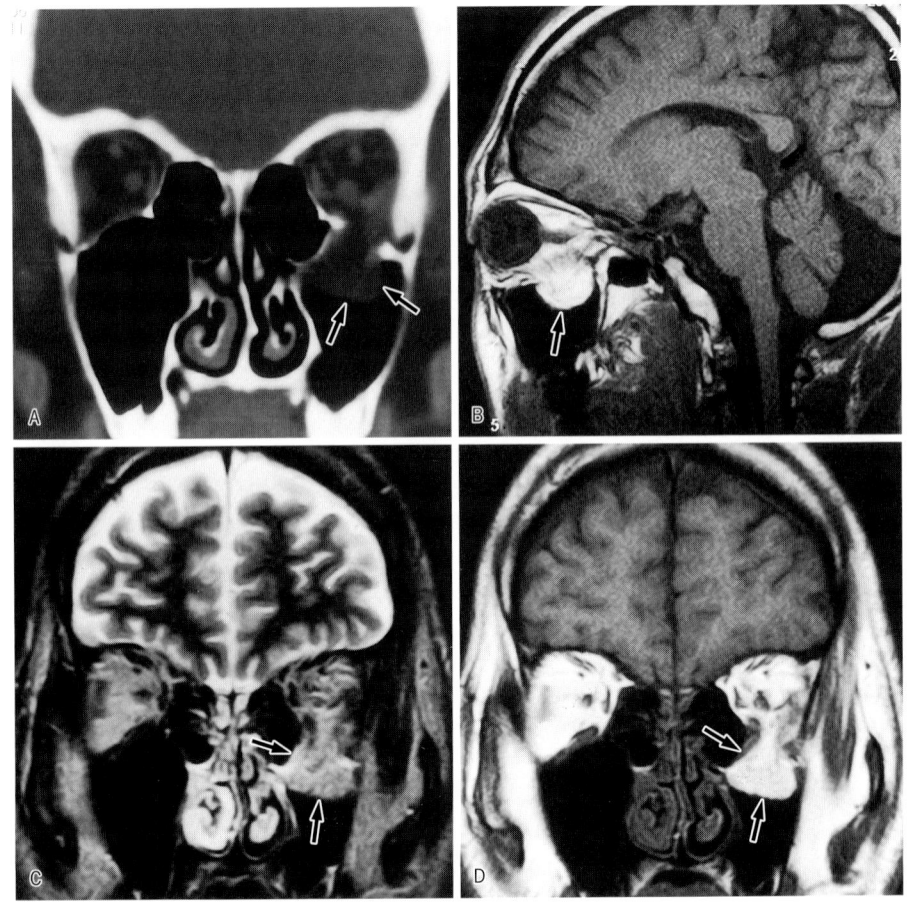

A：骨レベル単純CT前額断像
B：T1強調矢状断像
C：T2強調前額断像
D：T1強調前額断像

骨レベル単純CT（A）では，左眼窩下壁が断裂し，眼窩の内容物が上顎洞内に脱出しているのがみられる（→）．B，DのT1強調像では，眼窩内容物が上顎洞内に脱出しているのが鮮明にわかる（→）．CのT2強調像でも眼窩内容物が高信号として上顎洞内に脱出している（→）．

> **MRI**
> ● MRIでは，各方向の断面像により骨折にともなって眼窩内成分の眼窩外への脱出所見がとらえられ，合併病態や軟部組織の評価にも有用である．

2．眼窩下壁，内側壁に骨折を起こしやすく，眼窩内の脂肪や外眼筋が骨折部より脱出する．内側壁骨折の場合は眼窩内気腫をしばしば合併する．
3．眼球運動障害による複視を訴える．下壁骨折の場合は眼球の上転制限により，上方視の際複視となる．
4．MRI，CT撮影時にいきみや頭位を下げたり，バルサルバ法により腫瘤陰影の描出，増大がみられる．

脊椎・脊髄疾患の一般的事項

■脊椎・脊髄疾患のMRIによる診断

1．MRIの利点，欠点

- 利点① 脊髄自体の病変が直接描出でき，脊髄の診断にはMRIが，CTよりはるかに優れている．
  - ② 矢状断や水平断など自由な方向の画像の撮影が可能．
  - ③ 骨のアーチファクトがない．
  - ④ 骨髄の病変の描出が可能．
  - ⑤ コントラストが高い．
- 欠点① 骨は無信号のため骨病変は捉えにくい．
  - ② 石灰化病変は捉えにくく，CTの方が優れている．
  - ③ 撮影時間がやや長い．

2．脊椎・脊髄のMRIによる正常解剖

1）T1強調画像

- T1強調像は，信号が強く脊髄の解剖学的構造を知るのに適している．正中矢状断は，脊椎の上下のつながりの把握や，椎間板の厚さや，脊柱間の狭窄の有無,脊髄の圧排のレベルを知るのに適している．
- 椎間孔を通る傍正中矢状断のT1強調像では，涙滴状の椎間孔内に脂肪による高信号像がみられ，その上部に神経根が通る．
- 脊髄内の灰白質は脳と異なり，蝶形の高信号を示す．
- 椎体は，骨髄が赤色髄から黄色髄へと変化するにともない，成人では不均一な高信号を示すようになる．
- 骨皮質は無信号．
- 髄液は低信号を示す．
- 脊髄神経根は中間の信号強度を示す．
- 椎間板は脊髄よりやや低信号を示す．

2）T2強調画像

- T2強調像は，T1強調像に比較してコントラストが良く，髄内病変を含め脊椎・脊髄病変の描出に優れている．
- 脊髄灰白質は，T2強調像でもT1強調像と同様，高信号像を示す．
- 椎体は低信号，髄液は高信号を示す．
- 骨皮質はT1強調像と同様，無信号である．
- 椎間板は20代くらいまでは高信号であるが，その後は変性により水分を失うことにより次第に低信号となる．

3）造影 MRI
- T1強調造影 MRI では，通常流れの遅い静脈を除いて，正常では硬膜内の構造は基本的に造影増強されない．
- 椎体静脈叢，とくに上部頸椎の後方で線状に造影されることがある．椎体静脈も造影される．
- 椎体，椎間板は軽度の増強効果を示す．
- 髄膜は軽度増強される．

4）頸椎・頸髄の局所解剖学的位置関係

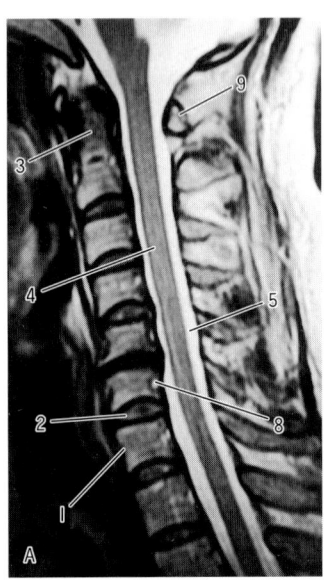

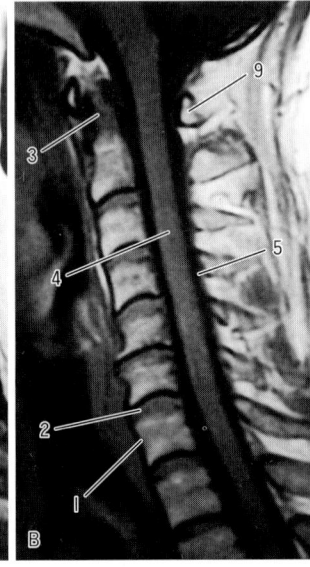

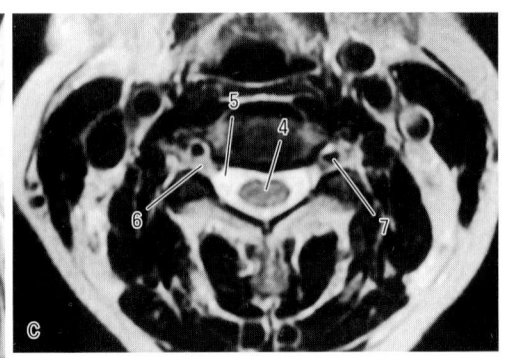

A：T2強調像　B：T1強調像
C：T2強調像（水平断）

1．椎体　2．椎間板　3．歯突起
4．脊髄　5．クモ膜下腔　6．椎間孔
7．椎骨動脈　8．椎体静脈　9．第1頸椎

■脊椎・脊髄疾患の CT による診断

- 近年 CT 装置は改良され，マルチスライス CT の出現などにより短時間に高度の画質が得られるようになった．これらにより水平断のみならず，再構成により矢状断像も描出が可能となっている．
- 単純 CT の横断面（水平断）の画像では，椎骨や椎間板の異常，脊柱管の形態，脊椎傍部の異常が判定できる．
- 水溶性造影剤（メトリザマイド）の脊髄腔内注入後に行う CT ミエロを行えば，脊髄の圧排，病変による腫脹，上下の病変の広がりなどが明らかとなる．

CT による所見
- 骨透亮像を示す病態―骨破壊（腫瘍，脊椎炎など），骨折，脂肪髄の増加（骨粗鬆症）
- 骨硬化像を示す病態―脊椎症，腫瘍，陳旧性脊椎炎，陳旧性骨折
- 脊柱管の拡張―脊柱管内良性腫瘍，クモ膜嚢腫，脊髄空洞症
- 椎間孔の拡張―椎間孔付近に起源を有する良性腫瘍，傍脊椎臓器から脊柱管内に伸展する腫瘍
- 脊柱管の狭窄―先天性または発育異常，
  　　　　　　　後天性―頸椎症，後縦靭帯骨化症，外傷
- 脊柱軟部組織―石灰化，骨化（椎間板病変，靭帯骨化，腫瘍，炎症・外傷後）

頸椎症 Cervical spondylosis

⑨ 症例：74歳，女性．頸椎症性脊髄症（変形性頸椎症＋脊柱管狭窄）．
約2年前より両上肢のしびれ感がみられた．最近転倒して腰部を打撲したころより，両上下肢の粗大力低下により歩行障害が出現し，ハシの使用も不自由となった．四肢，軀幹には知覚鈍麻を認めた．

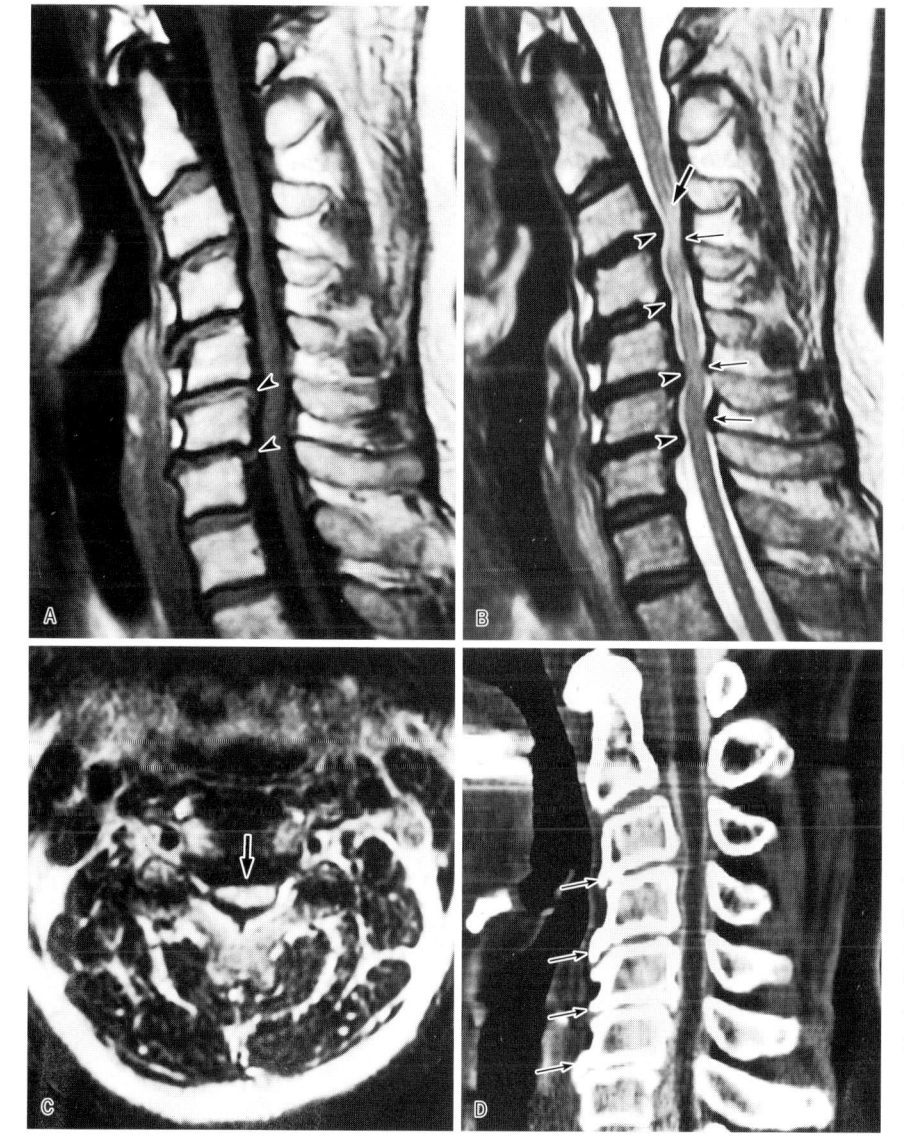

A：T1強調像
B：T2強調像
C：T2強調横断像
D：CTミエロ（マルチスライスCT矢状断）

T2強調像（B）では，C3/4，5/6，4/5，6/7の各椎間およびC3〜7の椎体後面で多発性の後方突出がみられる（▶）．この後方突出は肥厚した後縦靱帯と線維軟骨化した線維輪による．さらに，C3/4，C5/6，C6/7の各椎間腔では黄色靱帯の前方への突出がみられる（→）．C3/4レベルの脊髄髄内は高信号の異常陰影を示した（→）．図CのT2強調像水平断像において脊髄が著明に圧排されている（→）．T1強調像（A）ではC5/6，6/7，3/4の各レベルの椎間板の後方脱出がみられる（▶）．図DのCTミエロでは，C3/4，4/5，5/6，6/7の各椎間腔の狭小，各椎体の変形がみられる．脊柱管前後径の狭小化も合併し脊髄が圧排されている（→）．

⑩ 症例:38歳,女性.頸椎症性脊髄症(変形性頸椎症+椎間板ヘルニア).
数年前より左上肢のしびれ,項部痛,後頭部痛がみられ,最近左手で物が持てなくなり,両下肢(右>左)の脱力感,しびれが強くなった.

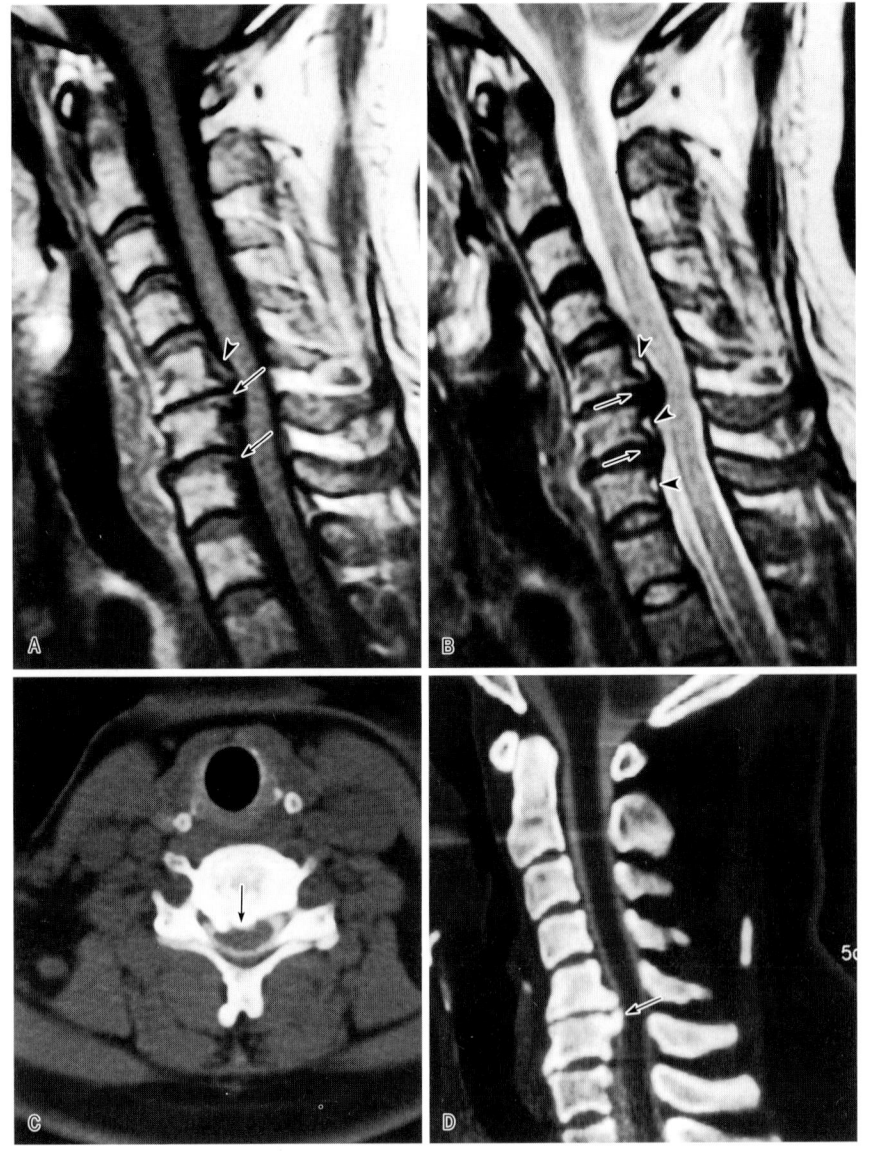

A:T1強調像
B:T2強調像(矢状断)
C:CTミエロ(水平断)
D:CTミエロ(矢状断)

T2強調像矢状断(B)では,C5/6, 6/7椎間腔およびC5, 6, 7椎体後面において後方への突出がみられ,脊髄が圧排変形している(→).C5, 6, 7の椎体後面に高信号の異常陰影がみられる(➤).図AのT1強調像では,C5/6, 6/7の椎間腔で椎間板の後方脱出所見がみられる(→).C5椎体後面にスジ状の等信号像(T2強調像での高信号に一致)を示す(➤).図DのCTミエロでは,C5/6椎間腔の狭小と椎体後縁の骨性突出(骨棘)を認める(→).CT水平断(C)では,骨性突出によって特に左椎間孔部分の圧迫と脊髄の後方への圧排所見を示している(→).

■診断上のポイント

椎間板の退行性変性によって椎間板ヘルニアと変形性脊椎症が起こるとされ,加齢などによって椎間板に変性が起こる.55歳以上の頸椎単純X線像では約80%に頸椎症性変化を認める.

頸椎症は椎間板の変性に起因し,まず,椎間板の含水低下,硝子様変性,線維輪の亀裂が起こり,次い

で椎間板辺縁の突出や椎間腔の高さの減少を示す．これにより脊柱管の前方では，靱帯を慢性的に牽引し椎体縁および鉤椎関節（Luschka 関節）の骨棘を起こす．後方では，椎間関節への慢性機械的ストレスにより椎間関節の変性をもたらし，これらの影響は黄色靱帯のたわみ込みや肥厚を起こす．

1．画像所見の要点

MRI

- T1強調像で椎体縁が嘴状に突出するが，この突出物が，椎体骨髄と同様の信号であれば骨棘であり，骨髄化する以前の骨棘であれば無ないし低信号を示す．
- 椎間板は線維軟骨化と後方突出を認める．
- 後縦靱帯の肥厚を示す．
- 脊柱後方の黄色靱帯は肥厚，たわみ込みがあり，T1強調像で低ないし等信号を呈し，小丘状に脊髄側へ圧迫する．
- 脊柱管狭窄の合併があれば，頸椎症性脊髄症を起こしやすく，脊髄内にT2強調像で高信号，T1強調像で低信号病変の非可逆的な軟化，囊腫を示す．
- 脊髄への圧排により，クモ膜下腔の狭小化，脊髄の圧迫変形がみられる．
- 椎間孔内の神経根の圧迫により，椎間孔内の脂肪陰影が消失する．

CT

- 椎骨の変化，特に骨棘の方向と程度を診断する上でCTは非常に有効である．
- 頸椎の整列異常や亜脱臼を捉える．
- 椎間腔の狭小化が矢状断CT像でより明らかとなる．
- CTミエロを行えば，軟部組織の突出と脊髄の圧迫や偏位の状態を横断面，矢状断面で把握することが可能である．

2．頸椎椎間板疾患における MRI，CT 画像所見（シェーマ）

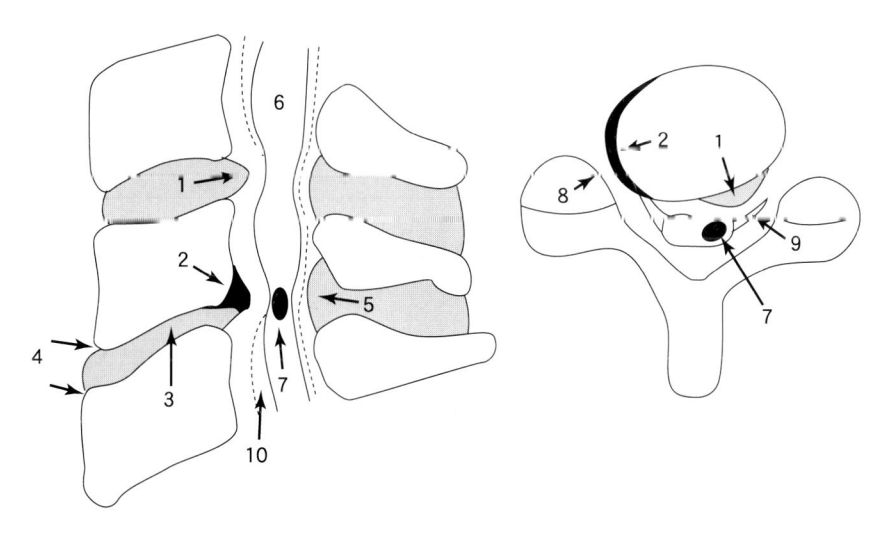

1. 椎間板突出
2. 骨棘
3. 椎間腔狭小化
4. 整列状態の異常
5. 黄色靱帯のたわみ込み，椎間関節肥厚
6. 頸髄変形
7. 髄内変性所見
8. 椎間関節肥厚
9. 神経根の圧迫
10. クモ膜下腔

（宮坂和男：中枢神経疾患の画像診断（山口昂一，他編著），3．脊椎疾患 93-98，1996 より引用改変）

頸椎椎間板ヘルニア
Cervical herniated disc

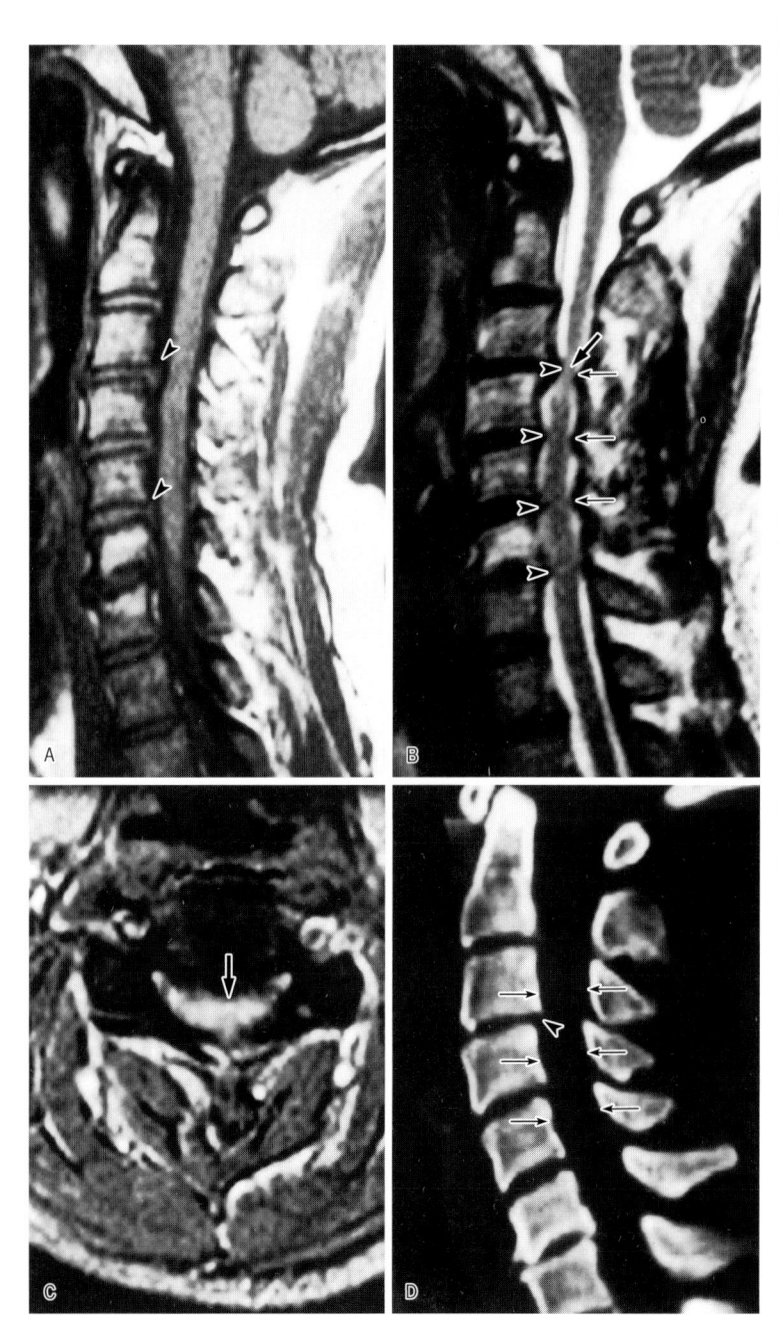

101

症例：52歳，女性．頸椎椎間板ヘルニア＋脊柱管狭窄症．
約1ヵ月前から四肢のしびれ，歩行障害がみられ，右手で箸が持てない状態となる．

A：T1強調像矢状断
B：T2強調像矢状断
C：T2強調像水平断
D：CT単純矢状断

図AのT1強調像矢状断では，C3/4およびC5/6の椎間腔で椎間板の後方脱出を認める（➤）．図BのT2強調像矢状断では，C3/4，4/5，5/6，6/7の各椎間レベルで前方からの圧排（➤）と後方から黄色靱帯のゆがみなどにより圧排されている（→）．C3/4レベルの脊髄では著明に圧迫を受け髄内は高信号を示した（➡）．図CのT2強調像水平断では，C3/4椎間の脊髄は前方から圧迫を受けている（➡）．図DのCT単純矢状断では脊柱管狭窄を示す（→）．C3/4間椎体後縁で椎体の整列異常（instability）を認める（➤）．

■診断上のポイント

椎間板ヘルニアは，椎間板変性の過程で何らかの強い外力が加わり，髄核が線維輪の亀裂部を貫通して脱出した病態である．

1. 画像所見の要点

> **MRI**
> - 椎間板の髄核が脊柱管の後方，または後外方へ突出した状態を示す．椎間腔（椎間板）の信号は，T1強調像で脊髄と同等，T2強調像で脊髄より高信号であるが，水分量の変化や線維軟骨組織の増殖などにより，より低い信号を示すこともある．また，髄液と椎間板との識別が困難な場合もある．
> - 椎間板ヘルニアは，椎間板の退行性変性によって生じるが，この椎間板の突出に椎体辺縁の骨棘をともなうと変形性頸椎症と呼んでいる．MRIでは，椎体縁，椎間関節の骨棘や骨性肥厚，靱帯などはいずれも無信号で，これらの診断はCTの方がより優れている．
> - しかし，これらの骨性変化やその周囲の線維瘢痕組織による脊髄，硬膜嚢への圧迫の状態は，MRIによってよく描出される．
>
> **CT**
> - 椎間板病変自体の描出は，CT上の吸収値が高く，50〜100 Hounsfield 値を示す．
> - しばしば骨棘をともなったり，部分的な石灰化をともない頸椎症を合併する．

2. 頸椎椎間板ヘルニアは，第5/6椎間，6/7椎間に好発する．
3. 椎間板病変がMR画像上認められ，頸髄の圧迫変形が1〜2髄節に限局し，それが神経症状の原因病巣として説明できればその部位が責任病巣として考えられる．

脊椎・脊髄疾患・付

脊柱管狭窄症 Spinal canal stenosis

原因としては2つに大別される．一つは先天性，または発育性狭窄と呼ばれるもので，脊柱管の狭小化が広範囲にみられ，太い椎弓根を持ち脊柱管の横径，前後径ともに小さいのが特徴である．もう一つは，後天性狭窄で，原因として椎間板変性変化（頸椎症），外傷，手術後などがある．

頸椎脊柱管狭窄症の診断は，単純撮影側面像では脊柱管前後径は12 mm以下で，CTでは10 mm前後が境界とされている．

脊椎・脊髄疾患その4

後縦靱帯骨化症
Ossification of the posterior longitudinal ligament（OPLL）

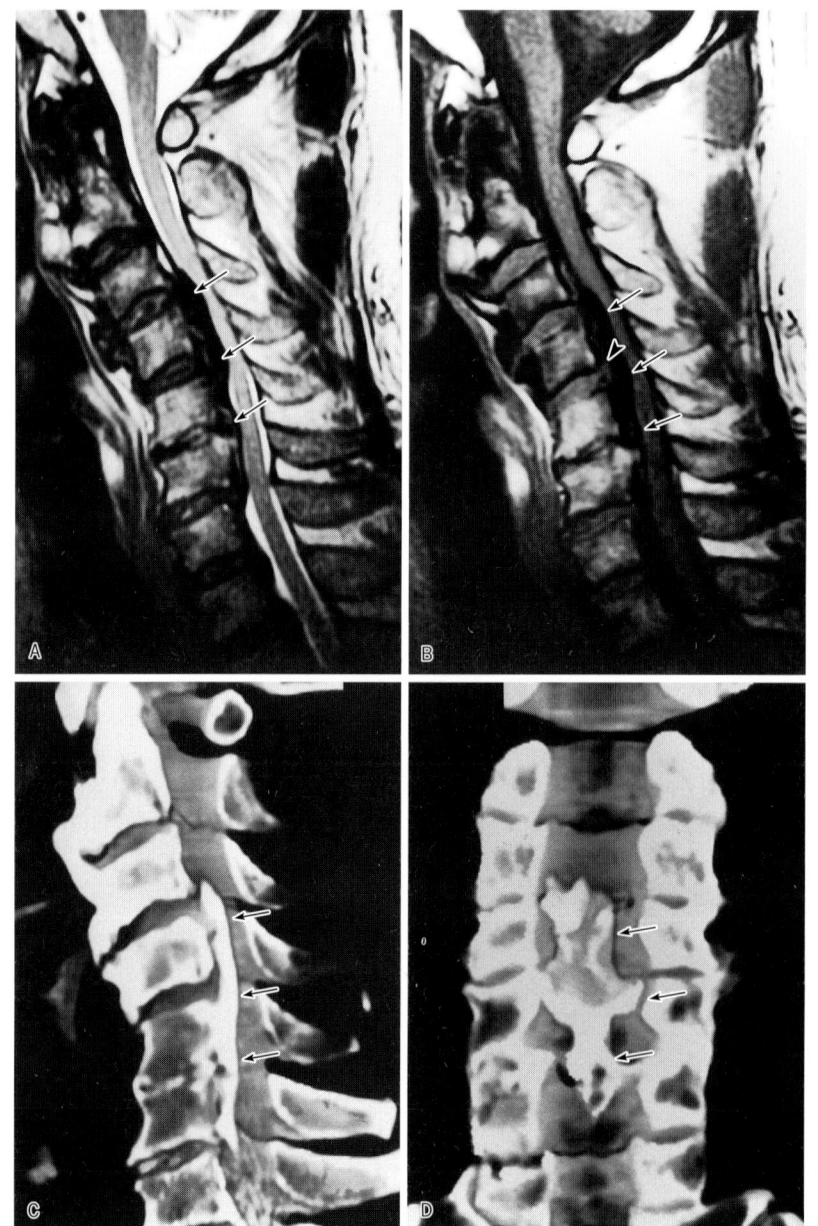

⓫

症例：55歳，男性．頸椎後縦靱帯骨化症＋脊柱管狭窄症．
　オートバイで走行中，タクシーと衝突して頭部を受傷した．受傷後より左手のしびれ，頭痛を訴えた．

A：T2強調像
B：T1強調像
C：マルチスライスCT矢状断像
D：マルチスライスCT前額断

図A，BのT1およびT2強調像では，いずれもC3～C7の椎体後面にCT矢状断の骨化像に一致して無信号帯がみられ，脊髄を後方へ圧排している（→）．T1強調像（図B）では，C4/5の椎間板は後方へ脱出し脊髄をより圧迫している（➤）．CTの矢状断（図C）と前額断（図D）では，C3下縁からC7上縁の椎体後面に高吸収帯の骨化所見を示し（→），これらにより明らかな脊柱管狭窄を示している．

■診断上のポイント

　靱帯の骨化は，後縦靱帯骨化と黄色靱帯骨化がある．これらの病変は，通常CTまたは単純X線撮影でよく描出され診断できる．MRIは靱帯骨化症により，脊髄などへの圧迫を間接所見として捉える．

　後縦靱帯の解剖学的事項：後縦靱帯は椎体後面で厚さが狭く，椎間腔で広い．また，隣接する2椎体背面を覆う深層と，深層の背側で3～4椎体を覆う浅層の2層構造からなる．

1．画像所見の要点

> **CT**
> - 矢状断および水平断のCT像で後縦靱帯骨化による異常陰影を直接描出できる．すなわち，水平断像では椎体背面の中央部に，いろいろな形態（類円形，丘陵状など）の骨化陰影を示す．
> - 後縦靱帯骨化の特徴：①椎体背面に多く，椎体背面に厚い．②通常，浅層に起こり深層に及ぶが，しばしば2層構造（浅層，深層）の骨化を示す．③骨化は外側の椎間孔へ伸展する．④骨化が大きくなると硬膜と癒着する．
> - 矢状断像から4型に分類（連続型，分節型，混合型，限局型）．分節型，混合型は頸椎症をともなう．連続型は上・中位頸椎，分節型は中・下位頸椎に多い．
>
> **MRI**
> - 後縦靱帯骨化症（OPLL）は，T1，T2強調像ともに椎体背面の低ないし無信号帯として認められる．
> - T2強調像，プロトン密度強調像は，T1強調像よりOPLLの描出能に優れている．
> - 骨化にともなう病理学的変化によって，骨化内，骨化周辺部，髄内において多彩となるため，MRI信号も異なってくる．

2．OPLLは，頸椎，とくにC5，C4，C6に好発する．本邦，東南アジアに多く，本邦では成人の1～3％にみられ，男性に多い．
3．胸椎OPLLは0.6％の頻度で，女性に多い．
4．MRIのみでは，後縦靱帯肥厚症との鑑別が困難であるが，CTなどを参考にして診断する．

髄膜腫 Meningioma

症例：56歳，女性．大後頭孔〜C2の髄外硬膜内髄膜腫．
2〜3年前より歩行障害，右上下肢しびれあり．右不全片麻痺，左下位脳神経麻痺を認めた．

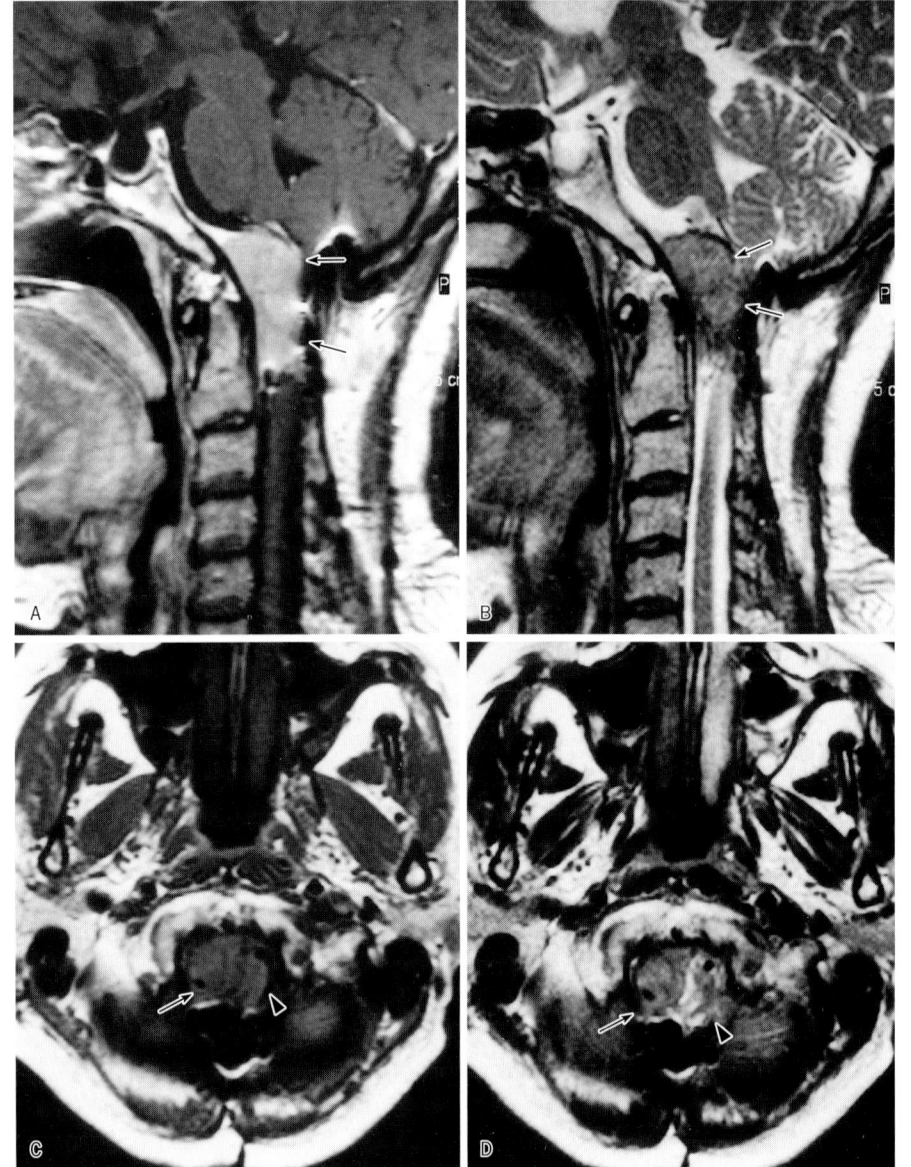

A：T1造影増強像
B：T2強調像
C：T1強調像
D：T2強調像

T1強調像（C）では，腫瘍は境界明瞭な等信号を示し（→），脊髄（▶）を左方へ圧排している．T2強調像（B, D）では，腫瘍はやや高信号を示した（→）．T1造影MR（A）では，腫瘍は著明に増強され（→），延髄からC2までの脊髄が圧排されている．

■診断上のポイント

1. 画像所見の要点

> **CT**
> - 腫瘍の大部分（90％）は，硬膜内髄外に存在する．5％は亜鈴型である．
> - 腫瘍は，等〜高吸収域を示し，しばしば石灰化をともなう．
> - 周囲の骨変化は神経鞘腫に比し少ない．
> - 神経鞘腫と同様，ミエロ後マルチスライス CT 矢状断像により腫瘍の広がりを把握することができる．
> - 造影 CT により，腫瘍は著明に造影増強される．
>
> **MRI**
> - 腫瘍は T1 強調像，T2 強調像ともに脊髄と等信号であることが多い．
> - T1 強調造影 MRI では，腫瘍は著明に増強効果が得られ，多くの髄膜腫は硬膜と広く接着し，しばしば dural tail sign を示す．
> - 石灰化の強い腫瘍では T2 強調像で低信号を示し，増強効果は少ない．

2. 中年（40〜60歳）の女性，胸椎に好発する．

MEMO

脊髄腫瘍局在別にみた鑑別診断

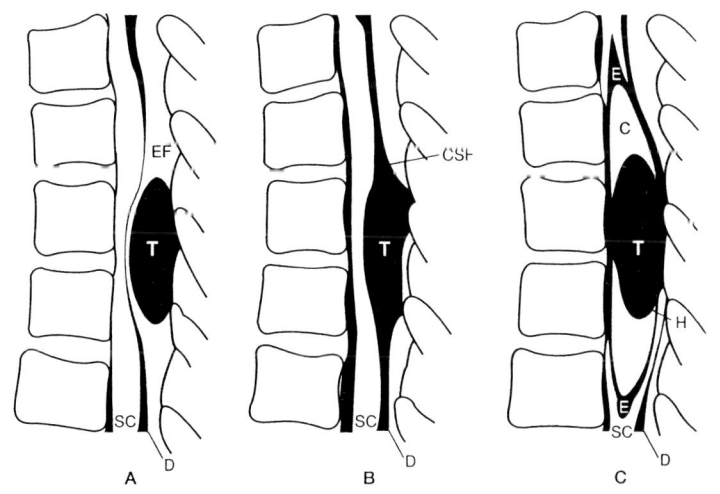

A：硬膜外腫瘍；腫瘍上下を拡張した硬膜外脂肪組織が冠状に囲み（epidural fat cap sign），クモ膜下腔は狭小化する．
B：硬膜内髄外腫瘍；腫瘍上下を拡張した髄液が囲み（CSF cap sign），脊髄は圧排され偏位する．
C：髄内腫瘍；腫大した脊髄内に腫瘍，嚢腫，浮腫を含む．ときには腫瘍周囲に出血にともなう T2 強調像で低信号域（ヘモジデリンによる）を認める．

（宮坂和男・他：日独医報39(2)：249-263，1994より引用）

SC：脊髄，D：硬膜，EF：硬膜外脂肪，CSF：クモ膜下腔髄液，T：腫瘍，C：腫瘍周囲嚢腫ないし空洞，E：浮腫，H：腫瘍周囲出血（ヘモジデリン沈着）

脊椎・脊髄疾患その6

神経鞘腫 Schwannoma

104 症例:59歳,女性.L4椎体レベルの髄外硬膜内神経鞘腫.
9ヵ月前より左下肢痛があり,1ヵ月前より痛みが増悪した.運動麻痺なし.

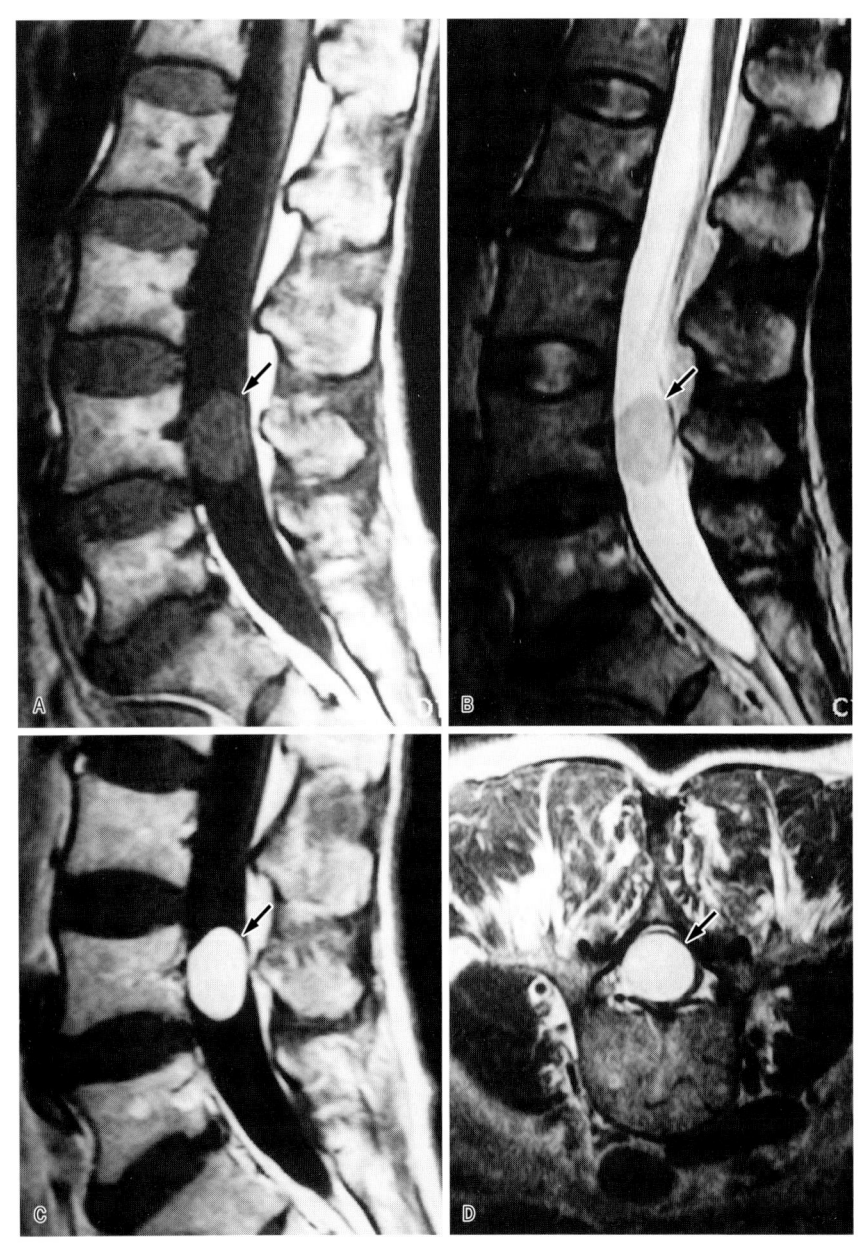

A:T1強調像
B:T2強調像
C:T1造影増強像
D:T1造影増強像

T1強調像(A)では腫瘍は境界明瞭な低信号を示し(→),T2強調像(B)では腫瘍はやや高信号を示した(→).T1造影増強像(C,D)では均一に著明に増強された(→).

105 症例：21歳，女性．C1～2 dumbbell type（亜鈴型）の神経鞘腫（硬膜内髄外腫瘍），
レックリングハウゼン病を合併．
約5ヵ月前より頸部の鈍痛と両上肢のしびれがみられ，1ヵ月前より右上肢の筋力低下を認めた．

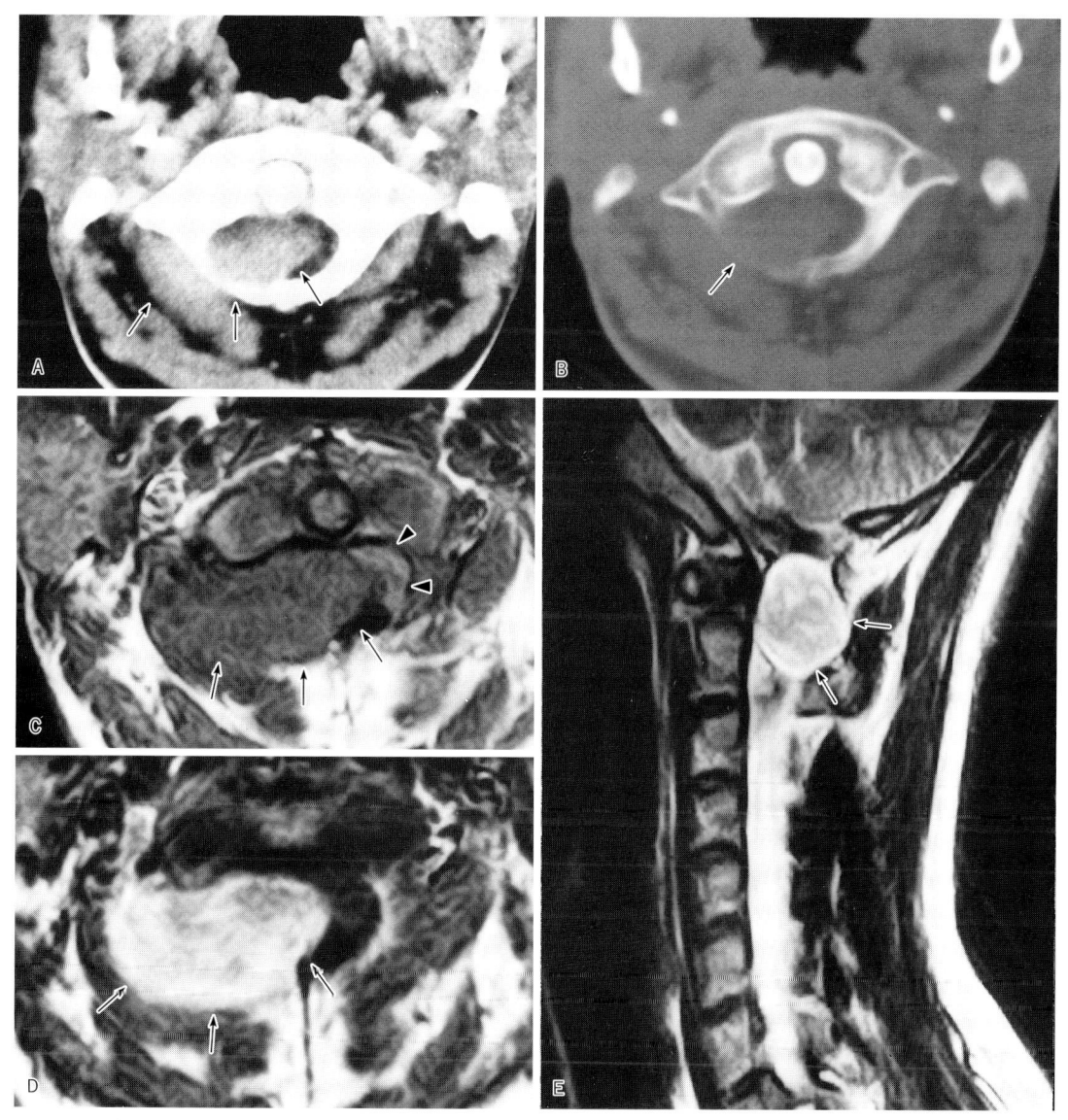

A：頸椎単純CT，B：頸椎単純骨レベルCT，C：T1強調像，D：T1強調造影MR，E：T2強調像

頸椎単純CT（A）では，第1頸椎レベル水平断において脊柱管内から椎間を通って硬膜外へ及ぶやや高吸収域の腫瘍陰影がみられる（→）．頸椎単純骨レベルCT（B）では，第1頸椎の右椎弓が腫瘍による圧迫によって侵食され薄くなっている（→）．MRI T1強調像水平断（C）では，脊髄（▶）より低信号の腫瘍陰影（→）がみられる．腫瘍陰影はほぼ均一な低信号で，脊柱管内から硬膜外へ進展している．T1強調造影MR（D）では，腫瘍は著明に増強され境界明瞭で（→），dumbbel typeであることが明らかとなる．T2強調像（E）では，腫瘍はC1～2レベルで境界明瞭な高信号像を示した（→）．

■診断上のポイント

1. 画像所見の要点

> **CT**
> - 腫瘍は，基本的に髄外硬膜内に位置し，髄膜腫との鑑別が問題となる．髄膜腫と異なり石灰化を示すことはまれである．
> - この腫瘍は，脊柱管内より拡大した椎間孔を通して傍脊椎部へ進展することがよくあり，これを dumbbell type（亜鈴型）または砂時計型と呼んでいる．
> - ミエロ後マルチスライス CT 矢状断像により腫瘍の広がりを把握することができる．
> - CT 水平断（骨レベル CT を含む）により，腫瘍と椎弓，椎間孔との関係，腫瘍による骨侵食の状態などが診断できる．
> - 造影 CT により腫瘍は著明に増強される．
>
> **MRI**
> - MRI により腫瘍の広がりが容易に把握できる．腫瘍は髄外硬膜内に局在する．椎間孔の拡大を示すことが多い．
> - 腫瘍は，T1 強調像で脊髄と比較し低〜等信号，T2 強調像では等〜高信号を示す．
> - 造影 MRI では，腫瘍は著明に造影増強される．髄膜腫に比較し不均一な増強を示す傾向である．

2. 神経鞘 Schwann 細胞から発生する腫瘍で，脊髄後外側部を占拠することが多い．脊柱全体に比較的均等に発生する．
3. 年齢は中年（20〜50 歳代）に多いが，性差はない．
4. 腫瘍の局在は，硬膜内髄外（70〜75％），亜鈴型（15％），硬膜外（15％）である．
5. 鑑別すべき疾患として，髄膜腫，脊索腫，上衣腫，類上皮腫，上皮腫，転移性腫瘍，椎間板髄核脱出などがある．

脊椎・脊髄疾患その7

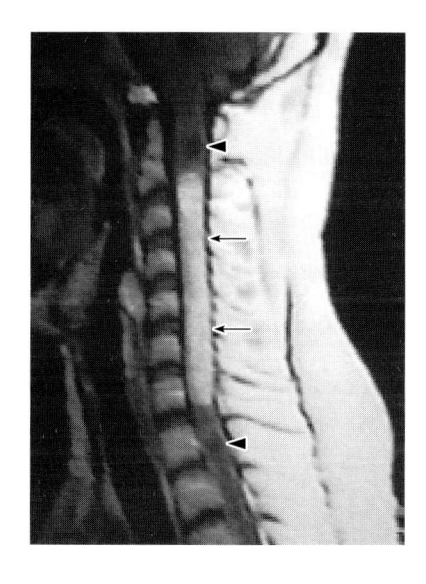

上衣腫 Ependymoma

106

症例：42歳，男性．頸髄髄内上衣腫．
頸部痛，背部痛で発症し，下肢の不全麻痺による歩行障害が出現した．

T1強調造影MRI（左図）では，C2椎体下縁からC7椎体下縁までのレベルで，頸髄髄内に著明に増強される境界明瞭な陰影がみられる（→）．その造影増強された陰影の上下には低信号域の囊胞の合併がみられる（►）．頸髄は全般に軽度腫大している．

（日本大学板橋病院脳神経外科症例）

■診断上のポイント

1．画像所見の要点

  MRI
  - 基本的に脊髄は腫大を示す．
  - T1強調像では，腫瘍は脊髄と等信号，または囊胞，壊死，出血などの合併により高〜低信号の混在を示す．
  - T2強調像では，通常高信号を示す．腫瘍辺縁部が古い出血のため低信号を示すことがある．
  - T1強調造影像では，腫瘍は著明に増強され，境界は明瞭である．

  CT
  - 脊柱管拡大，椎体後部の陥凹，椎間孔拡大などがみられることがある．
  - CTミエロ（脊髄腔造影）では脊髄の腫大とクモ膜下腔の狭小化を示す．

2．成人髄内腫瘍の中でもっとも頻度が多い．中年に多い．
3．頸髄，または円錐部に多い．
4．星細胞腫との鑑別が重要である．鑑別点は，上衣腫は星細胞腫に比較し出血が多く，境界が明瞭で，造影MRIで強く増強される．しかし，両者の鑑別は困難なことも多い．

脂肪腫 Lipoma

107 症例：34歳，男性．Th6〜9レベルの髄外硬膜内脂肪腫．約1ヵ月前より左下肢の運動知覚障害と排便障害を認め来院した．

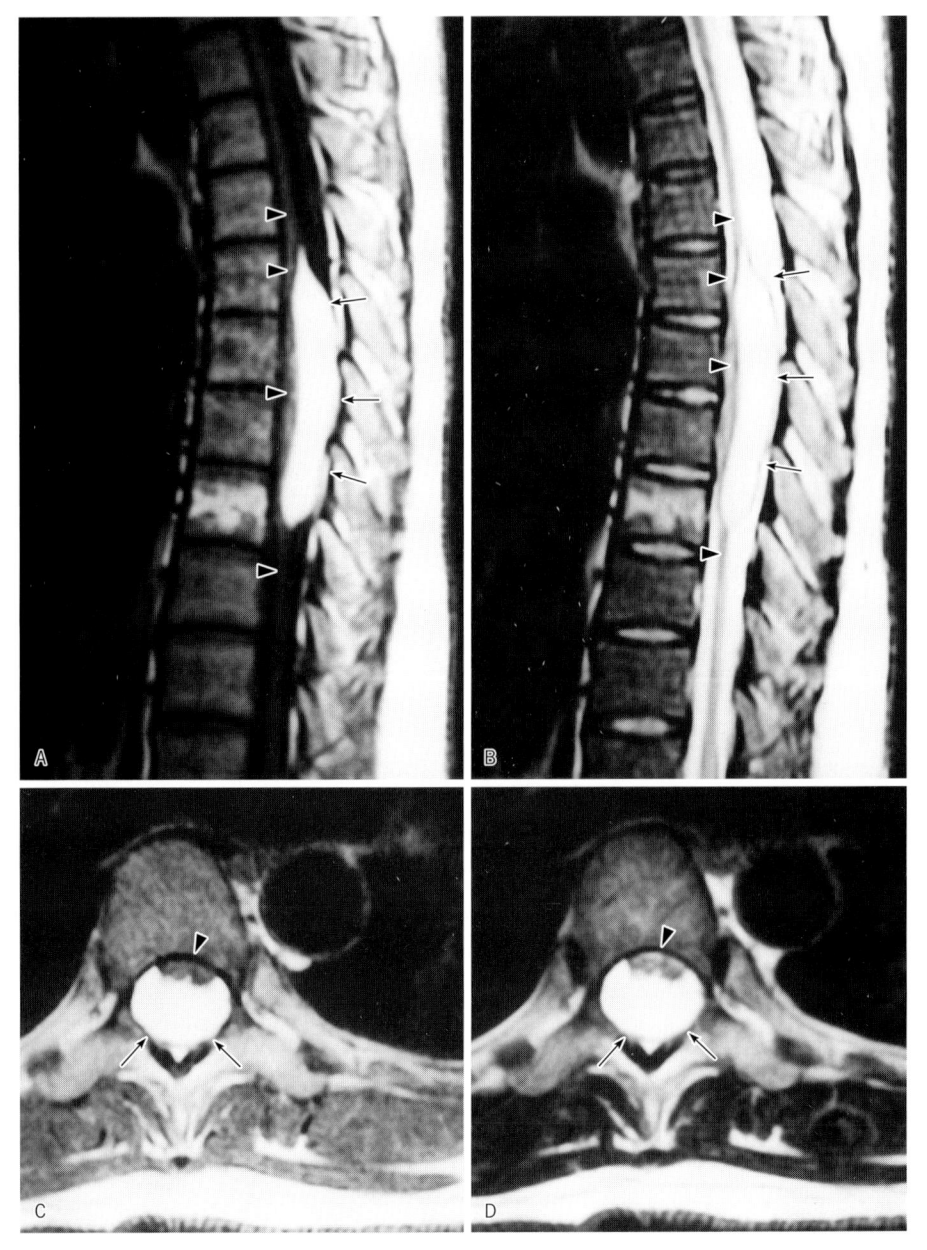

A：T1強調像
B：T2強調像
C：T1強調像
D：T2強調像

図A，CのT1強調像では，脊髄（▶）の背側髄外に著明な高信号の腫瘍像を認めた（→）．図B，DのT2強調像でも，脊髄（▶）の背側髄外に高信号像を示した（→）．

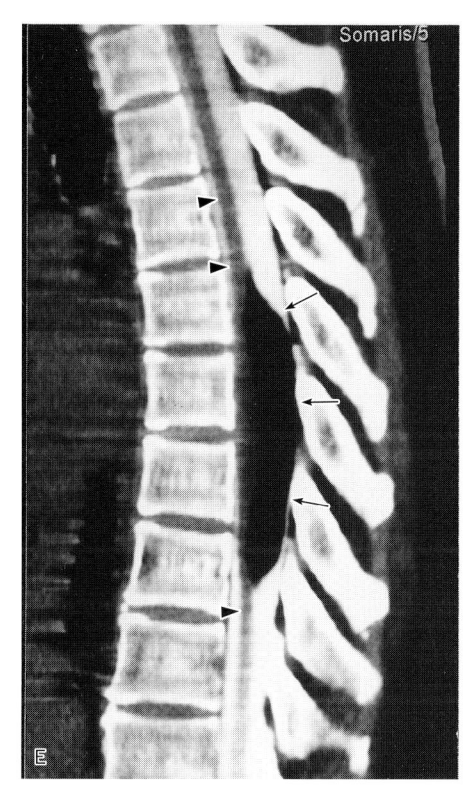

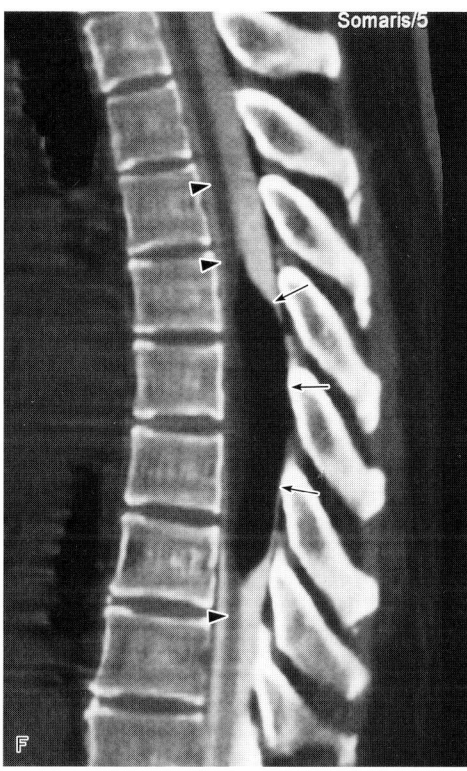

E：マルチスライス CT ミエロ（矢状断）

F：マルチスライス骨レベル CT ミエロ（矢状断）

マルチスライス CT ミエロでは，脊髄（▶）の背面側に境界明瞭で，著明な低吸収域の占拠性病変を認める（→）．

■診断上のポイント

1. 画像所見の要点

   > **MRI**
   > - 脊髄軟膜下に成熟脂肪組織の mass を形成する．このため腫瘍の局在は，髄外硬膜内が主体である．
   > - MRI では脊髄背側に脂肪による高信号像を示す．すなわち，T1強調像，T2強調像のいずれにおいても境界明瞭な高信号像を示す．
   >
   > **CT**
   > - マルチスライス CT による矢状断，水平断像で腫瘍は著明な低吸収域陰影を示した．脂肪組織の吸収値は－50～－120 HU できわめて低い．
   > - 腫瘍による骨変化はない．脊椎破裂，皮膚洞を合併すれば，それによる骨変化を認める．

2. 腰仙椎部の脂肪腫は，先天性の発生異常が原因で，脊椎破裂，皮膚洞，tethered cord などの spinal dysraphism を合併し，小児期に発見される．
3. 頸椎，胸椎部の脂肪腫では，必ずしも spinal dysraphism の合併はみられず，成人にも認められる．
4. 脊髄圧迫による症候で発症する．

脊椎・脊髄疾患その9

血管芽腫 Hemangioblastoma

108 症例：31歳，男性．胸髄髄内血管芽腫．von Hippel-Lindau病．
左上下肢しびれ，軽度知覚障害を訴え，MRIの結果，腫瘍陰影が発見された．von Hippel-Lindau病で，小脳にも多発性血管芽腫を認めた．

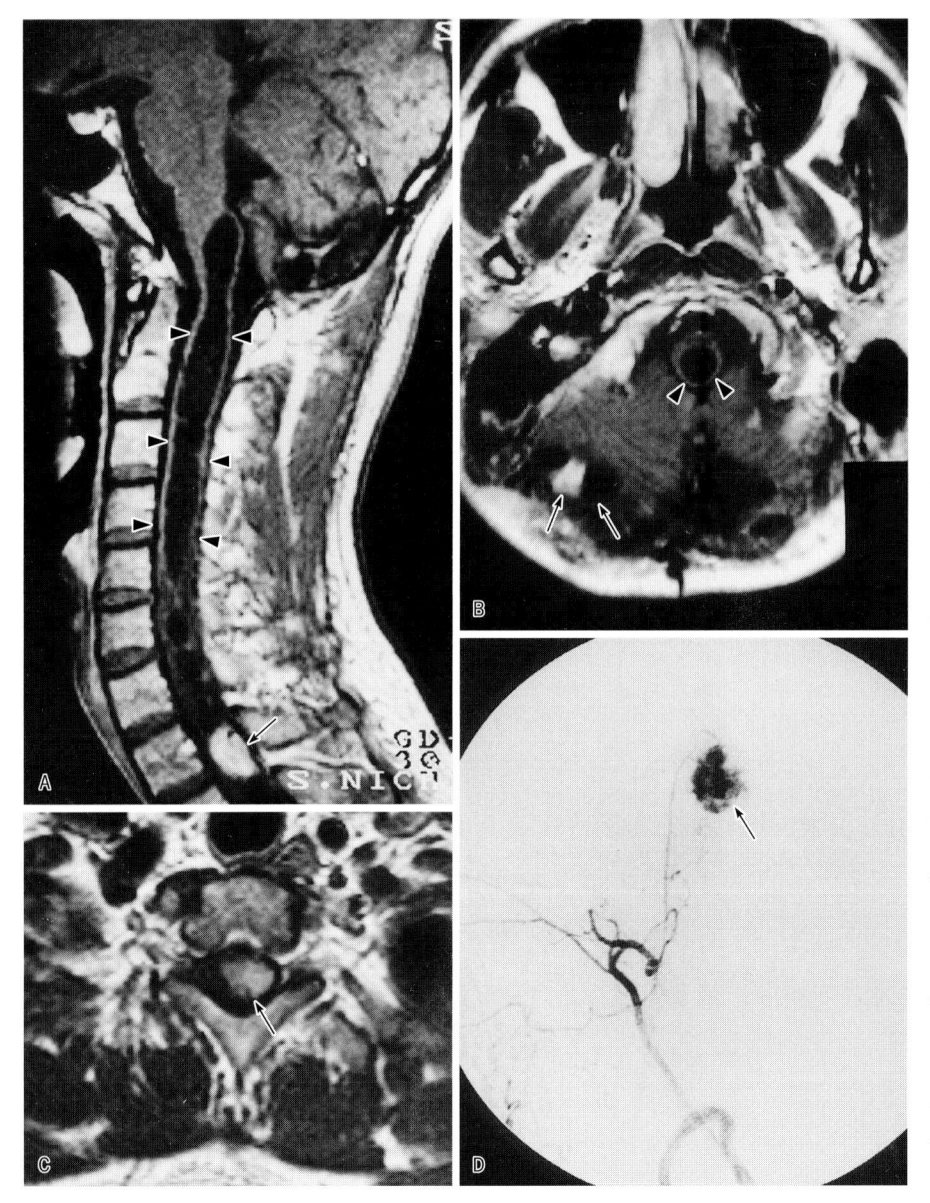

A：T1強調造影像 矢状断
B：T1強調造影像 水平断（小脳下部）
C：T1強調造影像 水平断
D：血管撮影像（DSA）

T1強調造影像（A）では腫瘍は，第1～2胸椎レベルで均一に造影増強される実質性腫瘍像としてみられた（→）．頸髄から延髄にいたる広範囲に嚢胞がみられ脊髄空洞症を合併し（▶），脊髄はびまん性の腫大を示す．T1強調造影像水平断（C）では，腫瘍は脊髄背面から内部にわたり境界明瞭な造影増強される腫瘍陰影としてみられた（→）．図B（T1強調造影像）の小脳下部水平断像では，脊髄空洞症の合併による嚢胞がみられる（▶）．小脳半球後部にも造影増強される血管芽腫の小腫瘤陰影と周辺嚢胞を認めた（→）．血管撮影（D）では，拡張した流入動脈をともなう腫瘍濃染像を認める（→）．

■診断上のポイント

1．画像所見の要点

> MRI
> ● 腫瘍は，脊髄内にT1強調像では低～等信号を示し，T2強調像はやや高信号を示す．脊髄は腫瘍のため腫大する．
> ● T1強調造影MRでは，腫瘍は結節状に著明に増強される．
> ● 腫瘍は，囊胞や脊髄空洞症を50～70％に合併する．
> CT
> ● 造影CTで腫瘍は増強所見を示し，水平断像でも腫瘍が確認できる．

2．血管撮影像では，腫瘍濃染像がみられ，拡張した流入動脈と流出静脈をしばしば認める．
3．半数は胸髄に，40％は頸髄に発生する．
4．脊髄血管芽腫は，von Hippel-Lindau病に合併する例が多い（約30％）．
5．緩徐に発育し知覚障害で発症することが多い．

MEMO

von Hippel-Lindau（VHL）病とは

◇von Hippel-Lindau（VHL）病は，常染色体優性の遺伝性疾患で，その原因遺伝子であるVHL腫瘍抑制遺伝子は第3番染色体短腕の25～26領域にあることが同定され，vascular endothelial growth factor（VEGF）を抑制的に制御していることが明らかとなった．

◇臨床的な診断基準（Glennら）は，①家族性であれば，中枢神経系血管芽腫，腎細胞癌，褐色細胞腫，網膜血管腫，膵ラ氏島腫瘍，膵腺癌，膵囊胞，副睾丸囊胞腺腫のいずれかを認めた場合，②家族性でない場合，中枢神経系血管芽腫，あるいは網膜血管腫の両者を認める場合，または両者のうちのどちらかが認められ，さらに腎細胞癌，褐色細胞腫，副睾丸囊胞腺腫，膵囊胞，膵腫瘍などのいずれか1つを合併する場合をVHL病と診断している．

◇VHL病の中枢神経系血管芽腫は，若年例で発症することが多く，発生部位は小脳（約80％），脳幹（約10％），脊髄（約10％）に多発性発生することが特徴である．血管芽腫全体のVHL病の占める割合は20～40％である．脊髄血管芽腫はVHL病に合併する例が比較的多い．

脊髄動静脈奇形
Spinal arteriovenous malformation

109 症例：63歳，男性．Th 5〜10 脊髄硬膜動静脈奇形．
左下肢の脱力による歩行困難としびれを訴え，排尿困難や便秘がときどきみられた．
神経学的には不全対麻痺，Th 6〜8 以下の知覚障害，膀胱直腸障害を認めた．

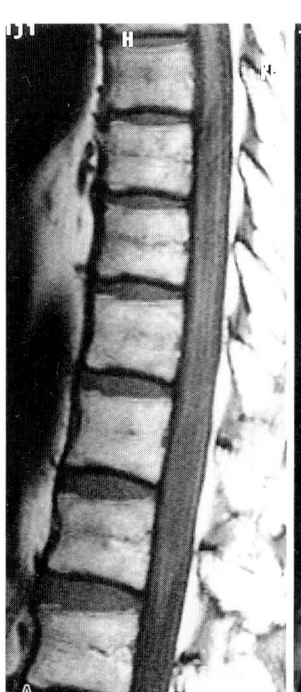

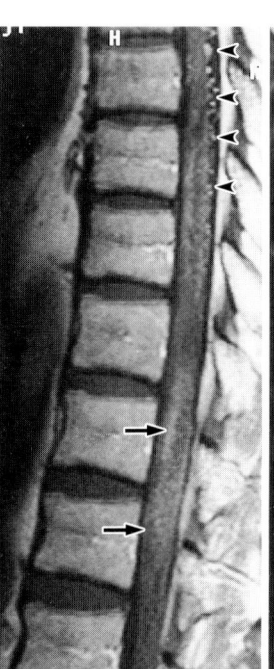

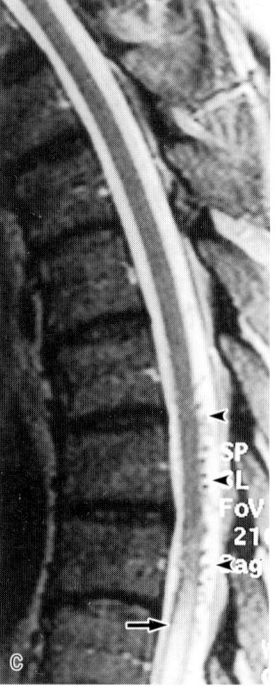

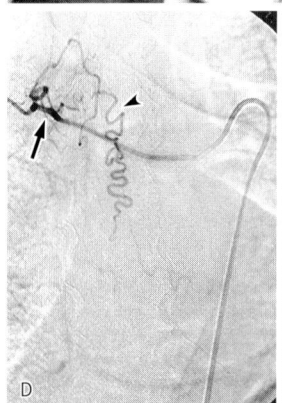

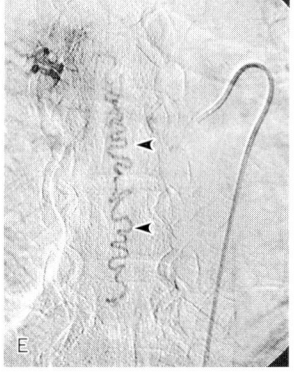

A：中下部胸椎T1強調像
B：中下部胸椎T1強調造影像
C：上中部胸椎T2強調像
D，E：脊髄血管撮影

（日本大学板橋病院神経内科，脳神経外科症例）

C図のT2強調像では，Th 5〜10レベルにおいて脊髄背面に多数の小円形の低信号のsignal voidを認めた（➤）．さらに，C図で胸髄下部の髄内では高信号の異常を示した（→）．A図のT1強調像では明らかな異常は認めない．B図のT1強調造影MRでは，C図のT2強調像で低信号のsignal voidに一致した同部位で造影増強され，Th 5〜10の脊髄背面に数珠状の多数の小円形陰影を認めた（➤）．脊髄髄内もやや造影増強されている（→）．
D，Eの血管撮影では，椎間孔付近で動静脈瘻をともなう血管拡張を示し（→），脊柱管内に蛇行した静脈が認められる（➤）．

■診断上のポイント

　脊髄動静脈奇形（AVM）は硬膜内 AVM と硬膜 AVM に分類される．硬膜内 AVM は AVM の nidus または fistula が脊髄髄内または脊髄辺縁にあるのに対し，硬膜 AVM では椎間孔付近の硬膜上にある．

1．画像所見の要点

> **MRI**
> ● 拡張した血管と流速の速い血流を反映した血管内無信号（flow void）がもっとも特徴的である．T2強調像やプロトン密度強調像で線状，または数珠状の無信号として認められる．
> ● 脊髄内の nidus，出血，浮腫による脊髄の腫大や脊髄辺縁の拡張血管（静脈瘤など）による脊髄への圧迫，変形を認める．
> ● 静脈うっ滞や浮腫による2次的髄内変化により，T2強調像で髄内に高信号を示すことが多い．
> ● T1強調造影 MRI では，拡張した血管による数珠状の増強像や脊髄内の異常増強像を示す．
>
> **CT**
> ● CT は MRI に比し診断的有用性は低い．CT では脊柱管の拡大や菲薄化を示すことがある．
> ● 造影 CT により，脊柱管内，椎間孔内，または傍脊椎部に高吸収陰影として認めることがある．

2．確定診断は脊髄血管撮影による．硬膜内 AVM はヘアピンカーブの流入動脈を示す．硬膜 AVM（AVF）は，椎間孔から脊柱管内を蛇行し緩徐に造影される根髄質静脈と軟膜静脈叢が特徴である．

3．血管撮影像は3型に分類される．①1本の血管が栓抜き様に上下にのびた単純コイル型（single coil vessel AVM）がもっとも多く，②血管塊型（glomus type）は，1本の血管が脊髄後面にある小さい血管叢に入り込む．③若年にみられる若年者型は脳 AVM と同じく，多数の大きな流入動脈を持ち，動脈相の早期に静脈像を認める．

4．胸髄，腰髄に多い．大部分は脊髄後面に発生する（80％）．

5．急性発症の原因は，出血，動静脈短絡による盗血現象（steal phenomenon）であり，慢性発症の原因は脊髄静脈還流障害による．

6．鑑別診断として，海綿状血管腫，血管芽腫，脊髄脱髄疾患，脊髄腫瘍などがある．なお，慢性進行性の脊髄症状が多いために脊柱管狭窄や椎間板ヘルニアと誤診されることがあるので注意を要する．

脊椎・脊髄疾患その11

頸椎損傷 Cervical spine injury

⑩ 症例：81歳，女性．軸椎骨折（基部骨折）．
階段から転落して頭頸部を受傷した．受傷後より項部痛，肩部痛が続き，受傷後約3ヵ月頃より頸部運動制限と頸部運動時に頸部に異常音を聞くようになった．

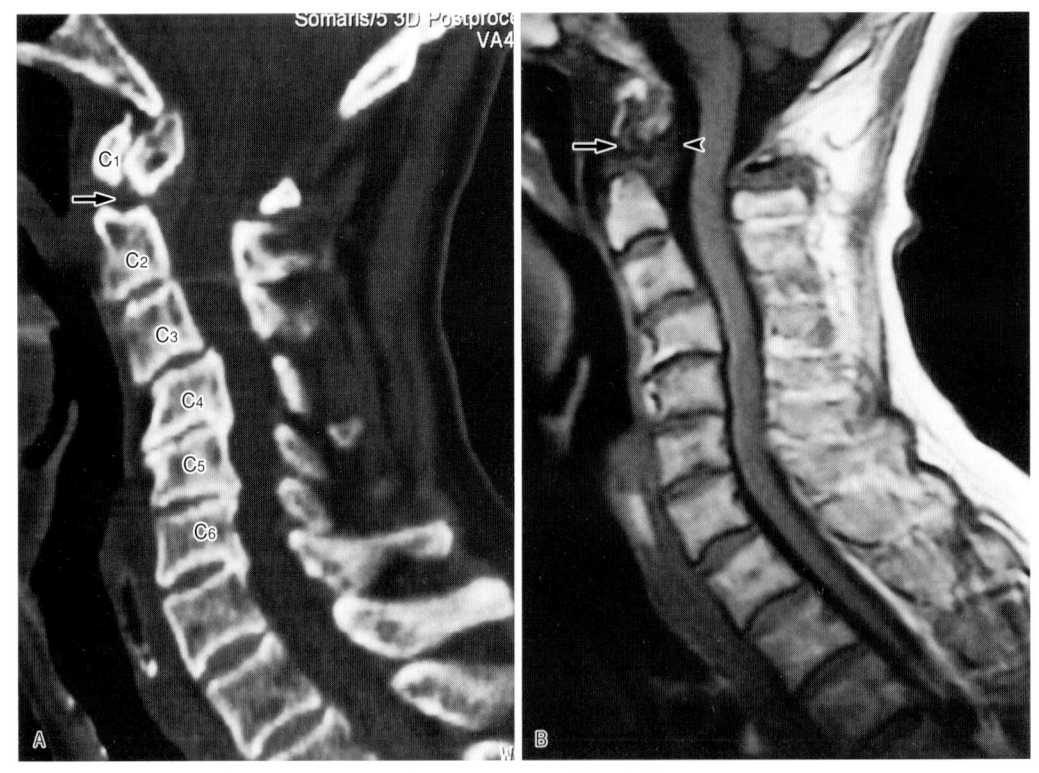

A：頸椎CT矢状断（マルチスライスCT），B：T1強調像矢状断

頸椎CT（A）およびT1強調像（B）で，第2頸椎歯突起基部骨折（→）がみられる．T1強調像（B）では，歯突起基部骨折の離断部に低～等信号の異常陰影がみられる（▷）．さらに，C3/4椎間の整列異常とC4/5，C5/6間の椎間腔狭小および脊柱管狭窄の合併がみられた．

⑪ 症例：23歳，男性．第6頸椎椎体骨折．
オートバイで走行中に誤って電柱に激突した．受傷直後より頸部痛を訴えたが，神経学的異常はみられなかった．（次頁参照）

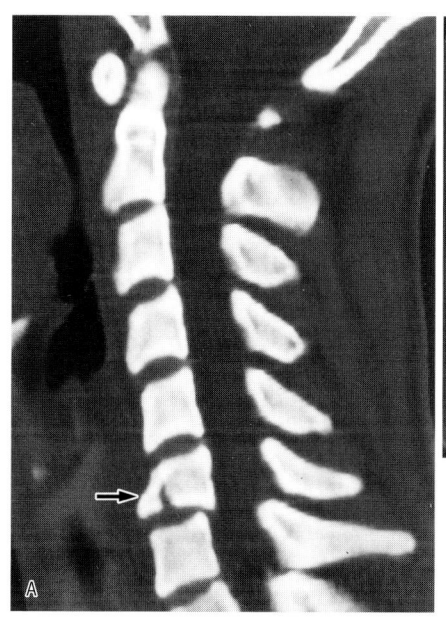

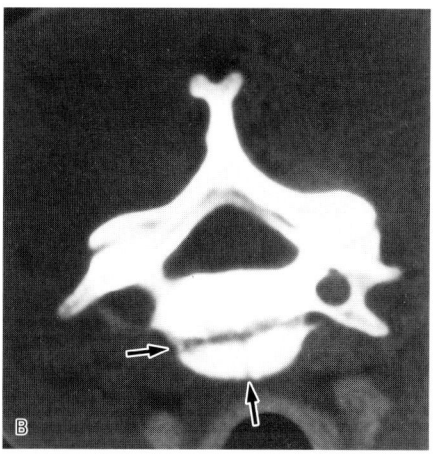

A，B：単純CT
（マルチスライスCT）

単純CT矢状断（A）では，第6頸椎の椎体に骨折がみられ（→），第6/7椎間の整列異常と脊柱管の狭小を示した．単純CT水平断（B）では，第6頸椎椎体に多発性の骨折線を認めた（→）．

■診断上のポイント

　脊椎の外傷は，受傷機転により種々の骨折，椎間板損傷や靱帯損傷による脱臼，亜脱臼などが起こる．脊髄損傷の程度と脊椎骨折は必ずしも相関せず，脊椎骨折のない脊髄損傷も起こりうる．

1．画像所見の要点

> **CT**
> - CTは，骨折の有無，程度，骨折の種類，骨片の検出などの診断に有用である．脊椎周囲の出血も判定可能である．
> - マルチスライスCTにより矢状断，水平断，前額断の各断面像が得られ，各方向の骨折の状態や脱臼，亜脱臼の判定が可能である．
>
> **MRI**
> - CTと異なり，骨からのアーチファクトがないことから，狭い脊柱管内の病変が明瞭に描出され，脊髄自体の画像も得られる．
> - 髄外病変として，椎体の損傷や，変位，椎間板や各種靱帯の損傷，周囲の浮腫，出血がMRIによって判定できる．硬膜外血腫による脊髄への圧迫もみられる．
> - 脊髄損傷は，脊髄振盪，挫傷，断裂などに分類される．髄内損傷の程度は，髄内の信号強度の変化や脊髄の腫脹として捉えられる．出血は経時的変化によって信号強度が異なる．
> - T2強調像で脊髄髄内に広範な高信号域がみられる例では予後不良とされている．

2．脊椎，脊髄の外傷は，しっかり固定された部位と比較的可動性のある部位との移行部に起こりやすい．したがって，環軸椎，頸・胸椎移行部，胸・腰椎移行部に多発する．

脊髄硬膜外血腫
Spinal epidural hematoma

症例：70歳，男性．特発性脊髄硬膜外血腫（C5〜Th3レベル）．
突然背部痛が出現し，その後両上下肢麻痺がみられた．麻痺は急速に進行し1〜2時間のあいだに両下肢の完全麻痺，両上肢は中等度の麻痺となった．Th3〜4レベル以下の知覚障害を認めた．外傷歴なし．抗凝固剤の内服（−）．

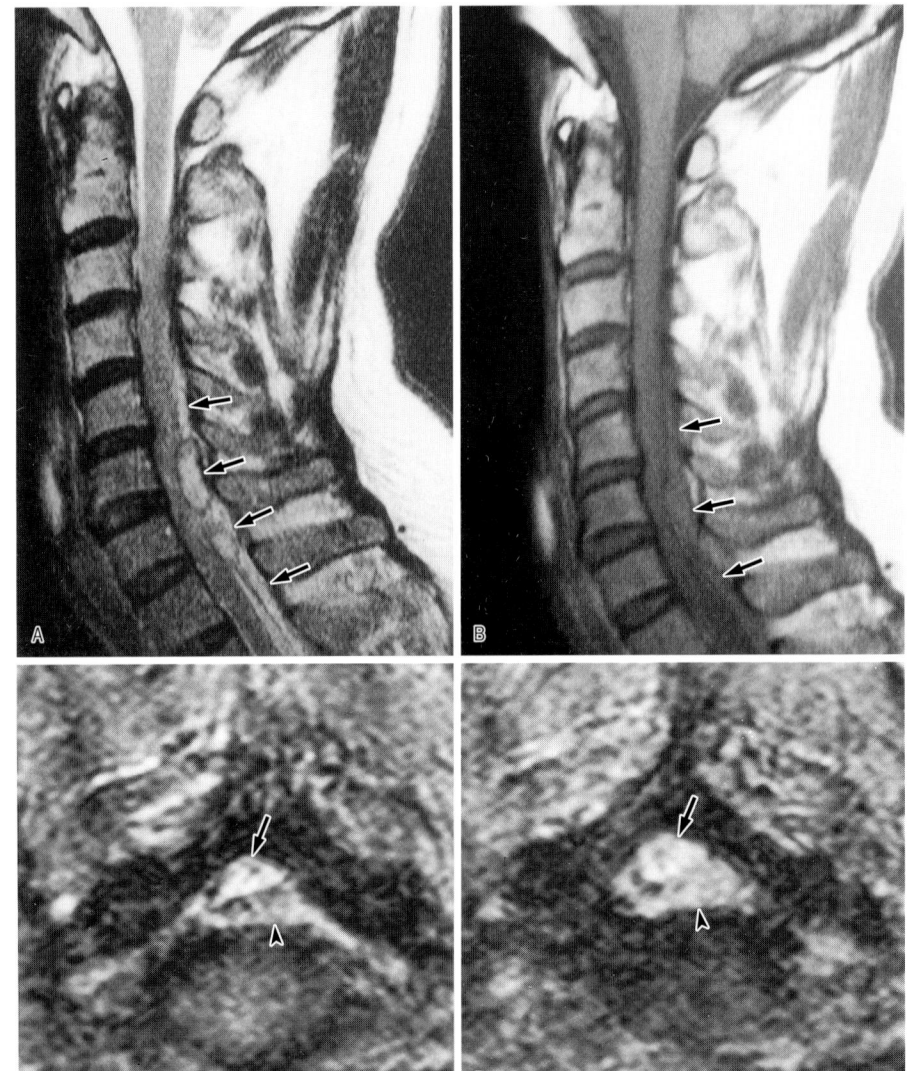

A：T2強調像
B：T1強調像
C：T2強調像
D：T2強調像

T2強調矢状断像（A）では，C5〜Th3レベルの脊髄後面で楕円形〜帯状の高信号像（→）を示し，T1強調矢状断像（B）では同部位で等信号像を示した（→）．C，D図のT2強調水平断像では，脊髄後面に高信号像（→）がみられ脊髄（▶）は前方へ圧排されている．

■診断上のポイント

　非外傷性の脊髄硬膜外血腫はまれな疾患で，その頻度は10万人に対し0.1人といわれる．これまで約400例ほどの報告がある．MRI検査の導入後はその報告は増加し1年に約2例の報告である．

　脊髄硬膜外血腫の出血の原因は，外傷，抗凝固剤の内服，脊髄動静脈奇形，血管炎などによることもあるが，原因不明の特発性が50％以上である．脊髄動静脈奇形による出血は3％以下である．特発性出血の発生機序については不明であるが，一般に脊髄硬膜面の静脈叢の突然の圧上昇による出血，または小動脈からの出血と考えられている．

1．画像所見の要点

> **MRI**
> - 脊髄背面に広範囲に広がる血腫像を認める．血腫像は，基本的にT1強調像では等信号，T2強調像は高信号を示す．頻度は少ないがT1強調像で高または低信号を示すことあり．
> - 脊髄背面の血腫によって脊髄は前方へ圧排される．
> - 胸椎レベルにもっとも多く，ついで頸椎レベルに多い．
>
> **CT**
> - CTよりMRIの方が有用性が高いが，CTでも脊髄背面の血腫像として認められる．
> - CTミエログラフィーの矢状断像，水平断像によって血腫像がみられる．

2．脊髄背面から突然出血し，出血は素早く広範囲に脊髄硬膜外腔に広がる．

3．したがって，臨床症候としては，典型的には放射状に走る背部痛で発症し，引きつづき進行性の運動，知覚障害が出現する．数時間から数日で完全麻痺となり，膀胱直腸障害が出現する．

4．発症から24～48時間以内の緊急手術により完全回復，または神経障害の改善がみられる．特発性例の方が非特発性に比較しやや予後不良例が多い．約15％の例は手術によっても神経症状の改善がみられないという報告あり．ステロイドホルモンによる保存的治療によって症状の改善をみることもある．

脊椎・脊髄疾患その13

環椎軸椎脱臼
Atlanto-axial dislocation

⑬ 症例：63歳，女性．環椎軸椎脱臼．
ときどき急に短時間意識がなくなる．一過性の左下肢の粗大力低下，しびれ感やめまいを訴える．

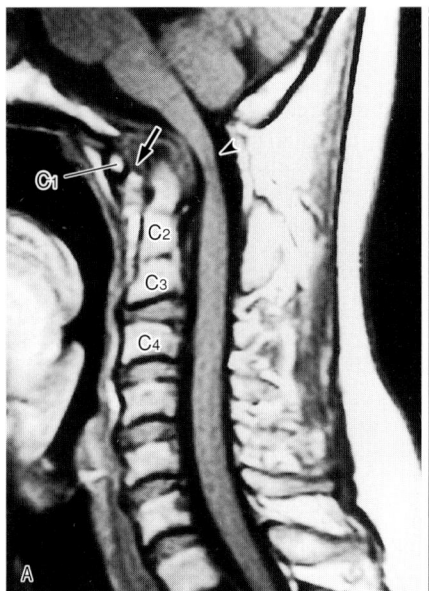

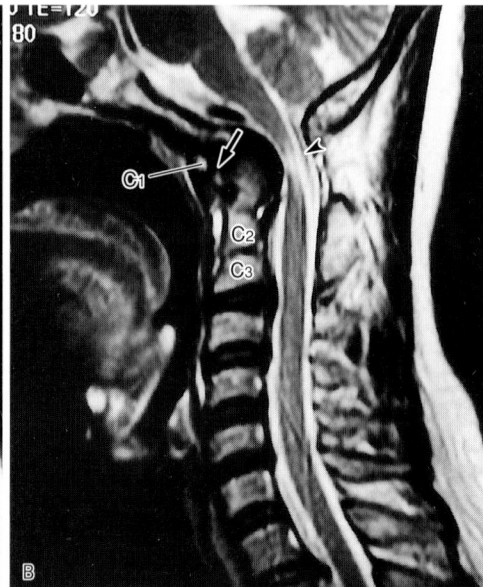

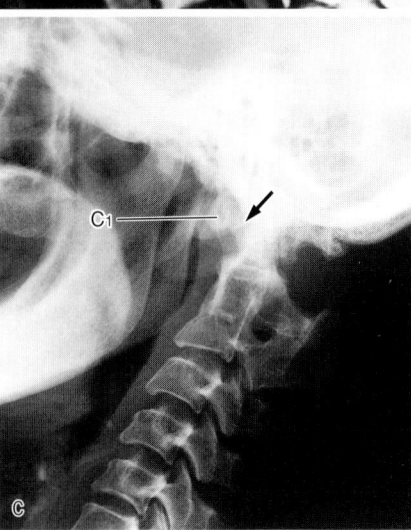

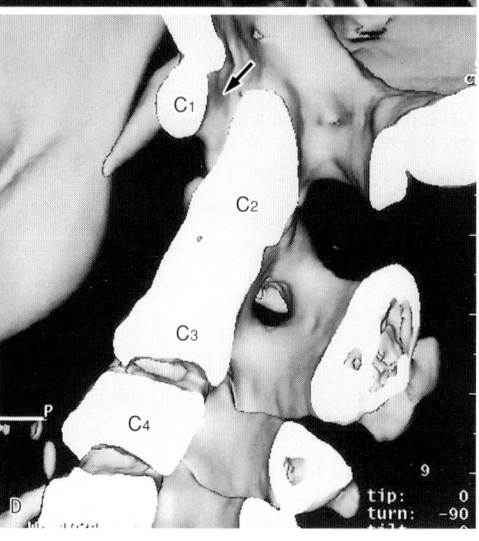

A：T1強調像
B：T2強調像
C：単純X線写真
D：3次元CT

T1強調像（A図）では，軸椎（第2頸椎）は第3頸椎と癒合し，軸椎歯突起は環椎から離れ後方へ移動している（atlanto-axial distanceの開大）（→）．第1〜2頸椎レベルの上位頸髄は軽度低信号を示した（➤）．T2強調像（B図）では第1〜2頸椎レベルの上位頸髄の髄内は高信号を示した（➤）．頭部単純X線写真（C図）では，軸椎（第2頸椎）歯突起が後方へ移動し，第2頸椎と第3頸椎との癒合がみられた．3次元CT（D図）では，軸椎歯突起が環椎（第1頸椎）から後方へ移動し，脊柱管も狭小している（→）．

■診断上のポイント

1. 画像所見の要点

> **CT**
> - 環軸椎脱臼は，前方脱臼，後方脱臼，回旋性脱臼の3型に分類され，それらによって画像が異なる．前方脱臼がもっとも頻度が多く，黄靱帯の断裂によって環椎が前方へ脱臼する型である．
> - 水平断，または矢状断CTにおいて，脱臼によって環椎から軸椎歯突起がはなれる．前方脱臼は，環椎前弓後縁と歯状突起前面との距離（atlanto-axial distance：AAD）が成人で3 mm，小児で5 mmを超える．
>
> **MRI**
> - MRI矢状断においても，環椎前弓と歯状突起間の開大を認める．
> - 歯突起の脱臼偏位により脊髄への圧迫，変形を起こす．T2強調像で脊髄髄内に高信号を示すこともある．

> **MEMO**
>
> ### 環椎軸椎脱臼 Atlanto-axial dislocation の概念
>
> 　環椎軸椎脱臼では大後頭孔か，それよりもやや下方で圧迫をうける．すなわち，延髄の下端と頸髄の上端部が，突出した歯突起と大後頭孔の後縁の間で締め付けられ発症する．前脊髄動脈が圧迫を受け血流障害を起こすと脱力発作，一過性意識障害が出現する．初発症状としては，四肢のしびれ感，筋力低下，頸部痛，肩部痛，歩行障害が多い．多くは頸椎の運動によって症状の増悪を認める．
>
> 　頭部単純X線撮影における合併病態としては，歯突起の奇形として os odontoideum や歯突起の形成不全，環椎後頭骨癒合，Klippel-Feil 症候群，頭蓋底陥入などを認める．Chiari 奇形を合併することがある．
>
> 　手術適応については議論がある．歯突起後面より環椎椎弓前面までの距離が 14 mm 以下の場合には脊髄症状が出現する可能性が高いため手術をしたほうがよいという意見がある．

急性脊髄炎 Acute myelitis

114 症例：78歳，女性．急性脊髄炎．
右上下肢の痛みをともなうしびれ感で発症し，その後まもなく右上肢，両下肢の脱力を認めた．

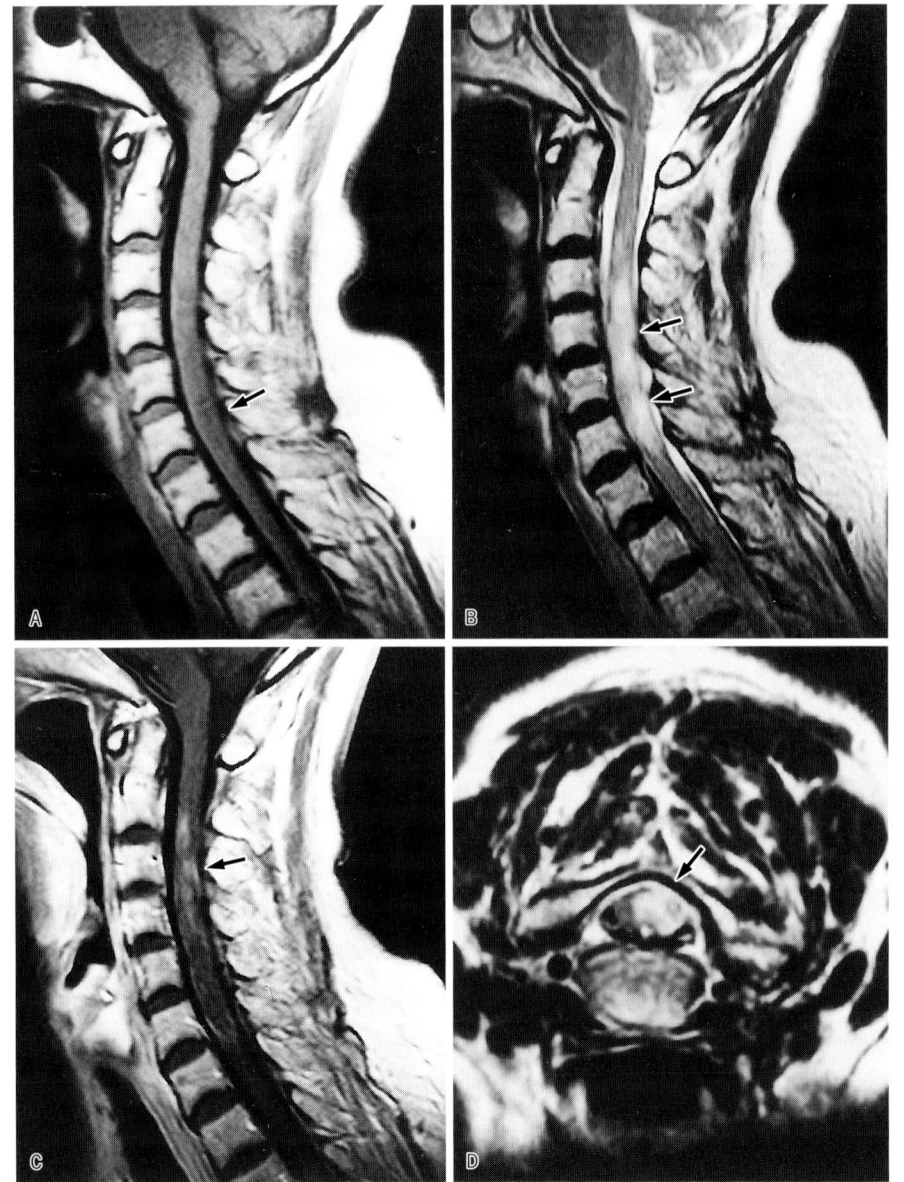

A：T1強調像
B：T2強調像
C：T1強調造影像
D：T2強調像

T2強調像（B, D図）では，第2〜6頸椎レベルの頸髄髄内に高信号を示し，脊髄の軽度腫大を示した（→）．T1強調像（A図）では，病変部の頸髄髄内は等〜低信号であった（→）．T1強調造影（C図）では第2〜6頸椎レベルの頸髄髄内で不規則な造影増強を示した（→）．

■診断上のポイント

1. 画像所見の要点

   > **MRI**
   > - T1強調像では低〜等信号を示し，脊髄は限局性，またはびまん性腫大を示す．
   > - T2強調像では，辺縁不明瞭の高信号域を示す．
   > - T1強調造影MRIでは，増強効果を示すこともある．

2. 発症後数時間〜数日あるいは1〜2週間の経過で脊髄症状を呈するものを言う．
3. 通常，限局した背部痛，神経根痛にひきつづき，両下肢弛緩性麻痺や上行性感覚障害が起こることが多い．初期より膀胱直腸障害が出現することもある．
4. 胸髄レベルの障害が多い．
5. 多発性硬化症，脊髄髄内腫瘍，脊髄梗塞などとの鑑別を要する．

症例目次

【脳腫瘍】 (括弧内は組織型)

1. 星細胞腫 (fibrillary astrocytoma) ……22
2. 神経膠芽腫 (glioblastoma) ……24
3. 神経膠肉腫 (gliosarcoma) ……25
4. 脳幹膠腫 (brain stem glioma) ……27
5. 上衣下巨細胞性星細胞腫 (subependymal giant cell astrocytoma) ……28
6. 乏突起退形成星細胞腫 (oligo-anaplastic astrocytoma) ……30
7. 乏突起神経膠腫 (oligodendroglioma) ……31
8. 上衣腫 (ependymoma) ……32
9. 髄芽腫 (medulloblastoma) ……34
10. 髄芽腫髄液播種 (medulloblastoma) ……35
11. 中枢性神経細胞腫 (central neurocytoma) ……36
12. 小脳穹窿部髄膜腫 (meningothelial meningioma) ……38
13. 傍矢状洞髄膜腫 (psammomatous meningioma) ……39
14. 退形成性髄膜腫 (anaplastic meningioma) ……41
15. 聴神経鞘腫 (acoustic neurinoma) ……42
16. 三叉神経鞘腫 (trigeminal neurinoma) ……43
17. 頭蓋内脂肪腫 (intracranial lipoma) ……45
18. プロラクチン産生下垂体微小腺腫 (pituitary adenoma) ……46
19. 非機能性下垂体腺腫 (pituitary adenoma) ……46
20. 頭蓋咽頭腫 (craniopharyngioma) ……48
21. 松果体部胎児性癌 (embryonal carcinoma) ……50
22. 脳室壁胚芽腫 (germinoma) ……51
23. von Hippel Lindau 病にともなう血管芽腫 (hemangioblastoma) ……52
24. 弧発性小脳血管芽腫 (hemangioblastoma) ……52
25. 基底核部悪性リンパ腫 (malignant lymphoma) ……54
26. 肺癌脳転移 (adenocarcinoma) ……56
27. 甲状腺癌脳転移 (papillary carcinoma) ……56
28. 錐体骨先端部類上皮腫 (epidermoid) ……58
29. 第4脳室類上皮腫 (epidermoid) ……59
30. 傍脳室部類皮腫 (dermoid cyst) ……60
31. 錐体骨部軟骨肉腫 (chondrosarcoma) ……61

【脳血管障害】

32. 内頸動脈閉塞による脳梗塞 (cerebral infarction) ……65
33. 多発性脳梗塞 (cerebral infarction) ……66
34. 出血性脳梗塞 (cerebral infarction) ……67
35. 多発性ラクナ梗塞 (lacuna infarction) ……69
36. 中大脳動脈閉塞 (obstruction of middle cerebral artery) ……70
37. 頸部頸動脈狭窄による一過性脳虚血発作 (stenosis of cervical carotid artery) ……71

㊳ 高血圧性脳出血（hypertensive intracerebral hemorrhage）……72
㊴ 小脳出血（hypertensive intracerebellar hemorrhage）……73
㊵ クモ膜下出血（subarachnoid hemorrhage）……75
㊶ 巨大内頸動脈瘤（intracranial giant aneurysm）……76
㊷ 未破裂脳底動脈動脈瘤（intracranial aneurysm）……77
㊸ 椎骨動脈解離性動脈瘤（dissecting aneurysm）……78
㊹ 脳動静脈奇形（arteriovenous malformation）……80
㊺ 海綿状血管腫（cavernous angioma）……82
㊻ 静脈性血管腫（venous angioma）……84
㊼ モヤモヤ病（moya moya disease）……86
㊽ 上矢状静脈洞血栓症（thrombosis of superior sagittal sinus）……88

【頭部外傷】

㊾ 急性硬膜外血腫（acute epidural hematoma）……91
㊿ 急性硬膜下血腫（acute subdural hematoma）……92
(51) 挫傷性脳出血（外傷性脳内血腫）（traumatic intracerebral hematoma）……93
(52) 慢性硬膜下血腫（低吸収型）（chronic subdural hematoma）……94
(53) 慢性硬膜下血腫（鏡面形成型）（chronic subdural hematoma）……94
(54) 慢性硬膜下血腫（chronic subdural hematoma）……95
(55) 脳挫傷＋外傷性クモ膜下出血（cerebral contusion＋traumatic subarachnoid hemorrhage）……96
(56) 脳挫傷＋急性硬膜下血腫（cerebral contusion＋acute subdural hematoma）……97
(57) 外傷性クモ膜下出血＋急性硬膜下出血（traumatic subarachnoid hemorrhage）……97
(58) 外傷性気腫＋脳挫傷（traumatic pneumocephalus＋cerebral contusion）……99
(59) 広範性（びまん性）脳損傷（diffuse brain injury）……100
(60) 脳脂肪塞栓症（cerebral fat embolism）……102
(61) 頭蓋骨骨折＋脳挫傷（skull fracture＋cerebral contusion）……104
(62) 開放性頭蓋粉砕骨折＋脳挫傷＋脳室内出血
（skull fracture＋cerebral contusion＋ventricular hemorrhage）……104
(63) 頭蓋陥没骨折＋急性硬膜外血腫（depressed fracture＋acute epidural hematoma）……105
(64) 頭蓋陥没骨折＋脳挫傷（depressed fracture＋cerebral contusion）……105
(65) 頭蓋内異物（open brain injury）……106
(66) 視神経管骨折＋左頬骨骨折＋気脳症，脳挫傷
（fracture of optic canal＋zygomatic arch fracture）……108
(67) 頬骨体部骨折（tripod fracture）……109

【感染性疾患，脱髄性疾患他】

(68) 脳膿瘍（brain abscess）……111
(69) 脳膿瘍，化膿性脳炎＋硬膜下膿瘍（brain abscess＋subdural abscess）……112
(70) 単純ヘルペス脳炎（herpes simplex encephalitis）……114
(71) 硬膜下膿瘍（subdural abscess）……116
(72) 硬膜外膿瘍（epidural abscess）……118
(73) 急性散在性脳脊髄炎（acute disseminated encephalomyelitis）……119
(74) 多発性硬化症（multiple sclerosis）……122
(75) 放射線壊死（radiation necrosis）……124

⑯	白質内斑状病変（leukoariosis）	126
⑰	結節性硬化症（tuberous sclerosis）	128
⑱	スタージ・ウェーバー症候群（Sturge-Weber syndrome）	130
⑲	キアリ奇形Ⅰ型（Chiari malformation type I）	132
⑳	キアリ奇形Ⅰ型＋脊髄空洞症（Chiari malformation type I＋syringomyelia）	132
㉑	交通性水頭症（communicating hydrocephalus）	134
㉒	脳梁欠損症（agenesis of corpus callosum）	136
㉓	中頭蓋窩クモ膜嚢胞（arachnoid cyst）	138
㉔	前，中頭蓋窩クモ膜嚢胞（arachnoid cyst）	139
㉕	四丘体槽部上皮性嚢胞（epithelial cyst）	140
㉖	松果体嚢胞（pineal cyst）	140
㉗	孔脳症（porencephaly）	142
㉘	脳石症（brain stone）	143
㉙	脳有鉤嚢虫症（cerebral cysticercosis）	144

【眼窩内病変】

⑨⓪	涙腺腫瘍（polymorphous adenoma）	148
⑨①	海綿状血管腫（hemangioma）	150
⑨②	眼静脈瘤（venous malformation）	151
⑨③	類皮嚢腫（dermoid cyst）	152
⑨④	炎症性偽腫瘍（inflammatory pseudotumor）	153
⑨⑤	炎症性偽腫瘍（inflammatory pseudotumor）	154
⑨⑥	眼窩吹き抜け骨折（blow out fracture）	156
⑨⑦	眼窩吹き抜け骨折（blow out fracture）	157
⑨⑧	眼窩吹き抜け骨折（blow out fracture）	158

【脊椎・脊髄疾患】

⑨⑨	頸椎症性脊髄症（cervical spondylosis）	161
⑩⓪	頸椎症性脊髄症（cervical spondylosis）	162
⑩①	頸椎椎間板ヘルニア＋脊柱管狭窄症（cervical herniated disc＋spinal canal stenosis）	164
⑩②	頸椎後縦靱帯骨化症＋脊柱管狭窄症 (ossification of the posterior longitudinal ligament＋spinal canal stenosis)	166
⑩③	髄外硬膜内髄膜腫（meningioma）	168
⑩④	腰椎髄外硬膜内神経鞘腫（schwannoma）	170
⑩⑤	頸椎神経鞘腫（schwannoma）	171
⑩⑥	頸髄髄内上衣腫（ependymoma）	173
⑩⑦	胸椎髄外硬膜内脂肪腫（lipoma）	174
⑩⑧	胸髄髄内血管芽腫（hemangioblastoma），von Hippel Lindau病	176
⑩⑨	脊髄硬膜動静脈奇形（spinal arteriovenous malformation）	178
⑪⓪	軸椎骨折（cervical spine injury）	180
⑪①	第6頸椎椎体骨折（cervical spine injury）	180
⑪②	特発性脊髄硬膜外血腫（spinal epidural hematoma）	182
⑪③	環軸軸椎脱臼（atlanto-axial dislocation）	184
⑪④	急性脊髄炎（acute myelitis）	186

索 引

欧文索引

— A —

AAD 185
acoustic neurinoma 42
acute disseminated
  encephalomyelitis 119
acute epidural hematoma 91
acute myelitis 186
acute subdural hematoma 92
ADEM 119
AFP 50, 51
agenesis of corpus callosum
  136
anaplastic meningioma 41
angiographically occult
  vascular malformation 83
arachnoid cyst 138, 141
Argyll Robertson 徴候 50
arteriovenous malformation 80
astrocytoma 22
atlanto-axial distance の開大
  184
atlanto-axial dislocation 184
atlanto-axial distance 185
AVM 179

— B —

B cell type 54
benign intracranial cyst 141
blow out fracture 156
brain abscess 111
brain stem glioma 27
brain stone 143
butterfly pattern 26

— C —

caput medusae 所見 85
cavernous angioma 82
central neurocytoma 36
cerebral contusion 96
cerebral cysticercosis 144
cerebral fat embolism 102, 103
cerebral infarction 64
cervical herniated disc 164
cervical spine injury 180
cervical spondylosis 161
Chiari malformation 132
chondrosarcoma 61
chronic subdural hematoma 94
cord sign 89
craniopharyngioma 48
CSF cap sign 169
CT
  ―, 鞍上槽レベル 5
  ―, 橋レベル 4
  ―, 原理 2
  ―, 骨条件 44
  ―, 松果体レベル 7
  ―, 側脳室体部レベル 8
  ―, 第3脳室下部レベル 6
  ―, 適応 13
  ―, 頭部正常解剖 2, 3
  ―, トルコ鞍レベル 4
  ―, 内耳道レベル 4
CT cisternography 15
CT 脳槽造影 15
CT ミエロ 160, 162, 163

— D —

DAI 101
Dandy-Walker 奇形 137
3D-CT angiography 14, 63
3D-CTA 14, 63
debridment 107
deoxyHb 74
depressed fracture 104
dermoid cyst 60, 152
diffuse axonal injury 101
diffuse brain injury
  90, 100, 101
diffuse large cell type 55
diffusion weighted image 18
dissecting aneurysm 78, 79
double lumen sign 79
double shadow 79
dumbbell type 171, 172
dural tail sign 40, 169
DWI 18, 65, 68
dynamic MRI 47

— E —

embolus 64
embryonal carcinoma 50
empty delta sign 88, 89
ependymoma 32
epidermoid 58
epidural abscess 118
epidural fat cap sign 169
epithelial cyst 140, 141
etat crible 69, 127

— F —

fibrillary astrocytoma 22
FLAIR 法 9
flow gap 71
flow void 40, 77, 81, 179
focal brain injuries 90
fogging effect 68
fracture of optic canal 108

— G —

germ cell tumor 50
germinoma 51
glioblastoma 24
glomus type AVM 179
gyral pattern enhancement 68

— H —

HCG 50, 51
hemangioblastoma 52, 176
hemangioma 150

herpes simplex encephalitis 114
Hounsfield unit 2, 3, 99
HU 2, 3 99
hydrocephalus 134
hypertensive intracerebral hemorrhage 72

— I —

inflammatory pseudotumor 153
instability 164
interhemispheric cyst 137
intracranial aneurysm 76
intracranial foreign body 107
intracranial lipoma 45
ivy sign 87

— L —

lacrimal gland tumor 148
lacunar infarction 69, 127
leukoaraiosis 127, 126
low grade astrocytoma 27
Luschka 関節 163

— M —

malignant lymphoma 54
malignant meningioma 41
Marcus Gunn 瞳孔 108
mashrooming 所見 41
medulloblastoma 34
meningioma 38
　—, spinal 168
meningothelial meningioma 38
metastatic brain tumor 56
metHb 74
methotrexate 大量療法 55
moya moya disease 86
MR
　—, 基礎的事項 9
　—, 延髄上部レベル 10
　—, 橋上部レベル 10
　—, 橋中部レベル 10
　—, 正中矢状断面像 12
　—, 脊椎・脊髄 159

　—, 側脳室レベル 12
　—, 大脳半球上部レベル 12
　—, 中脳レベル 11
　—, 頭部正常解剖 9
　—, 半卵円レベル 12
　—, モンロー孔レベル 11
MRA 15, 77
MR angiography 15, 77
MR cisternography 17, 44
　—, 方法 17
　—, 臨床応用 17
MRI, 適応 13
MR 血管撮影 15
MR 信号強度, 正常組織 9
MR 脳槽造影 17, 44
　—, 方法 17
MR 脳槽造影, 臨床応用 17
MR 脳表撮像法 16
MR 用造影剤 9
multiple sclerosis 122

— N —

neural tube defect 137
nidus 81
normal pressure hydrocephalus 135
NPH 135

— O —

obstruction of cerebral artery 70
oligodendroglioma 30
OM line 2
open brain injury 106
OPLL 166, 167
ossification of the posterior longitudinal ligament 166
oxyHb 74

— P —

parinaud 徴候 50
patchy white matter lesion 127
pearl and string sign 79
pepper and salt 98
periventricle hypersignal

intensity 135
periventricular cap 126, 127
periventricular hyperintensity 127
periventricular rim 127
PET 125
pineal cyst 140, 141
pituitary adenoma 46
porencephaly 142
protein C 88
psammomatous meningioma 39
pseudoaneurysm 79
PVH 127, 135

— R —

radiation necrosis 124
rim enhancement 117

— S —

SAS 16
single coil vessel AVM 179
sinus thrombosis 88
skull fracture 104
skull injuries 90
SPECT 63
spinal arteriovenous malformation 178
spinal canal stenosis 165
spinal epidural hematoma 182
stenosis of cervical carotid artery 71, 130
Sturge-Weber syndrome 130
subarachnoid hemorrhage 75
subdural abscess 116
subdural empyema 117
subependymal giant cell astrocytoma 28
surface anatomy scanning 16

— T —

T1 強調像 9
T2 強調像 9
Tc-ECD 63
Tc-HMPAO 63

TIA 71
traumatic intracerebral
　hematoma 93
traumatic pneumocephalus 99
trigeminal neurinoma 43
tripod fracture 109
tuber 129
tuberous sclerosis 128

— U —

UBO 127
umbrella 所見 85
unidentified bright objects
　126, 127

— V —

venous angioma 84
venous malformation 84
VHL 176, 177
　—, 診断基準 177
Virchow-Robin 腔 55
von Hippel-Lindau 病
　52, 176, 177
　—, 診断基準 177

— W —

Wallenberg 症候群 79
watershed infarction 64

— X —

X 線吸収係数 2, 3 99
X 線透過量 2

和文索引

— あ —

アーチファクト 62

アーノルド・キアリ奇形 133
悪性髄膜腫 41
悪性リンパ腫 54
亜鈴型神経鞘腫, 脊髄 171, 172
鞍上槽 5, 75
鞍上槽レベルの正常 CT 5

— い —

異常血管塊 81
一過性脳虚血発作 71

— う —

ウイリス輪 87
迂回槽 5, 75
運動野 16

— え —

壊死性髄膜脳炎 115
炎症性偽腫瘍, 眼窩内
　153, 154, 155
延髄上部レベルの正常 MRI 10

— お —

黄色靭帯 163
親動脈 77

— か —

貝殻様石灰化 45
外眼角外耳孔線 2
外眼筋型眼窩炎症性偽腫瘍 155
外傷性気腫 99
外傷性クモ膜下出血 96
外傷性脳内血腫 93
開放性脳損傷 90, 106, 107
海綿状血管腫 82
　—, 眼窩内 150, 151
海綿静脈洞 13
解離性知覚障害 132
解離性動脈瘤 78, 79
架橋静脈出血 92
拡散強調画像 18, 63, 65, 68
拡大
　—, 内耳道 44

　—, 風船状 47
拡張穿通動脈 87
隔壁 78
下垂体 13
下垂体腺腫 46
　—, 微小腺腫 47
下前頭溝 2
下側頭溝 2
ガドリニウム製剤 9
化膿性脳炎 112
下壁骨折 156
眼窩炎症性偽腫瘍, 分類 155
眼窩外側 147
眼窩下壁骨折 157
眼窩, 骨構造 146
眼窩中心部 147
眼窩内炎症性偽腫瘍 153
眼窩内海綿状血管腫 150, 151
眼窩内筋円錐外側病変 149
眼窩内血管腫 150
眼窩内構造物 146
眼窩内腫瘍 147
　—, 頻度 147
　—, 症状 147
眼窩内部位, 好発腫瘍 147
眼窩内側 147
眼窩内側壁骨折 156
眼窩内病変 146
眼窩内類皮腫 152
眼窩内類皮嚢腫 152
眼窩内類表皮腫 152
眼窩吹き抜け骨折 156, 157
還元型ヘモグロビン 74
眼静脈瘤 151
環椎軸椎脱臼 184
顔面血管腫 131
顔面骨骨折 109
顔面皮脂腺腫 129

— き —

キアリ奇形 132, 133
　— I 型 132
偽腔 78, 79
偽腔内血栓 79
基礎の事項, MR 9
基底核 69
偽動脈瘤 79

193

気脳症　99
吸収係数値　3
急性硬膜外血腫　91
急性硬膜下血腫　92
　―，出血源　92
急性散在性脳脊髄炎　119
急性脊髄炎　186
境界域梗塞　64
凝固壊死　125
頬骨弓部骨折　109
頬骨体部骨折　109
橋静脈性血管腫　84
胸髄髄内血管芽腫　176
橋下部レベルの正常MRI　10
橋中部レベルの正常MRI　10
橋上部レベルの正常MRI　10
共同偏視　67
鏡面形成型慢性硬膜下血腫　94
橋レベルの正常CT　4
局所性脳損傷　90
虚血型モヤモヤ病　87
虚血性脳血管障害　62
巨大内頸動脈瘤　76
巨大脳動脈瘤　77
筋円錐　147

― く ―

空洞三角徴候　88, 89
クモ膜下出血　75
クモ膜囊胞　138, 141
くもり効果　68

― け ―

頸髄髄内上衣腫　173
頸髄変形　163
頸椎症　161
頸椎症性脊髄症　161, 162
頸椎損傷　180
頸椎椎間板ヘルニア　164
頸椎椎体骨折　180
頸部頸動脈狭窄　71
頸部ドップラー超音波検査　71
頸部内頸動脈閉塞　65
血管塊型脊髄動静脈奇形　179
血管芽腫　52
　―，胸髄髄内　176

血管腫，眼窩内　150
血管周囲腔　69
血管周囲腔拡張　55, 127
血管周囲グリオーシス　81
血管造影上潜在性脳血管奇形　83
血管内無信号　179
血管壁在血栓　81
結節性硬化症　29, 128
血栓性梗塞　64
血栓性閉塞　69
原理，CT　2

― こ ―

高吸収域
　―，索状　89
　―，三日月状　92
高血圧性脳出血　72
後縦靱帯　167
後縦靱帯骨化症　166, 167
　―，分類　167
甲状腺癌　56
高信号
　―，側脳室前・後角周囲　127
　―，側脳室体部周囲　127
　―，脳室周囲　126
　―，皮質下白質　127
高速撮像法　146
鉤椎関節　163
交通性水頭症　134, 135
後頭蓋窩小脳穹窿部髄膜腫　38
孔脳症　142
好発腫瘍，眼窩部位別　147
好発部位，動脈瘤　77
広範性脳損傷　101, 100
高プロラクチン血症　46
硬膜外腫瘍，脊髄　169
硬膜外膿瘍　118
硬膜下蓄膿　117
硬膜下膿瘍　112, 116
硬膜脊髄動静脈奇形　179
硬膜増強効果　40
硬膜内髄外腫瘍，脊髄　169, 171
硬膜内脊髄動静脈奇形　179
五角形　5, 163
骨棘　163
骨硬化像　160
骨条件のCT　44

骨透亮像　160
ゴマ塩状の混合吸収域　98
混合型眼窩炎症性偽腫瘍　155
混合吸収域　98
　―，ゴマ塩状　98

― さ ―

索状高吸収域　89
挫傷性脳出血　93
酸化ヘモグロビン　74
三叉神経鞘腫　43
3次元CT血管撮影　14, 63
3次元画像再構成装置　14

― し ―

四丘体槽　6, 140
四丘板　3
軸椎骨折　180
　―，基部骨折　180
視床　69
矢状溝　3
視神経管撮影　108
視神経管骨折　108
視神経損傷　108
脂肪腫，脊髄髄外硬膜内　174
脂肪塞栓症　102, 103
脂肪抑制画像　146
若年者型脊髄動静脈奇形　179
重症頭部外傷　90
重症頭部外傷，分類　90
出血
　―，架橋静脈　92
　―，クモ膜　75
　―，腫瘍内　21
　―，小脳　72
　―，頭蓋内　62
　―，被殻　72
出血型モヤモヤ病　87
出血源，急性硬膜下血腫　92
出血原因，脊髄硬膜外血腫　183
出血性脳梗塞　67, 88
腫瘍内出血　21
腫瘍マーカー　51
上衣下巨細胞性星細胞腫　28, 129
上衣下結節　129

上衣下播種　26
上衣腫　32
　―，頸髄髄内　173
上顎骨骨折　109
松果体　3, 7
松果体嚢胞　140, 141
松果体部腫瘍　51
松果体レベルの正常CT　7
上矢状静脈洞血栓症　88
症状，眼窩内腫瘍　147
常染色体優性遺伝　129
常染色体優性遺伝性疾患　177
上前頭溝　2
上側頭溝　2, 12
小脳　11, 79
小脳梗塞　64
小脳失調　66
小脳出血　73
小脳虫部　4, 35
上皮性嚢胞　140, 141
静脈奇形　84
静脈性血管腫　84
　―，表在還流型　85
　―，深部還流型　85
静脈性脳梗塞　89
静脈洞血栓症　88
静脈洞内血栓　89
静脈瘤，眼窩内　151
シルビウス裂　2, 16, 75, 139
真腔　78, 79
神経管欠損　137
神経膠芽腫　24
神経膠肉腫　25
神経鞘腫，亜鈴型（砂時計型）
　172
神経皮膚症候群　110
診断基準，von Hippel-Lindau病
　177
深部還流型，静脈性血管腫　85

―す―

髄液循環障害　75
髄液貯留腔　38
髄液播種　26, 33, 35
髄液漏　99
頭蓋咽頭腫　48
頭蓋陥没骨折　104

頭蓋骨骨折　104
頭蓋骨損傷　90
頭蓋骨転移　56
頭蓋骨粉砕骨折　104
頭蓋内異物　107
頭蓋内脂肪腫　45
頭蓋内出血　62
頭蓋内石灰化　21
頭蓋内脳動脈閉塞　70, 106
髄外硬膜内脂肪腫，脊髄　174
髄外硬膜内神経鞘腫，脊髄　170
髄外硬膜内髄膜腫，脊髄　168
髄芽腫　34
髄質静脈　85
髄鞘形成不全性疾患　110
髄鞘破壊性疾患　110, 123
錐体骨部軟骨肉腫　61
水頭症　36, 75, 134, 135
髄内腫瘍，脊髄　169
髄内変性所見，脊髄　163
髄膜腫　38
　―，脊髄　168
水溶性造影剤　160
水溶性ヨード造影剤　15
スタージ・ウェーバー症候群　130
砂時計型神経鞘腫，脊髄
　171, 172

―せ―

星細胞腫　22
正常圧水頭症　15, 135
正常組織のMR信号強度　9
正常頭部CT　2
正常頭部MR　9
正中矢状断面の内側面構造　3
正中矢状断面の正常MRI　12
生理的石灰化　7
整列異常　163, 164
脊髄，MRIによる正常解剖　159
脊髄亜鈴型神経鞘腫　171, 172
脊髄空洞症　132, 133, 176, 177
脊髄血管芽腫　177
脊髄硬膜外血腫　182, 183
　―，出血原因　183
脊髄硬膜外腫瘍　169
脊髄硬膜動静脈奇形　178
脊髄硬膜内髄外腫瘍　169, 171

脊髄疾患　159
脊髄腫瘍　169
　―，局在別鑑別　169
脊髄髄外硬膜内脂肪腫　174
脊髄髄外硬膜内神経鞘腫　170
脊髄髄外硬膜内髄膜腫　168
脊髄髄内腫瘍　169
脊髄髄内変性所見　163
脊髄髄膜腫　168
脊髄髄膜瘤　133
脊髄砂時計型神経鞘腫　171, 172
脊髄動静脈奇形　178, 179
　―，血管塊型　179
　―，若年者型　179
　―，単純コイル型　179
脊柱管拡張　160, 161
脊柱管狭窄　160, 164, 165
脊椎，MRIによる正常解剖　159
脊椎疾患　159
石灰化　39, 40, 77
　―，貝殻様　45
　―，血管周囲グリオーシス　81
　―，頭蓋内　21
腺癌　56
前交連　3
穿通枝型梗塞　64
前頭頬骨縫合離解骨折　109
腺様嚢胞癌　149

―そ―

造影MRI　9
造影増強CT　3
増強効果，リング状
　73, 111, 112, 21
塞栓子　64
塞栓性梗塞　64
側脳室　11
側脳室三角部　29
側脳室腫瘍　29
側脳室前・後角周囲の高信号域
　127
側脳室体部周囲の高信号域　127
側脳室体部レベルの正常CT　8
側脳室レベルの正常MRI　12

― た ―

第3脳室　3, 11
第3脳室下部レベルの正常CT　6
第4脳室　13, 59
退形成性髄膜腫　41
胎児性癌　50
帯状回　3
大脳外側裂　16
大脳基底核　7
大脳半球上部レベルの正常MRI　12
多形腺腫　148, 149
脱髄性疾患　110
多発性血管芽腫　52, 176
多発性硬化症　122
多発性脳梗塞　66
単純コイル型脊髄動静脈奇形　179
単純ヘルペス脳炎　114
淡蒼球　7, 13

― ち ―

知覚野　16
中心溝　2, 8, 9, 16
　―, 同定法　9
中心後回　16
中心前回　16
中心前溝　2
中枢神経系感染症　110
中枢神経系リンパ腫　55
中枢性神経細胞腫　36
中大脳動脈三叉分岐部　70
中大脳動脈閉塞　70
中頭蓋窩　138, 139
中脳水道　11
中脳レベルのMRI正常解剖　11
蝶形の進展　26
超急性期脳梗塞　65
聴神経鞘腫　42
直撃損傷　98

― つ ―

椎間腔狭小化　163

椎間孔の拡張　160
椎間板　163
椎間板ヘルニア　162, 165
椎骨動脈解離性動脈瘤　78

― て ―

低吸収, 脳室周囲　135
低吸収型慢性硬膜下血腫　94
適応
　―, CT　13
　―, MRI　13
転移性脳腫瘍　56

― と ―

頭蓋咽頭腫　48
頭蓋陥没骨折　104
頭蓋骨骨折　104
頭蓋骨損傷　90
頭蓋骨転移　56
頭蓋骨粉砕骨折　104
頭蓋内異物　107
頭蓋内脂肪腫　45
頭蓋内出血　62
頭蓋内石灰化　21
頭蓋内脳動脈閉塞　70, 106
瞳孔不同　92
同定法, 中心溝　9
動的MRI　47
頭部外傷　90
　―, 分類　90
動脈瘤の好発部位　77
透明中隔　3
同名半盲　66
凸レンズ状の高吸収域　91
トルコ鞍レベルの正常CT　4
鈍角徴候　44

― な ―

内頸動脈サイフォン部　70
内頸動脈フォーク部　87
内耳道　4
　―, 拡大　44
内耳道レベルの正常CT　4
内包　13
軟骨肉腫　61

― に ―

二分脊椎　133
乳頭状癌　56

― の ―

脳炎期　113
脳外側面の解剖　2
脳幹　11
脳幹膠腫　27
脳幹梗塞　64
脳幹部梗塞　79
脳血管撮影　63
脳血管障害　62
脳血流測定　63
脳溝消失徴候　95
脳梗塞　64
脳挫傷　96
脳室系　11
脳室周囲高信号　110, 126, 127
脳室周囲低吸収域　135
脳脂肪塞栓症　102, 103
脳腫瘍　20
　―, 腫瘍型と頻度　20
　―, 局在別腫瘍型の発生　20
脳出血, 経過と信号強度　74
脳石症　143
脳卒中　62
脳底槽　75
脳底動脈動脈瘤　77
脳動静脈奇形　80
脳動脈瘤　76
脳動脈瘤破裂　75
脳軟膜血管腫　131
脳膿瘍　111
脳有鉤嚢虫症　144
膿瘍被膜形成期　113
脳梁　3
脳梁欠損　45, 136
脳梁脂肪腫　45, 137

― は ―

胚芽腫　51
肺癌　56
胚細胞性腫瘍　50

白質内斑状病変　110，126，127
蜂の巣状の無信号域　81
反衝　98
半卵円中心　8
半卵円中心レベルの正常 CT　8
半卵円レベルの正常 MRI　12

— ひ —

被殻　7，13，69
被殻出血　72
非機能性腺腫　47
非交通性水頭症　135
皮脂腺腫　28
皮質型梗塞　64
皮質下白質の斑状高信号域　127
尾状核　7
微小腺腫，下垂体腺腫　47
ヒッペルリンドウ病
　52，176，177
びまん性型眼窩炎症性偽腫瘍
　155
びまん性軸索損傷　101
びまん性脳損傷　90，100，101
びまん性白質病変　126
表在還流型，静脈性血管腫　85
貧血性小梗塞　69
頻度，眼窩内腫瘍　147

— ふ —

風船状拡大　47
篩状無（低）信号　87
プロトン密度強調像　9
プロラクチン産生下垂体微小腺腫
　46
分類
　―，後縦靭帯骨化症　166，167
　―，眼窩炎症性偽腫瘍　155

— へ —

閉鎖性脳損傷　90
閉塞性水頭症　35
壁在結節　53
壁在血栓　77，81
ペナンブラ　63

ヘモグロビン　73
　―，代謝過程と信号強度　73
ヘモジデリン　74
ヘリカル CT　146，14
変形性頸椎症　161，162
ペンタゴン鞍上槽　5

— ほ —

傍矢状洞髄膜腫　39
放射線壊死　124
乏突起神経膠腫　30
方法，MR 脳槽造影　17
母斑症　110
ボリウムデータ　14

— ま —

マイクロアデノーマ　47
マルチスライス CT
　14，146，160，166
マルチスライス CT ミエロ　175
慢性硬膜下血腫　94
　―，鏡面形成型　94
　―，低吸収型　94

— み —

三日月状の高吸収域　92
水分子の拡散　18
脈絡叢　7

— む —

無信号　81
無信号，櫛状　87
無信号，蜂の巣状　81

— め —

メトヘモグロビン　74
メトリザマイド　160
メトリザマイド CT 脳槽造影
　138，139，140

— も —

網膜血管腫　52
モヤモヤ血管　87，87
モヤモヤ病　86
　―，虚血型　87
　―，出血型　87
モンロー孔　11
モンロー孔レベル
　―，正常 CT　6
　―，正常 MRI　11

— ゆ —

有鉤嚢虫　145
有鉤条虫　145

— ら —

ラクナ梗塞　69，127

— り —

流出静脈　81
流体無信号　40
流入動脈　81
両耳側半盲　46，47
良性頭蓋内嚢胞　141
リング状増強効果
　21，73，111，112
臨床応用，MR 脳槽造影　17

— る —

類上皮腫　58
涙腺炎型眼窩炎症性偽腫瘍　155
涙腺腫瘍　148
類皮腫　60
　―，眼窩内　152
類皮嚢腫，眼窩内　152
類表皮腫，眼窩内　152

— れ —

レックリングハウゼン病　171
レンズ核　13

【著者紹介】

宮上　光祐（みやがみ　みつすけ）

1965　日本大学　医学部卒業
1970　日本大学　大学院医学研究科卒業
　　　日本大学　医学部脳神経外科助手
1973　日本脳神経外科学会　専門医
1974　日本大学　医学部講師
1981-1983
　　　米国National Institute of Health　（NIH）
　　　神経外科留学
1987　日本大学　専任講師
1992　日本大学　助教授,
　　　駿河台日本大学病院　脳神経外科部長
2003　日本大学　脳神経外科　教授

　　　現在に至る.

© 2004

第1版発行　2004年2月5日

わかりやすい **脳脊髄のMR・CT** ―診断のポイントと症例集―	著　者　宮上　光祐 発行者　服部　秀夫 発行所　株式会社新興医学出版社
※定価はカバーに表示してあります	〒113-0033　東京都文京区本郷 6-26-8 TEL 03-3816-2853 FAX 03-3816-2895 E-mail shinkoh@vc-net.ne.jp
〈検印廃止〉	URL http://www3.vc-net.ne.jp/~shinkoh

印刷　三報社印刷株式会社　　　　ISBN 4-88002-632-8　　　　郵便振替　00120-8-191625

○本書のおよびCD-ROM版の複製権・翻訳権・譲渡権・公衆送信権（送信可能化権を含む）は株式会社新興医学出版社が所有します.
○JCLS〈㈱日本著作出版権管理システム委託出版物〉
　本書の無断複写は著作権法上での例外を除き禁じられています．複写される場合は，その都度事前に㈱日本著作出版権管理システム（電話 03-3817-5670，FAX 03-3815-8199）の許諾を得てください．